内 容 提 要

本书共14章。第一章和第二章是以本科卫生统计学为基础的复习，以及对统计学概念的提高；第三章至第八章是在研究目的和研究设计的背景下介绍数据分析策略，同时介绍统计学方法；第九章、第十二章和第十三章是专题研究所常用的统计分析策略和方法；第十章和第十四章是统计分析中处理复杂数据的常用方法。

本书的特色是强化统计学应用的基本概念和数据分析的能力，适用于公共卫生硕士研究生、临床医学专业7年制和8年制及其他医学类专业研究生使用，亦可作为数据分析入门者的参考书。

公共卫生硕士(MPH)系列教材

总主编 姜庆五

医学数据分析

●主编 赵耐青 尹 平

副主编 余红梅 凌 莉 秦国友

编 委（按姓氏拼音排序）

蒋红卫 华中科技大学

凌 莉 中山大学院

娄冬华 南京医科大学

秦国友 复旦大学

宋艳艳 上海交通大学

吴 骋 第二军医大学

薛付忠 山东大学

尹 平 华中科技大学

余红梅 山西医科大学

曾令霞 西安交通大学

赵耐青 复旦大学

朱彩蓉 四川大学

邹莉玲 同济大学

复旦大學出版社

主编简介

赵耐青，1954年1月出生。复旦大学公共卫生学院生物统计学教研室主任、教授、博士生导师。1983年毕业于复旦大学数学系理学学士，1996年毕业于澳大利亚Newcastle大学，获医学统计学硕士学位。上海市预防学会卫生统计学专业委员会主任委员，中国卫生信息学会卫生统计教育专业委员会副主任委员，现场统计研究会生物医学统计分会副理事长，中国医学数学会副理事长，中国卫生信息学会常务理事，中国卫生信息学会卫生统计理论与方法专业委员会常务理事。主要研究方向：预测、预报和预警方法及其应用，临床试验设计与统计学方法研究，医学研究中的统计方法学及其应用，时间序列分析和流行病学统计模型。主编和副主编10余本医学统计类教材，在国内外杂志发表200余篇论文。负责国家自然科学基金课题2项、科技部重大专项的子课题2项、其他国内外课题10余项，以及负责20余项临床试验的统计。

尹 平，1965年8月生，博士。华中科技大学公共卫生学院流行病与卫生统计学系副主任、教授、博士生导师。一直从事生物统计学的教学与研究工作，现为中国卫生信息学会卫生统计教育专业委员会副主任委员/统计理论与方法专业委员会常务委员、国际生物统计学会中国分会（IBS-CHINA）常务理事、武汉市预防医学会卫生统计专业委员会副主任委员。主编或副主编《医学统计学》、《SAS统计软件应用》等教材4部，主持国家及国际合作课题多项，发表学术论文60余篇，担任10多本专业杂志编委及审稿专家。

前 言

医学统计学理论是数据分析的统计方法学基础，但是仅仅学习和掌握统计方法学理论对于数据分析实践而言往往是不够的。不少医学统计学考试成绩很高的学生在数据分析实践中往往不知所措，特别在多因素统计分析中，同一样本资料，针对不同的研究问题和分析角度，往往得到的分析结果差异很大，对结果的解释和统计学结论也大相径庭。因此研究生的统计学学习不仅仅是学习统计学方法，更重要的是学习统计学分析的思路。要以研究问题作为分析目标，以研究设计和抽样方法或随机分组方法作为分析主线，围绕评价指标和研究因素的关系为核心，控制和评估其他因素对评价指标与研究因素的关联性的影响，根据资料分布类型选择合适的统计方法进行统计分析，科学地解释结果，依据分析结果所提供的证据，谨慎地给出统计学结论。

由于绝大多数研究生在本科期间在不同程度和不同层次上学习过医学统计学，但全国各个地区统计学教学范围有一定的差异，教学水平和统计学理论水平也是不尽相同。基于读者曾经学习过医学统计学或有其他统计学基础，本教材前 3 章内容主要以统计学基础复习为目的，相对简略地介绍相关统计学基础知识，完善读者在本科期间的统计学知识的薄弱点和强化统计学基本概念。第 4 章至第 14 章主要介绍多因素统计分析和其他常用统计分析。

本教材适用于公共卫生硕士（MPH）数据分析课程和多因素统计课程，也适用于八年制临床医学专业和其他医学专业的医学统计学研究生课程。本书可用作其他专业工作者的数据分析参考书。

本教材的编写得到了复旦大学公共卫生学院领导和复旦大学出版社的大力支持，在此表示衷心感谢。

本教材凝结着全国16所院校24位编委的智慧和心血,没有他们的辛勤劳动和无私奉献就没有这本教材。我谨在此向各位同仁致以崇高敬意和深深谢意!我们也特别珍惜在教材编写过程中结下的友谊!我还要感谢叶晨老师对稿件提出了许多修改意见,感谢我的研究生金欢、毕煜和李宝月进行整理稿件等烦琐事务。

由于本人能力所限,教材中不免存在不足之处,敬请广大师生提出宝贵意见。

赵耐青

2014年2月于上海

目　录

第一章　绪　论

传统的卫生统计学教学观念比较强调统计方法学的讲授，相对忽略数据分析技能的教学，有些人甚至把卫生统计学方法与数据分析技能的内容视为一谈。事实上，许多刚刚学习完卫生统计学的学生在面对实际问题的数据分析时往往感到束手无策，不知从何下手。国内许多刚刚从数理统计专业毕业的本科学生在面对实际问题的数据分析时也往往感到非常困惑。在一些国际知名大学中，一般都会开设数据分析技能的课程，帮助学生从掌握统计分析方法过渡到掌握数据分析技能。由此可见，数据分析技能与统计分析方法既有密切的联系，也有互相不能代替的方面。本教材编写的目的就是要帮助广大公共卫生硕士(MPH)学生和医务工作者能够较迅速地掌握数据分析的基本技能，拓展基本的多因素统计分析方法和提高数据综合分析技能。

第一节　数据分析中的若干基本概念

一、确认性研究与探索性研究的要求差异

一般而言，医学研究可以粗略地分为确认性研究、探索性研究和其他类型的研究。确认性研究的研究目的就是验证某一研究假设是否成立，如Ⅲ期临床试验就是一个确认性研究。探索性研究一般是某一类研究问题的初期研究或者为确认性研究设计做前期工作的一类研究，如Ⅱ期临床试验就是一个探索性研究，一般就是为Ⅲ期临床试验摸索最佳剂量和初步评价安全性的研究。

由于确认性研究所得出的结论往往被行内专业人士和官方机构采纳并且作为肯定性的结论应用于实际工作中，因此确认性研究需要严格控制统计学中的第一类错误发生的概率，尽可能避免出现假阳性的错误结论。例如：在Ⅲ期临床试验中，一个实际无疗效的药却获得优于对照药的结论，这就是典型的假阳性的错误结论。为了尽量减少出现假阳性的结果和结论，确认性研究在数据分析中往往要做出许多限制，使所下的结论为假阳性的概率$\leqslant \alpha$。因此，确认性研究一般需要在研究设计中严格定义主要评价指标。在大多数情况下，确认性研究只定义一个主要评价指标。如果确实需要定义多个主要

评价指标，则需要在研究设计中事先定义多个主要评价指标与研究结论之间的关系，并且据此定义统计检验水平 α 与这些指标的关系。例如，在某个Ⅲ期临床试验中，定义了两个主要评价指标，并且规定如果两个评价指标的统计检验结果 P 必须均小于等于 α（称两个评价指标为“且”的关系）才可以得出试验药优于对照药的结论，该研究要求出现假阳性结论的概率小于等于0.05，则可以取 $\alpha = 0.05$。如果在上述临床试验中，规定两个主要评价指标中至少有一个指标的统计分析检验结果 $P \leqslant \alpha$（称两个评价指标为“或”的关系），就可以得出试验药优于对照药的结论，并且同样要求出现假阳性结论的概率小于等于0.05，则可以取 $\alpha = 0.05/2 = 0.025$。研究设计还可以针对两个评价指标的重要性不同，分别定义两个评价指标的统计检验水平。如定义第一个评价指标的统计检验水平为 $\alpha_1 < 0.05$（称该指标消耗检验水准为 α_1），第二个评价指标的统计检验水平为 $\alpha_2 = 0.05 - \alpha_1$（称该指标消耗检验水准为 α_2），则只要第一个评价指标的统计检验 $P \leqslant \alpha_1$ 或第二个评价指标的统计检验 $P \leqslant \alpha_2$，就可以得出试验药优于对照药的结论。在多个评价指标的关系为“或”的情况下，要求各个评价指标所消耗的检验水准 α_i 之和小于等于0.05。除了主要评价指标外还可以定义次要评价指标，但验证该研究假设是否成立的结论是要依据该研究所定义的主要评价指标统计结果得到的，但如果次要评价指标统计结果与主要评价指标统计结果所得到的结论是相冲突的，则研究者对下该结论将要十分谨慎，并要有充分的理由解释主要评价指标的统计结果与次要评价指标的结果为何是冲突的，且要充分解释这些评价指标的合理性和科学性。绝大多数确认性研究都是在探索性研究结果的基础上定义一个主要评价指标，然后通过确认性研究进行验证，当然也有少量的确认性研究的背景必须用两个或多个主要评价指标，如果该研究确实需要多个评价指标，则需在研究设计中定义多个主要评价指标之间的关系。对于探索性研究不仅应该完成研究设计中所指定的统计分析计划，而且应该积极探索研究计划以外的可能有用信息，为进一步研究及其研究设计提供尽可能丰富的信息，所以探索性研究在研究设计中可以设定多个主要疗效指标，也不需要根据主要疗效指标的个数调整检验水平 α。

确认性研究设计中，要制订非常详细的统计分析计划，其中包括对数据集的定义，哪些指标选用何种统计分析方法等。

二、统计学结论的表述

在假设检验中，当 $P \leqslant \alpha$，可以拒绝 H_0，推断 H_1 成立，但当 $P > \alpha$ 时，不能

推断 H_0。例如:两个样本均数比较检验时,如果满足成组 t 检验条件,则可以用成组 t 检验进行统计分析,$\alpha = 0.05$,当统计检验结果为 $P > 0.05$,则只能称两组差异无统计学显著意义,但不能称两个总体均数相等。

三、单侧假设检验的选择

在假设检验中,存在双侧检验和单侧检验。一般而言,选择单侧检验需要有足够的理由。例如:在成组 t 检验中,有足够的其他证据表明某个总体均数不会低于另一个总体均数 ($\mu_1 \geqslant \mu_2$),则可以考虑采用单侧统计检验;又例如:检验某个水源中的水含细菌数的平均数 μ 是否少于某个合格标准 μ_0。对于该水源的抽样数据,如果采用双侧检验($H_0: \mu = \mu_0 \quad H_1: \mu \neq \mu_0$),则对于背景而言是没有意义的,因此需要采用符合背景的单侧检验 $H_0: \mu \leqslant \mu_0$(水源中的水含细菌数没有超过标准,合格),$H_1: \mu > \mu_0$(水源中的水含细菌数超标,不合格)。一般而言,在没有足够证据的情况下,都采用双侧假设检验。即使某种情况需要采用单侧假设检验,检验显著性水平往往选择较低的水平(如:$\alpha = 0.025$)。

四、变量和资料

变量亦称观察指标。变量的取值表示观察值(或测量值)或对应的观察结果,亦称资料。例如:身高测量值;尿常规检查结果可以为－、＋、＋＋;血型为 A、B、AB、O。由于医学观察结果往往在观察前是未知的,而且即使在相同条件下,重复观察结果往往也是不同的(如观察血压等),故称这种观察结果是随机的,可以称这种观察为随机试验,并且称这类观察指标为随机变量,简称为变量。根据变量取值的特征不同,变量可以分为连续型变量和离散型变量。

五、连续型变量

连续型变量是可以在一个区间中任意取值的,即在忽略测量精度的情况下,连续型变量在理论上可以取到区间中的任意一个值,并且通常含有测量单位。观察连续型变量所得到的数据资料称为计量资料。例如,身高变量就是连续型变量,身高资料为计量资料。

六、离散型变量

变量的取值范围是有限个值或者为一个数列。离散型变量的取值情况可以分为具有分类性质的资料和不具有分类性质的资料，表示分类情况的离散型变量亦称分类变量。观察分类变量所得到的资料称为分类资料。分类资料可以分为二分类资料和多分类资料，而多分类资料又分成无序分类资料和有序分类资料(图 1-1)。

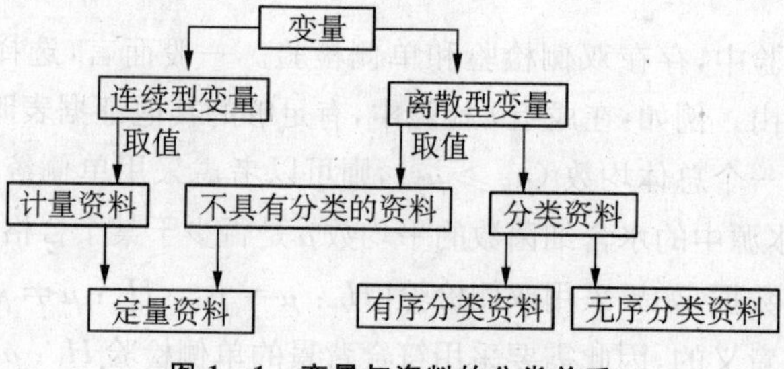

图 1-1 变量与资料的分类关系

七、二分类资料

如症状指标分为感染或未感染，疗效指标为有效或无效；又如性别变量为男或女等。观察可能的结果只有两个，记录这种观察结果的资料称为二分类资料。通常用变量取值为 0 和 1 对应两种可能的结果，所以这种变量也称为 0-1 变量，相应其取值的资料称为 0-1 资料。虽然二分类资料也可以从背景上分为有序情况和无序情况，但无论有序情况和无序情况，在统计学分析时所用的统计分析方法是相同的，所以二分类资料一般不区分有序和无序的情况，并且都可以归类为无序分类资料。

八、无序多分类资料

如血型可以分为 A、B、AB 和 O 型；又如慢性气管炎可以分为单纯型、喘息型、单纯型合并肺气肿和喘息型合并肺气肿。观察可能的结果只有若干个，并且这种观察结果在背景意义上没有程度或等级的含义，通常可用变量取值为 1, 2, …, m 表示 m 个无序分类的属性或类别，故这种变量的取值没有大小的背景意义，仅是指示不同类别的作用，所以这种分类变量是无序的，这类资料称为无序多分类资料。无序分类资料可以先按类汇总，分别统计每一类的个体数，并将按类汇总的统计结果编制成表格形式的资料，这种汇总后的资料又可称为计数资料。

九、有序多分类资料

如病情指标分为无症状、轻度、中度和重度；又如疗效可以分为无效、进步、有效和痊愈。对于每个个体而言，可能的观察结果只是若干个中的一个，若干个观察结果在研究背景意义上含有程度或等级上的差别，通常用变量取值为 1, 2, …, m 对应表示相应 m 个程度或等级，所以这种分类变量称为有序变量，而这种分类变量值的集合构成有序分类资料。有序分类资料可以按类汇总，统计每个等级的个体数，并将按类汇总的统计结果编制成表格形式的资料，这种汇总后的资料又可称为等级资料。

十、不具有分类性质的离散型资料

有些观察指标，例如白细胞计数，其取值虽然是离散的，但不具有分类的性质，因此通常把这类观察指标的资料按较为特殊的计量资料处理。

在许多研究中，往往根据研究需要对变量进行变换。例如，研究对象的年龄是一个连续型变量，对年龄进行分组，定义一个年龄组变量 ageg：用 ageg＝1 表示年龄≤45 岁；ageg＝2 表示年龄＞45 岁并且年龄≤60 岁；ageg＝3 表示年龄＞60 岁。显然 ageg 是离散型变量，其取值为有序分类资料。如果定义 ageg＝0 表示年龄≤45 岁；ageg＝1 表示年龄＞45 岁，则 ageg 为二分类资料。

所以，上述资料的类型并不是一成不变的，可以根据研究目的的需要进行转化。一般而言，定量资料可以转换为有序分类资料，有序分类资料可以转换为二分类资料；反之，二分类资料不能转换为有序分类资料，有序分类资料也不能转化为定量资料。

由于变量类型与数据类型都是对应的，所以在实际应用中往往不严格区分变量与资料之间的差异，如有时称计量资料为连续型变量资料或连续型资料等。

第二节 常用多因素统计分析方法概述

在医学研究中，绝大多数的观察指标往往受多个因素的影响，并且各种因素也可能相互影响，因此单因素统计分析的结果很可能受到其他因素影响而产生偏差，造成结论不可靠或错误，所以在许多人群的观察性研究或临床研究中往往需要用到多因素统计分析，使其分析结果更可靠，结论更可信。从预测和分类角度分析，多因素统计的预测效果比单因素统计更优，同样多因素分类统计的效果也比单因素分类统计更佳。

最常用的多因素统计分析包括：多因素方差分析，协方差分析，多因素线性回归分析，Logistic 回归分析，Cox 模型，Poisson 回归分析，主成分分析，聚类分析，判别分析和典型相关等。

多因素回归分析主要是刻画连续型因变量的总体均数与各个自变量构成的线性对应和变化关系，特别多因素方差分析和协方差分析也可以用多因素线性回归分析实现。

Logistic 模型主要刻画二分类或多分类因变量的概率在 Logit 变换下与各个自变量之间的线性对应和变化关系。Logistic 模型分为条件 Logistic 回归模型和非条件 Logistic 回归模型，条件 Logistic 回归模型适用于配对病例对照研究的样本资料，非条件 Logistic 回归模型适用于独立样本资料，非条件 Logistic 模型包含二分类 Logistic 回归模型、有序 Logistic 回归模型和无序 Logistic 回归模型，其中二分类 Logistic 回归模型是最常用的回归分析模型。

Cox 模型属于比例风险模型，它主要是分析各个影响因素变化所对应风险函数比（Hazard ratio, HR），并且可以证明对于满足比例风险模型条件前提下，对于风险函数（Hazard function）与生存率是一一对应的。因此，分析两组对象的生存率是否相同等价于分析两组对象的风险函数之比 HR 是否等于 1，因此 Cox 模型的统计分析主要关注点是风险函数比 HR 是否为 1 的统计推断。

Poisson 回归是要求资料满足：固定自变量取值情况下，用因变量 Y 刻画某一类事件的发生数服从 Poisson 分布，并且 Poisson 回归主要在资料满足 Poisson 回归条件下，刻画因变量总体均数的对数与各个自变量之间的线性对应和变化关系。

主成分分析的目的是把 m 个相关性较高或很高的观察指标构建成 $p(m \geqslant p)$ 个不相关的新指标，称这 p 个新指标为主成分，并且这 p 个主成分是由这 m 个观察指标的线性表达式构成的。原观察指标在回归模型中作为自变量因相关而容易造成多元共线，而采用主成分在回归模型中作为自变量不会造成多元共线。当 p 远小于 m 时，可以把 p 个主成分视为原 m 个观察指标的综合指标应用在实际研究中。

读者应根据自己的研究问题选择合适的统计分析方法进行统计分析，而不能根据自己所掌握的统计方法生搬硬套去进行统计分析。

第三节　常用统计分析软件介绍

由于计算机技术的高速发展，目前绝大多数情况下数据分析都是借助统计软件实现，比较常用的统计软件是 SPSS, Stata, SAS 和 R，以下将简单介绍这 4 个统计软件的特点。

SPSS 软件的研发是以社会科学研究为主要背景的，该软件的最大特色是菜单功能很强，操作比较方便，运算速度快，但统计分析方法不太全，该软件往往没有提供深入统计分析的功能，因此对于较为粗犷的统计分析是比较适合使用的，而对统计分析输出结果的再处理和再分析很困难。

Stata 统计软件中相当部分的模块是以医学研究为背景研发的，该软件在统计学上是比较严谨的，一般不提供那些存在较大争议的统计方法的分析模块，该软件提供临床诊断试验、流行病学、生存分析等与医学关系非常密切的专用模块、缺失数据和开口资料统计分析的模块、样本量估计等模块。因此，可以认为该软件提供了较为完备的统计分析模块，速度相对较快。正是由于统计分析方法较全，其菜单往往不能包容这么多统计分析方法，即其菜单功能相对较弱，其统计分析输出结果的再处理和再分析功能也相对较弱。

SAS 统计软件提供了非常强大的统计分析模块，一般可以认为 SAS 提供绝大多数的统计分析方法的分析模块，可以借助该软件的 ODS 功能，通过编程把统计分析结果直接输出成按照研究者所设计格式的 Word 文档和 Word 表格，因此在一些正规的研究中（如临床试验等）一般都采用 SAS 软件进行统计分析。同样一些国家级重要项目也一般采用 SAS 软件进行分析，往往借助预先编制的宏（统计模块的整合成一个新的模块称为宏），把一个项目的统计分析报告在 SAS 软件输出成一个 Word 文档。SAS 最大的缺陷是任何统计分析都是用通过编程来调用相关的模块实现的，所以对临床医生和其他医学研究者而言，SAS 软件不是一个最好的选择，SAS 软件应该是统计工作者的专业软件。

R 是一个免费统计软件包，它是一些统计工作者和统计爱好者自发研究上传的一个软件包，在这个软件包中包含几乎所有的统计分析方法的模块，其输出结果再处理和再分析功能强大，通常为统计方法研究者所使用。该软件没有提供操作菜单，任何统计分析都需要编制程序完成，更大的担忧是 R 的统计模块包是没有经过专业认证的，所以分析结果可能有误，也无人对其输出结果承担责任。

对于研究生学习医学统计分析而言，强调记忆一些统计方法的公式已经没有很大的实际意义，但是学习操作统计软件并不能代替学习统计方法，更不能取代医学研究中的统计设计、整体统计分析思路和统计分析计划。我们一般强调：学生应该牢固掌握统计学基本概念，理解各个统计量的统计学意义，掌握统计分析的基本理念和分析思路，正确和合理地解释分析结果以及谨慎地依据统计分析结果下统计学结论，同时也要至少熟练掌握一个统计软件的基本操作。

小 结

本章主要涉及的概念为：变量和资料类型，其中包括连续型变量和离散型变量，离散型变量所对应的资料基于其背景意义分为分类资料和不具有分类性质的资料（归为定量资料），分类资料又可以分为无序多分类资料和有序多分类资料，二分类资料归为无序多分类资料。

一般情况下，统计检验都是采用双侧检验，并且取 $\alpha = 0.05$；特殊情况下，可以采用单侧检验，并且取 $\alpha = 0.025$。

常用的多因素回归模型为多因素线性模型，多因素 Logistic 模型和 Cox 模型。如果因变量是连续型变量，可以考虑用多因素线性模型；如果因变量是分类变量，可以考虑用 Logistic 模型；如果因变量是刻画生存时间（更一般的情况为因变量是刻画某事件经过多少时间后发生的），则可以考虑采用 Cox 模型，但均需要考虑资料是否符合这些模型的要求。

思考与练习

一、是非题

1. 家庭中子女数是离散型的定量变量。

2. 学校对某个课程进行 1 次考试，可以理解为对学生掌握该课程知识的一次随机抽样。

3. 取 $\alpha = 0.05$，则选择单侧检验的第一类错误的概率高于选择双侧检验的第一类错误的概率。

二、选择题

1. 下列属于连续型变量的是（　　）。

A. 血压　　B. 职业　　C. 性别　　D. 民族

2. 某高校欲了解大学新生心理健康状况，随机选取了 1 000 例大学新生调查，这 1 000 例大学生新生调查问卷是（　　）。

A. 一份随机样本　　B. 研究总体　　C. 目标总体　　D. 个体

3. 某研究用 X 表示儿童在一年中患感冒的次数，共收集了 1 000 人，请问：儿童在一年中患感冒次数的资料属于（　　）。

A. 连续型资料　　B. 有序分类资料

C. 不具有分类的离散型资料　　D. 以上均不对

三、简答题

1. 某医生收治200名患者,随机分成2组,每组100人。一组用A药,另一组用B药。经过2个月的治疗,A药组治愈了90人,B药组治愈了85人。请根据现有结果评议下列说法是否正确,为什么?

a) A药组的疗效高于B药组。

b) A药的疗效高于B药。

2. 某校同一年级的A班和B班用同一试卷进行一次数学测验。经过盲态改卷后,公布成绩:A班的平均成绩为80分,B班的平均成绩为81分。请评议下列说法是否正确,为什么?

a) 可以称A班的这次考试的平均成绩低于B班,不存在抽样误差。

b) 可以称A班的数学平均水平低于B班。

3. 在某个治疗儿童哮喘的激素喷雾剂新药的临床试验中,研究者收集了300名哮喘儿童患者,随机分为试验组和对照组,试验组在哮喘缓解期内采用激素喷雾剂,在哮喘发作期内采用激素喷雾剂+扩张气管药;对照组在哮喘缓解期不使用任何药物,在哮喘发作期内采用扩张气管药物。通过治疗3个月,以肺功能检查中的第1秒用力呼吸率(FEV_1/FRC_1)作为主要有效性评价指标,评价两种治疗方案的有效性和安全性。请阐述这个研究中的总体和总体均数是什么?

4. 请简述什么是小概率事件。对于一次随机抽样,能否认为小概率事件是不可能发生的?

5. 变量的类型有哪几种?请举例说明各有什么特点。

第二章　定量资料的基本统计分析方法

定量资料的基本统计分析方法一般包括统计描述、组间平均水平的比较、线性相关和线性回归关系。选择何种统计方法进行统计分析要根据所研究的问题、样本的独立性和样本分布情况来决定。

第一节　描述性统计分析

定量资料的统计描述是要根据资料的分布情况，选择合适的统计方法进行统计描述。

一、频数分布

对于某项研究，收集到数据资料后，一般需了解该数据资料的集中趋势、分布范围及形态等。对于大样本资料，通常可采用编制频数分布表(frequency distribution table)，或绘制频数分布图进行特征描述。

例 2-1　某研究观测了 107 名受试者血清红细胞计数(10^{12}个/L)，数据如下：

5.09 4.20 4.10 4.20 3.90 5.90 3.80 5.00 4.20 5.30 4.70 4.30
4.10 4.80 4.80 4.50 5.80 5.00 5.20 4.00 5.00 5.60 3.96 3.86
3.86 4.03 3.91 4.87 3.60 5.60 5.50 4.50 5.20 4.50 5.00 4.60
4.30 4.00 3.63 4.52 4.54 4.60 4.86 3.66 3.70 4.21 4.45 4.62
4.51 3.67 4.55 4.99 3.69 4.30 4.30 4.00 4.42 3.62 5.16 **3.40**
3.50 3.94 3.78 4.00 7.40 4.50 4.00 5.10 4.90 3.50 6.60 **7.90**
4.20 3.60 3.60 4.20 4.38 4.19 4.23 4.54 4.76 5.37 4.77 5.19
5.37 4.30 4.67 4.61 5.09 5.10 4.38 4.29 4.60 3.82 4.70 5.42
6.38 5.78 6.24 5.67 3.89 4.03 6.45 5.63 4.79 3.74 4.53。

为初步了解这组数据的分布特征，一般可以用频数图描述其分布情况。频数图是把这组资料的范围(最小值至最大值)等分为若干个互不重叠的组段，每个组段的组距相同，计算每个组段的频数，用横坐标表示血清红细胞计数分段(用组中值表示),每个组段作直方条,用每个组段的频数表示直方条的高度(频数为纵坐标),这类图称为直方图。制作频数图时应适当控制直方条个数(组段数),保证大部分的直方条有足够的频数,同时也要保证至少有 5 个直方条。本例的频数分布图(图 2-1)显示,该 107 名受试者血清红细胞计数在 3.00～8.00(10^{12} 个/L)范围内,频数较多的区间比较靠前,近一半的数据分布在前面的第 2 区间和第 3 区间。

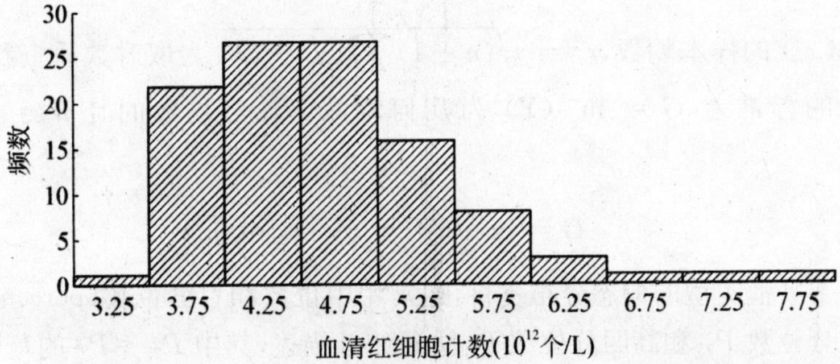

图 2-1　107 名受检者血清红细胞计数(10^{12} 个/L)频数分布

频数分布类型可分为对称分布和偏态分布两种。对称分布的特点为各组段的频数以频数最多组段为中心,左右对称。图 2-1 显示频数最多组段右侧的组段数多于左侧,频数向右侧拖尾,称右偏态分布(skewed to the right distribution),也称正偏态分布(positive skewness distribution)。如果频数最多组段左侧的组段数多于右侧,频数向左侧拖尾,则称左偏态分布(skewed to the left distribution),也称负偏态分布(negative skewness distribution)。

二、资料的统计描述

数据的统计分析可以分为统计描述和统计推断,本节主要介绍定量资料的统计描述。

对于服从正态分布或近似正态分布的资料,通常用$\bar{x} \pm s$ 进行统计描述,其中$\bar{x}$为样本均数,简称为均数,描述定量资料的集中趋势,s 为样本标准差,简称为标准差,描述资料的离散程度。样本均数和标准差的计算方法见式(2-1)和式(2-2)。

$$\bar{x} = \frac{1}{n}\sum x_i \qquad (2-1)$$

$$s = \sqrt{\frac{1}{n-1}\sum(x_i - \bar{x})^2} \tag{2-2}$$

对于有些呈偏态分布，但取对数后 $y_i = \ln(x_i)$ 近似呈正态分布的资料，如果存在个别数据是负数或 0，可以选择常数 a，使所有数据均满足 $x_i + a > 0$，并且作变换 $y_i = \ln(x_i + a)$ 后的资料近似服从正态分布，则通常可以用 $\overline{Y}(G) \pm S_y$ 进行统计描述，其中 $\overline{Y} = \frac{1}{n}\sum y_i = \frac{1}{n}\sum \ln(x_i)$ 为取对数后资料 $y_i = \ln(x_i)$ 的样本均数，$s_y = \sqrt{(n-1)\sum(y_i - \bar{y})^2}$ 为取对数后资料 $y_i = \ln(x_i)$ 的标准差，$G = \ln^{-1}(\overline{Y})$ 为几何均数。几何均数的计算方法见式(2-3)。

$$G = \ln^{-1}(\overline{Y}) = \sqrt[n]{x_1 x_2 \cdots x_n} \tag{2-3}$$

对于其他类型的偏态分布资料，通常用中位数和百分位数(percentile)中的低四分位数 P_{25} 和高四分位数 P_{75} 进行统计描述，其中 $P_{25} \sim P_{75}$ 的范围称为四分位数范围(inter-quartile range，IQR)。总体百分位数 θ_X 的意义是指研究问题所对应的全体研究对象中，有 $X\%$ 的观察值小于等于 θ_X 并且有 $(100-X)\%$ 的观察值大于等于 θ_X。样本百分位数 P_X 是总体百分位数的点估计，描述一组数据某百分位($X\%$)的位置指标。特别 P_{50} 为中位数 M，中位数是描述资料的中心位置，对于正态分布资料，总体中位数＝总体均数。百分位数计算方法表述如下。

设资料 $x_1, x_2, \cdots, x_n$ 是从小到大排列的(即：$x_i \leqslant x_{i+1}$，$i = 1, 2, \cdots, n-1$)，则第 X 的百分位数计算公式见式(2-4)。

$$P_X = \begin{cases} \dfrac{x_{nX\%} + x_{nX\%+1}}{2} & \text{if } nX\% \text{ 是整数} \\ x_{[nX\%]+1} & \text{if } nX\% \text{ 不是整数} \end{cases} \tag{2-4}$$

其中 $[nX\%]$ 表示取整数，如例 2-1 的 P_{25} 计算中，$107 \times 25\% = 26.75$ 不是整数，因此低四分位数 P_{25} 为数据从小到大排序后的第 27 个数据，$P_{25} = x_{27} = 4$，同理可以得到中位数 $P_{50} = 4.5$ 和 $P_{75} = 5$。

对于例 2-1 的资料的统计描述，由于该资料为偏态分布，统计描述一般可以用 $M(P_{25} \sim P_{75})$ 进行表述：4.5(4.00～5.00)；假如该资料近似正态分布，则可以用 $\bar{x} \pm s$ 进行表述：4.62 ± 0.82，但在一些正规的统计分析报告中，一般用表 2-1 的形式进行统计描述，表 2-1 的统计描述不仅仅包含集中趋势和离散趋势，而且可以对资料分布有一个初步的了解。

表 2-1　例 2-1 资料的统计描述

样本量	均数	标准差	中位数	低四分位数	高四分位数	最小值	最大值
107	4.62	0.82	4.50	4.00	5.00	3.40	7.90

在评价测量误差时，一般需要考虑相对误差，通过重复测量求相对变异程度，可以评价测量的相对误差大小。相对变异程度一般用变异系数(coefficient of variation)表述，变异系数也可以用于不同观察单位的变异程度的比较，具体计算方法见式(2-5)。

$$CV = \frac{s}{\bar{x}} \times 100\% \tag{2-5}$$

例 2-1 资料的变异系数为 $CV = \frac{0.82}{4.62} = 17.75\%$。

第二节　样本资料平均水平的统计检验

为了较好地阐述样本资料平均水平的统计检验的背景和意义，以下将采用举例介绍来说明不同背景的统计检验问题和意义。

一、单样本资料的统计检验

例 2-2　正常人的 24 h 尿枸橼酸含量的均数约为 640.0 mg/24 h，为了了解尿石症患者人群的 24 h 尿枸橼酸含量平均水平，已知尿石症患者人群中的 24 h 尿枸橼酸含量近似服从正态分布，某医生在初次诊断为尿石症并且还未接受任何治疗的患者人群中随机抽取 48 名对象，测得这些对象的 24 h 尿枸橼酸含量。已知该 48 名对象的 24 h 尿枸橼酸含量近似服从正态分布，并且该样本均数为 485.5 mg/24 h，标准差为 133.8 mg/24 h。问：在未接受任何治疗情况下，尿石症患者人群的 24 h 尿枸橼酸平均水平是否低于正常人群的平均水平？

解：本例的背景：已知正常人群的 24 h 尿枸橼酸含量约为 640.0 mg/24 h，但尿石症患者人群的 24 h 尿枸橼酸含量平均水平是未知的。为了避免药物治疗对人体 24 h 尿枸橼酸含量评估的影响，某医生在初次诊断为尿石症并且还未接受任何治疗的患者人群中随机抽样。如果尿石症患者人群的 24 h 尿枸橼酸含量也近似服从正态分布，可以用单样本的 t 检验方法(one sample/group t-test)对随机抽样的样本进行统计分析，推断尿石症患者人群的 24 h

尿枸橼酸含量平均水平是否低于正常人群的平均水平。对于本例的背景问题,可以归结为更一般的情况:对于一个研究指标(本例为 24 h 尿枸橼酸含量),已知该研究指标在某个总体中的总体均数(本例的已知总体为正常人群的 24 h 尿枸橼酸含量均数),为了研究该研究指标在另一个未知人群(未知总体)的平均水平,可以在这个未知总体(尿石症患者人群)中进行随机抽样。如果这个研究指标近似服从正态分布,可以用单样本 t 检验推断这个研究指标在未知总体的总体均数与已知总体的总体均数是否不同。本例统计检验步骤如下。

(1) 建立检验假设,确定检验水准

$H_0:\mu = 640.0$ mg/24 h,即尿石症患者人群 24 h 尿枸橼酸平均水平与正常人群的平均水平相同;

$H_1:\mu \neq 640.0$ mg/24 h,即尿石症患者人群 24 h 尿枸橼酸平均水平不同于正常人群的平均水平。

$\alpha = 0.05$

(2) 计算检验统计量

本例 $n = 48$, $\bar{x} = 485.5$ mg/24 h, $s = 133.8$ mg/24 h, $\mu_0 = 640.0$ mg/24 h。

t 检验统计量 $t = \dfrac{\bar{x} - \mu_0}{s_{\bar{x}}}$ (2-6)

其中,均数的标准误 $s_{\bar{x}} = s/\sqrt{n}$, s 为样本标准差。

本例 $t = \dfrac{485.5 - 640.0}{133.8/\sqrt{48}} = -8.00$, $df = n - 1 = 48 - 1 = 47$

(3) 确定界值和统计量取值与界值比较,做出推断结论

查 t 界值表,双侧 t 分布界值为 $t_{0.05/2,47} = 2.012$, t 检验统计量的绝对值 $|t| > t_{0.05/2,47}$,按 $\alpha = 0.05$ 水准,拒绝 H_0,差异有统计学意义,基于这 48 名受检者 24 h 尿枸橼酸的样本均数低于正常人的平均水平 640.0 mg/24 h,可以推断尿石症患者人群 24 h 尿枸橼酸平均水平低于正常人群的平均水平。

单样本均数的 t 检验背景简述如下。

设在某个正态总体 $N(\mu, \sigma^2)$ 中随机抽取一个样本 $X_1, X_2, \cdots, X_n$,其中 n、$\overline{X}$ 和 S 为其样本量、样本均数和标准差,则可以证明:t 分布统计量 $t = \dfrac{\overline{X} - \mu}{S/\sqrt{n}} \sim t(n-1)$,因此 t 检验统计量有如下性质:

$$t = \frac{\overline{X} - \mu_0}{S/\sqrt{n}} = \frac{(\overline{X} - \mu) + (\mu - \mu_0)}{S/\sqrt{n}} = t\text{ 分布统计量} + \frac{\mu - \mu_0}{S/\sqrt{n}}$$

因此当 $|t| > t_{0.05/2,n-1}$ 时，有两种情况要考虑：

(1) H_0：$\mu=\mu_0$ 为真时，t 检验统计量 $=t$ 分布统计量，因此出现 $|t|>t_{0.05/2,n-1}$ 的概率为 0.05，这是一个小概率事件，对于一次随机抽样而言，一般是不会发生的；

(2) H_1：$\mu\neq\mu_0$ 为真，则出现 $|t|>t_{0.05/2,n-1}$ 的概率就会增加或大大增加，所以当 $|t|>t_{0.05/2,n-1}$，可以拒绝 H_0，推断 H_1：$\mu\neq\mu_0$ 成立。如图 2-2 所示，当 H_1：$\mu<\mu_0$ 为真情况下，$t<-t_{0.05/2,n-1}$ 范围内的曲线下面积（阴影面积）较大，该阴影面积为 $t<-t_{0.05/2,n-1}$ 的概率，所以可以拒绝 H_0，推断 H_1 为真。

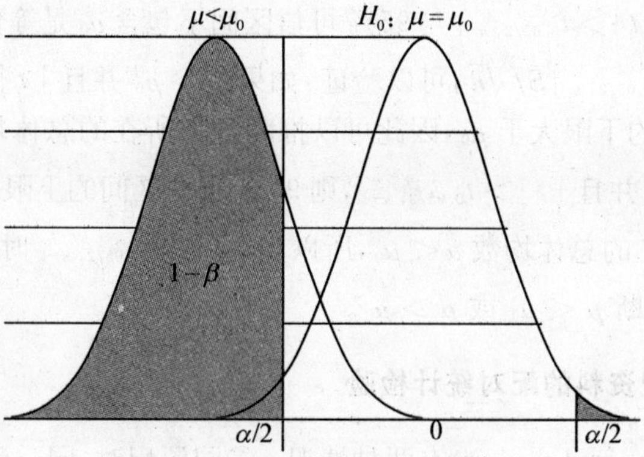

图 2-2 $\mu=\mu_0$ 与 $\mu<\mu_0$ 示意图

除了通过检验统计量 t 与 t 分布界值的比较作出统计推断外，也可以通过 P 与 α 的比较作出统计推断：$P<\alpha$ 拒绝 H_0；反之，不拒绝 H_0。对于双侧 t 检验，P 的大小表示：在 H_0 成立的前提下，其统计量 t 的绝对值大于或等于现有样本统计量 t 的绝对值的概率，可以证明：检验统计量大于界值与 $P<\alpha$ 是等价，所以均可以拒绝 H_0。对于本例而言，

$$P=P(|t|\geqslant|-8|)=P(|t|\geqslant 8)$$

查 t 分布界值表，得到 $t_{0.001/2,47}=3.510$，故 $P<0.001$，实际上，$P=1.274\times10^{-10}$。

在统计检验中，可能存在两类错误，简述如下。

如果 H_0 是真实的，拒绝 H_0 就是错误的，称为犯第一类错误（亦称假阳性），α 为犯第一类错误的概率，反之不拒绝 H_0 则是正确的；当 H_0 是不真实的，拒绝 H_0 就是正确的，不拒绝 H_0 则是错误的，称为犯第二类错误（亦称假阴性），β 为犯第二类错误的概率，记 $Power=1-\beta$，其意义为 H_1 为真情况下

拒绝 H_0 的概率，称为检验效能。综上所述，假设检验中作出的推断结论可以有以下 4 种情况：

	拒绝 H_0	不拒绝 H_0
H_0 为真	Ⅰ型错误(α)	正确推断($1-\alpha$)
H_1 为真	正确推断($1-\beta$)	Ⅱ型错误(β)

在统计分析实践中，应注意：当拒绝 H_0，可能会犯第一类错误，但不可能犯第二类错误；同样，当不拒绝 H_0 情况下，可能犯第二类错误，但绝不可能犯第一类错误。

由于出现 $|t| > t_{0.05/2,\, n-1}$ 与95%可信区间不包含 μ_0 是等价的，而95%可信区间为 $\overline{X} \pm t_{0.05/2,\, n-1} S/\sqrt{n}$，可以验证：如果 $\overline{X} > \mu_0$ 并且 $|t| > t_{0.05/2,\, n-1}$，则95%可信区间的下限大于 μ_0，因此可以推断样本所在的总体均数 $\mu > \mu_0$；反之，如果 $\overline{X} < \mu_0$ 并且 $|t| > t_{0.05/2,\, n-1}$，则95%可信区间的上限小于 μ_0，因此可以推断样本所在的总体均数 $\mu < \mu_0$，所以当 $|t| > t_{0.05/2,\, n-1}$ 时，可以根据 $\overline{X} < \mu_0$ 或 $\overline{X} > \mu_0$ 推断 $\mu < \mu_0$ 或 $\mu > \mu_0$。

二、连续型资料的配对统计检验

配对设计(paired design)有两种情况：①同源配对：同一受试对象分别接受两种不同处理；②异源配对：将实验对象按某些重要特征(重要的影响因素)如性别、年龄等相近的原则配对，分别实施两种不同的处理。

对于连续型的配对设计的均数比较，最常用的有两种统计检验方法：①配对 t 检验；②配对符号秩检验。由于配对 t 检验的检验效能(power)高，但要求配对差值近似服从正态分布，而配对符号秩检验仅要求配对之间是独立的，因此，通常对连续型资料进行配对统计检验的策略是符合配对 t 检验条件的资料一般用配对 t 检验。反之，用配对符号秩检验。

配对设计的 t 检验将对子的效应差值作为变量值计算均数，按单样本 t 检验推断差值的样本均数 $\overline{d}$ 所代表的未知总体均数 μ_d 与已知总体均数 $\mu_0 = 0$ 是否不同，其检验统计量为

$$t = \frac{\overline{d}}{S_{\overline{d}}} \quad (2-7)$$

其中，$S_{\overline{d}} = S_d/\sqrt{n}$，$df = n-1$

公式中 d 为每对数据的差值，$\overline{d}$ 为差值的样本均数，S_d 为差值的标准差，

$S_{\bar{d}}$为差值样本均数的标准误，n为对子数。

例 2-3　某学者对8份尿液同时用酶法和苦味酸法测定其中肌酐含量(μmol/L)，结果见表2-2第(1)～(3)栏。问：两种方法的检测结果是否有差别？

表 2-2　两种方法测定8份混合液中肌酐含量的结果(μmol/L)

编号 (1)	酶法 (2)	苦味酸法 (3)	差值 (4)=(3)−(2)
1	71.5	88.3	16.8
2	60.9	80.8	19.9
3	54.6	71.7	17.1
4	52.4	60.7	8.3
5	48.4	59.3	10.9
6	45.6	52.7	7.1
7	44.0	51.3	7.3
8	42.0	48.0	6.0

解：本例为同源配对设计。两种方法测得肌酐含量差值的结果见表2-2第(4)栏。对差值进行正态性检验满足正态性(借助Stata软件进行Shapiro-Wilk统计量 $P=0.1280>0.05$)，可用配对样本均数的 t 检验。

(1) 建立检验假设，确定检验水准

$H_0:\mu_d=0$，即两种方法测量尿肌酐含量的差值总体均数相同；

$H_1:\mu_d\neq 0$，即两种方法测量尿肌酐含量的差值总体均数不相同。

$\alpha=0.05$

(2) 计算检验统计量

本例 $n=8$，$\sum d_i=93.4$，$\sum d_i^2=1\,298.06$，$\bar{d}=\sum d/n=93.4/8=11.7$。

$$S_d=\sqrt{\frac{\sum(d_i-\bar{d})^2}{n-1}}=\sqrt{\frac{\sum d_i^2-\left(\sum d_i\right)^2/n}{n-1}}=5.45$$

按公式(2-7)

$$t=\frac{11.7}{5.45/\sqrt{8}}=6.076,\ df=8-1=7$$

(3) 确定 P 值，做出推断结论

查 t 界值表，得双尾概率 $P < 0.001$，按 $\alpha = 0.05$ 水准，拒绝 H_0，差异有统计学意义，可以认为酶法和苦味酸法测量肌酐含量的检测结果不同。

当配对设计的计量资料不符合配对 t 检验条件时，可用配对符号秩检验(Wilcoxon matched-pairs signed-ranks test)进行统计分析。以例 2-4 为例，介绍配对符号秩检验。

例 2-4　对 10 例骨折患者进行治疗，在治疗前和治疗后分别测定骨硬度，结果见表 2-3，问：治疗前后的骨硬度有无改变？

表 2-3　10 例骨折患者治疗前后的骨硬度测量值和编秩用表(%)

配对号 i	治疗前 x_i	治疗后 y_i	治疗前后的差值 $d_i = y_i - x_i$	$\lvert d_i \rvert$的秩次 r_i	带符号的秩次 R_i
(1)	(2)	(3)	(4)	(5)	(6)
1	20	26	6	6	6
2	43	42	−1	1	−1
3	42	56	14	7	7
4	32	34	2	2.5	2.5
5	25	27	2	2.5	2.5
6	12	30	18	8	8
7	75	79	4	5	5
8	27	30	3	4	4
9	70	70	0	—	—
10	0	30	30	9	9

正秩和 $T_+ = 44$，负秩和 $T_- = 1$。

本例资料可以验证治疗前后的差值 d 不服从正态分布(借助 Stata 软件进行 Shapiro-Wilk 的正态性检验，$P = 0.0243\,2$)，故需用配对符号秩检验进行统计分析。

H_0：治疗前后的总体分布相同；

H_1：治疗前后的总体分布不同。

$\alpha = 0.05$

配对符号秩检验方法步骤如下。

(1) 求各对数据的差值 d_i，如表 2-3 第(4)栏。

(2) 按差值的绝对值 $\lvert d_i \rvert$ 从小到大编秩：1, 2, 3, …, n(本例 $n = 10$)，并标明原差值 d_i 的正负号。编秩时，若差值为 0，弃去不计；若有几个差值的绝对值相等，则取其平均秩次。

(3) 分别求正秩次之和 T_+ 和负秩次之和 T_-。本例 $T_+ = 44$，$T_- = 1$。

由于 $T_{+}+T_{-1}=1+2+\cdots+n=\frac{n(n+1)}{2}$。所以，$T_{+}$ 越大，T_{-} 越小；反之，T_{+} 越小，T_{-} 越大。任取 T_{+} 或 T_{-} 都可以作为配对符号秩检验的统计量 T。

配对符号秩检验的基本思想是：若两种处理的效应相同，则每对变量的差值应该平均分布在 0 周围，即差值总体的中位数为 0。因此若 H_0（差值的总体中位数为 0）成立，T_{+} 期望值 $=T_{-}$ 期望值 $=\frac{T_{+}+T_{-}}{2}=\frac{n(n+1)}{4}$（期望值亦称为理论值），即样本的正、负秩和应相近，均为 $\frac{n(n+1)}{4}$。T 值越接近 $\frac{n(n+1)}{4}$，出现的概率就越大，并且呈对称分布，T 与 $\frac{n(n+1)}{4}$ 的差值为抽样误差；反之，T 越远离 $\frac{n(n+1)}{4}$，出现的概率就越小，对应 T 的更极端情况的累计概率 P 值也愈小。如果 P 值 $<\alpha$，则可以认为这是一个小概率事件，在一次随机抽样中是不会发生的，因此可认为 H_0 不成立，即拒绝 H_0；反之，若 P 值 $>\alpha$，则不拒绝 H_0。

(4) $n\leqslant 25$ 时，查符号秩检验的 T 界值表，以 n 确定 T 界值表所在的行，然后由 T 所在的界值区间，确定 P 值范围，并与检验水准 α 比较，作出推断结论。注意：当统计量 T 值恰等于界值时，其确切概率小于或等于表中相应的 P 值。

本例取 $T=T_{+}=44$（取 $T=T_{-}=1$，查表可知结果相同，因为 H_0 成立的情况下，T 在 $\frac{n(n+1)}{4}$ 处呈对称分布），在除去治疗前后骨硬度相同的记录后的 $n=9$，查配对 T 界值表可知 P 值 <0.01，因此可以认为治疗后，患者的平均骨硬度高于治疗前，差异有统计学意义。

当 $n>25$ 时，T 近似服从均数为 $\frac{n(n+1)}{4}$，标准差为 $\sqrt{\frac{n(n+1)(2n+1)}{24}}$ 的正态分布，故按式(2-8)计算 u 值，并可按正态分布进行 u 检验并做出结论，即：$|Z|>Z_{\alpha/2}$，则拒绝 H_0，特别 $\alpha=0.05$ 时，$Z_{0.05/2}=1.96$，因此当 $|Z|>1.96$，可以拒绝 H_0。

$$Z=\frac{T-\frac{n(n+1)}{4}}{\sqrt{\frac{n(n+1)(2n+1)}{24}}} \tag{2-8}$$

借助本例的数据，$u=\dfrac{44-\dfrac{9\times10}{4}}{\sqrt{9\times10\times(2\times9+1)/24}}=2.55$，$|u|>1.96$，按双侧检验水准 $\alpha=0.05$，可以拒绝 H_0，基于(治疗后骨硬度测量值－治疗前骨硬度测量值的正秩和) $T_+=44>n(n+1)/4=22.5$，推断治疗后的骨硬度平均水平高于治疗前的骨硬度平均水平。

三、两个独立连续型样本资料的统计检验

在医学研究中，经常需要比较两个群体中某一观察指标的平均水平或分布的差异，针对这一研究问题，可以采用普查和随机抽样方法进行研究。由于普查的工作量往往非常大，成本也非常高，所以一般都是采用随机抽样的方法进行研究。对于研究同一指标，在两个不同平均水平的人群中分别进行随机抽样所得到的两个样本均数往往存在差异的，由于随机抽样存在抽样误差，在同一人群中独立地随机抽取两个样本所得到的两个样本均数也往往是不同的，因此需要通过统计学假设检验推断两个样本均数的差异是抽样误差所致还是两个群体的平均水平不同所致。

对于两组资料的平均水平比较的统计方法选择，首先要考虑两组资料是否独立，资料的独立性判断是基于研究设计背景决定的。例如，简单随机分组研究、非配对的病例-对照研究、横断面设计研究等成组设计所获得的两组资料是独立的，配对设计或随机区组设计所获得的资料是不独立的。

两组独立的资料进行平均水平比较可以考虑用成组 t 检验(t-test)或者秩和检验(Mann-Whitney rank sum test)，成组 t 检验的检验效能(power)是最高的，但成组 t 检验要求每组资料近似服从正态分布或者样本量很大并且方差齐性。因此，如果满足成组 t 检验条件，一般优先选择 t 检验方法；如果每组资料近似正态分布或样本量很大，但方差不齐，可以选择 Satterthwaite 近似 t 检验(亦称为 t' 检验)，也可以选择秩和检验；如果样本量较小并且资料呈偏态分布，可以选择成组秩和检验。

例 2-5　某研究者为了研究 A 药和 B 药的降血糖疗效，收治了 20 名糖尿病患者，随机分成 A 组和 B 组，在收治时测量了每个糖尿病患者的餐后血糖(亦称为基线餐后血糖)，治疗 3 个月后再测量每个患者的餐后血糖，数据资料见表 2-4，请比较 A 药和 B 药的降血糖效果。

表 2-4　两组基线和治疗 3 个月的餐后血糖(mmol/L)

A组			B组		
编号	基线餐后血糖	治疗后餐后血糖	编号	基线餐后血糖	治疗后餐后血糖
1	13.4	7.8	11	16.4	10.8
2	10.7	11.8	12	16.3	9.1
3	14.5	8.7	13	13.2	11.8
4	18.2	9.8	14	11.8	9.8
5	15.1	7.8	15	15.6	9.0
6	17.5	8.5	16	14.1	9.0
7	13.0	7.7	17	17.2	9.1
8	15.4	8.1	18	11.8	9.3
9	13.4	8.9	19	15.5	9.0
10	19.1	10.7	20	11.9	9.7
$\overline{X}$	15.03	8.80		14.37	9.68
S	2.59	1.59		2.09	0.95

解:这是一个干预性研究,首先要考察两组基线餐后血糖的平均水平是否平衡。两组基线数据比较而言,这是两个独立样本,一般优先考虑选用成组 t 检验,如果资料不满足成组 t 检验,则再考虑用 t' 检验或秩和检验。因此,在数据分析步骤上一般先考察资料的方差齐性和正态性问题,然后再决定选择何种统计检验方法。本书撰写的目标是数据分析,因此本节首先叙述数据分析的策略和过程,然后再简述数据分析过程中所用到的统计方法的原理。

本例的数据分析步骤及其结果如下。

(1) 借助 Stata 软件分别对 A 组和 B 组的基线餐后血糖资料进行正态性检验,P 值分别为 0.816 3 和 0.126 7,远大于检验水准 0.05。因此,可以认为这些资料服从正态分布的假定没有明显不妥。

(2) 分别对基线的餐后血糖进行方差齐性检验。

H_0:两组对应的总体方差相等;

H_1:两组对应的总体方差不等。

$\alpha = 0.10$

$$F = \frac{S^2_{大}}{S^2_{小}} \tag{2-9}$$

如果检验统计量 $F > F_{\alpha,\, n_1-1,\, n_2-1}$,则可以拒绝 H_0,推断两组的方差不齐。

基于式(2－9)，本例基线餐后血糖的方差齐性检验的 $F=\frac{2.59^2}{2.09^2}=1.54$，方差齐性检验的界值 $F_{0.10,9,9}=2.44$，检验统计量 F 小于界值，$P>0.10$(借助软件计算可知 P 值 $=0.5329$)。因此，不能推断两组基线餐后血糖的方差不齐。为此，基线餐后血糖可以用成组 t 检验进行比较。

(3) 两组基线餐后血糖的均数比较统计检验步骤如下：

H_0：两组基线的餐后血糖对应的总体均数相同 ($\mu_1=\mu_2$)；

H_1：两组基线的餐后血糖对应的总体均数不同 ($\mu_1\neq\mu_2$)。

$\alpha=0.05$

$$t=\frac{\overline{X}_1-\overline{X}_2}{\sqrt{S_C^2\left(\frac{1}{n_1}+\frac{1}{n_2}\right)}}\text{，其中合并方差 } S_C^2=\frac{(n_1-1)S_1^2+(n_2-1)S_2^2}{n_1+n_2-2} \quad (2-10)$$

如果 H_0 为真时，则式(2－10)的 t 检验统计量服从自由度为 n_1+n_2-2 的 t 分布，因此当 $|t|>t_{0.05/2,\,n_1+n_2-2}$，可以拒绝 H_0。

$$\text{本例 } t=\frac{15.03-14.37}{\sqrt{\frac{9\times 2.59^2+9\times 2.09^2}{18}\left(\frac{1}{9}+\frac{1}{9}\right)}}=0.6271$$

$t_{0.05/2,18}=2.101$，$|t|<t_{0.05/2,18}$。因此，两组基线餐后血糖总体均数的差异无统计学意义(可以借助统计软件可知 $P=0.5385$)。

上述分析结果表明，随机分组比较好，两组餐后血糖是平衡的，即治疗 3 个月后的两组餐后血糖是可比的。

以下考虑比较两组治疗 3 个月的餐后血糖资料的平均水平，同样检验两组资料的正态性和方差齐性。

治疗 3 个月的 A 组餐后血糖的正态性检验：$P=0.1604>0.05$。

治疗 3 个月的 B 组餐后血糖的正态性检验：$P=0.0343<0.05$。

由于 B 组的资料不满足正态性的要求，因此考虑用两样本秩和检验比较两组资料的平均水平，相应的检验假设如下：

H_0：两个样本的总体分布相同；

H_1：两个样本的总体分布不同。

$\alpha=0.05$

计算统计量：首先进行编秩，把两组资料合并在一起，把资料从小到大排序后进行编秩，排序后的最小观察数据的秩为 1，其他的观察数据的秩依次为 2，3，直至 20，如果两个数据相同，则取两个数据对应秩的平均秩(表 2－5)，然后分别计算两组的秩和 T_1 和 T_2。本例 $T_1 = 80$，$T_2 = 130$。

表 2－5　例 2－5 两组餐后血糖的编制工作用表

排序后的原始数据	7.7	7.8	7.8	8.1	8.5	8.7	8.9	9	9	9
秩	1	2.5	2.5	4	5	6	7	9	9	9
组别	A	A	A	A	A	A	A	B	B	B
排序后的原始数据	9.1	9.1	9.3	9.7	9.8	9.8	10.7	10.8	11.8	11.8
秩	11.5	11.5	13	14	15.5	15.5	17	18	19.5	19.5
组别	B	B	B	B	A	B	A	B	A	B

设 n_1 和 n_2 为两组样本含量，$N = n_1 + n_2$，则 $T_1 + T_2 = \frac{N(N+1)}{2}$。因此，每个数据的平均秩为 $(N+1)/2$。当 H_0 为真时，两个样本来自同一总体，两组秩和的理论值分别为 $n_1(N+1)/2$ 和 $n_2(N+1)/2$。本例 $n_1(N+1)/2 = 105$。

(1) 样本量比较小的情况下，查成组秩和检验的界值表。

本例 $n_1 = n_2 = 10$，查表可知双侧检验的不拒绝范围为(78, 132)，本例为 $T_1 = 80$，故不能拒绝 H_0。

特别注意成组秩和检验的界值表所给出的不拒绝范围为开区间，换言之，如果样本的 T 正好为界值开区间的边界值则应该拒绝 H_0。即假如本例的 $T = 78$，则应该拒绝 H_0。

(2) 如果样本量较大时，可以证明：当 H_0 为真时，统计量 T_1 近似服从总体均数为 $n_1(N+1)/2$，方差为 $n_1 n_2(N+1)/12$ 的正态分布。因此，可以用下列正态近似的两样本秩和检验方法(Wilcoxon Mann-Whitney rank sum test)。

$$Z = \frac{T_1 - n_1(N+1)/2}{\sqrt{n_1 n_2(N+1)/12}} \tag{2-11}$$

当 H_0 为真时，式(2－11)检验统计量 Z 近似服从标准正态分布。因此，当 $|Z| > 1.96$ 时，可以拒绝 H_0，即可认为两个样本的总体分布不同，并且基于 $T_1 > n_1 n_2(N+1)/2$ 可以推断第一个样本所在的总体平均水平高于第二个样本所在的总体；如果 $|Z| > 1.96$ 时，并且 $T_1 < n_1 n_2(N+1)/2$，可以推断第一个样本所在的总体平均水平低于第二个样本所在的总体。

本例样本量较小，不太适合正态近似的两样本秩和检验方法，但也不妨以本例餐后血糖的数据作为该方法统计分析的举例说明。

$$Z=\frac{T_1-n_1(N+1)/2}{\sqrt{n_1 n_2(N+1)/12}}=\frac{80-10(20+1)/2}{\sqrt{10\times 10(20+1)/12}}=-1.89$$

由于 $|Z|<1.96$，两组差异无统计学意义，不能拒绝 H_0。在上述统计计算中，也可以用 T_2 统计量按 $Z=\frac{T_2-n_2(N+1)/2}{\sqrt{n_1 n_2(N+1)/12}}=1.89$，结论相同。

例 2-6　为了研究高血压患者人群血清中的 K^+/Na^+ 比值平均水平与正常健康人群的平均水平是否相同。研究员人员随机抽取 48 名高血压患者和 52 名正常健康人，用原子吸收法分别测量他们血清中 K^+/Na^+ 比值，并且已知每组资料近似服从正态分布，样本均数和标准差见表 2-6，比较两组结果是否不同。

表 2-6　例 2-6 的血清中 K^+/Na^+ 比值统计分析用表

分组	n	$\bar{x}$	s
高血压组	48	37.88	4.83
健康对照组	52	27.06	0.59

解：由于每组资料分别近似服从正态分布，所以只需检验两组的方差是否齐性。

H_0：$\sigma_1=\sigma_2$（即方差齐性）；

H_1：$\sigma_1\neq\sigma_2$（即方差不齐）。

$\alpha=0.10$

$F=\frac{4.83^2}{0.59^2}=67.02$，$P<0.001$，推断两组方差不齐。由于每组资料近似服从正态分布，所以可以用 Satterthwaite 近似 t 检验。

H_0：$\mu_1=\mu_2$（即两个人群血清中的 K^+/Na^+ 比值平均水平相同）；

H_1：$\mu_1\neq\mu_2$（即两个人群血清中的 K^+/Na^+ 比值平均水平不同）。

$\alpha=0.05$

Satterthwaite 近似 t 检验，其计算公式为式(2-12)和式(2-13)：

检验统计量：$$t=\frac{\overline{X}_1-\overline{X}_2}{\sqrt{\frac{S_1^2}{n_1}+\frac{S_2^2}{n_2}}}\qquad(2-12)$$

校正自由度：$$df=\frac{(S_{\overline{X}_1}^2+S_{\overline{X}_2}^2)^2}{\frac{S_{\overline{X}_1}^4}{n_1-1}+\frac{S_{\overline{X}_2}^4}{n_2-1}}=\frac{\left(\frac{S_1^2}{n_1}+\frac{S_2^2}{n_2}\right)^2}{\frac{\left(\frac{S_1^2}{n_1}\right)^2}{n_1-1}+\frac{\left(\frac{S_2^2}{n_2}\right)^2}{n_2-1}}\qquad(2-13)$$

当 H_0 为真时，检验统计量服从自由度为 df 的 t 分布，因此 $|t| \geqslant t_{\alpha/2,v}$，可以拒绝 H_0。

$$本例\ t = \frac{37.88 - 27.06}{\sqrt{\frac{4.83^2}{48} + \frac{0.59^2}{52}}} = 15.41$$

$$校正自由度\ df = \frac{\left(\frac{4.83^2}{48} + \frac{0.59^2}{52}\right)^2}{\frac{4.83^4}{48^2 \times 47} + \frac{0.59^4}{52^2 \times 51}} = 48.30$$

查 t 界值表可知，$P < 0.001$，根据 $\overline{X}_1 > \overline{X}_2$，可知两个总体均数之差的 95% 可信区间的下限大于 0，推断高血压人群血清的 K^+/Na^+ 比值总体均数高于正常人。

四、多个独立样本连续型资料的平均水平比较

在许多医学研究中，往往涉及多个独立样本连续型资料（亦称多组资料）平均水平的比较。如果用两样本 t 检验或两样本的秩和检验对多组资料的平均水平直接进行两两比较，则会增大第一类错误的概率。例如：对于 4 组资料的平均水平的两两比较，共有 $C_4^2 = 6$ 次检验，设 $\alpha = 0.05$，每次比较不犯第一类错误的概率为 $(1 - 0.05) = 0.95$，当这些检验之间近似独立的，则每次比较均不犯第一类错误的概率为 $(1 - 0.05)^6 = 0.735$。因此，6 次检验中至少有一次犯第一类错误的概率为 $1 - 0.735 = 0.265$，远远大于设定的第一类错误发生的概率 α 为 0.05。因此，多个均数比较时不宜直接采用两样本 t 检验或两样本秩和检验作两两比较。

对于多组资料的平均水平比较，一般采用单因素方差分析或多组秩和检验方法(Kruskal-Wallis test)。如果每组资料都近似服从正态分布并且方差齐性，则采用单因素方差分析方法进行统计分析；反之，采用 Kruskal-Wallis 秩和检验方法进行统计分析。

例 2-7 从某社区随机抽取了糖尿病患者、IGT 异常和正常人共 30 名进行载脂蛋白(mg/dl)测定(表 2-7)。问：3 种人的载脂蛋白有无差别？

表 2-7 糖尿病患者、IGT 异常和正常人的脂蛋白(mg/dl)资料

组别	脂蛋白(mg/dl)										
糖尿病组	85.7	105.2	109.5	96	115.2	95.3	110	100	125.6	111	106.5
IGT 组	96	124.5	105.1	76.4	95.3	110	95.2	99	120		
正常人组	144	117	110	109	103	123	127	121	159	115	

解：由于每组样本量比较小，对每组资料分别进行正态性检验，正态性检验水准 $\alpha = 0.05$，借助 Stata 统计软件，得到这 3 组的 Shapiro-Wilk 正态性检验的 P 值分别为 0.974 09，0.700 23 和 0.191 02，均大于 0.05。因此，可以认为这些资料服从正态分布的假定没有明显不妥。

3 组资料的方差齐性检验可以采用 Bartlett 检验，检验公式为式(2-14)，其中 N 为 k 组的样本量总数，第 i 组的样本量和样本标准差分别为 n_i 和 S_i，合并的方差为 $S_C^2 = \dfrac{\sum_{i=1}^{k}(n_i-1)S_i^2}{N-k}$。

$$\chi^2 = \frac{(N-k)\ln(S_C^2) - \sum_{i=1}^{k}(n_i-1)\ln(S_i^2)}{1+\frac{1}{3(k-1)}\left(\left(\sum_{i=1}^{k}\frac{1}{n_i-1}\right)-\frac{1}{N-k}\right)} \tag{2-14}$$

当 $H_0: \sigma_1^2 = \sigma_2^2 = \cdots = \sigma_k^2$ 为真时，检验统计量χ^2 近似服从自由度为 $k-1$ 的卡方分布，当 H_0 不成立时，检验统计量χ^2 往往呈现较大值，因此当检验统计量$\chi^2 > \chi^2_{0.10,k-1}$，则拒绝 H_0，推断 k 组的方差不齐。

本例 $S_C^2 = \mathbf{203.62}$，$S_1^2 = \mathbf{118.23}$，$S_2^2 = \mathbf{211.75}$，$S_3^2 = \mathbf{291.29}$，3 组样本量分别为 11、9 和 10，代入式(2-14) 得到$\chi^2 = \mathbf{1.811}$，查卡方界值表得到 $\chi^2_{0.10,2} = 4.61$，$\chi^2 < \chi^2_{0.10,2}$。因此，可以认为假定该资料方差齐性没有明显不妥。

3 组资料对应的总体均数是否相同的假设检验可以用单因素方差分析进行，单因素方差分析的假设检验方法简述如下。

$H_0: \mu_1 = \mu_2 \cdots = \mu_k$；

$H_1: \mu_1, \mu_2, \cdots, \mu_k$ 不全相同。

$\alpha = 0.05$

设第 i 组第 j 个对象的观察值为 X_{ij}，$j=1,2,\cdots,n_i$，$i=1,2,\cdots,k$，记第 i 组的样本均数为$\overline{X}_{i.} = \frac{1}{n_i}\sum_{j=1}^{n_i}X_{ij}$，$k$ 组的平均值为$\overline{X} = \frac{1}{N}\sum_{i=1}^{k}\sum_{j=1}^{n_i}X_{ij}$，则检验统计量如式(2-15)，式(2-16)和式(2-17)所示。

$$\text{组间均方 } MS_{\text{组间}} = \frac{1}{k-1}\sum_{i=1}^{k}n_i(\overline{X}_{i.}-\overline{X})^2 \tag{2-15}$$

$$组内均方\ MS_{组内} = \frac{\sum_{i=1}^{k}\sum_{j=1}^{n_i}(X_{ij} - \overline{X}_{i.})^2}{N-k} = \frac{\sum_{i=1}^{k}(n_i - 1)S_i^2}{N-k} \tag{2-16}$$

$$F = \frac{MS_{组间}}{MS_{组内}} \tag{2-17}$$

当 $H_0: \mu_1 = \cdots = \mu_k$ 为真时，统计量 F 服从自由度为 $k-1$ 和 $N-k$ 的 F 分布，当 $H_1: \mu_1, \mu_2, \cdots, \mu_k$ 不全相等为真时，检验统计量 F 一般呈现较大或很大，因此当 $F > F_{0.05, k-1, N-k}$ 时，可以拒绝 H_0，推断 $\mu_1, \mu_2, \cdots, \mu_k$ 不全相等。

本例 $H_0: \mu_1 = \mu_2 = \mu_3$，$H_1: \mu_1, \mu_2, \mu_3$ 不全相等。$\alpha = 0.05$。

$MS_{组间} = 1\,192.01$，$MS_{组内} = 203.62$，$F = \frac{1\,192.01}{203.62} = 5.85$，查 F 分布的界值表，得到界值 $F_{0.05, 2, 27} = 3.35$，检验统计量 $F > F_{0.05, 2, 27}$，因此可以拒绝 H_0，可以推断三组对应的总体均数不全相等。

当多组资料的平均水平的差异有统计学意义时，一般需要做多个两组间的比较，亦称为多重比较分析（multiple comparison procedure, MCP）。**在多重比较过程中，至少有一次犯第一类错误的概率称为 family-wise error rate (FWER)，亦称为多重比较整个过程中犯第一类错误的概率。**多重比较的统计方法有很多，各有特点，下面将介绍 3 种最常用的多重比较方法 least significant difference(LSD)方法，Bonferroni 方法和 Tukey 方法。

(1) LSD - t 检验

LSD - t 检验即最小有意义差异（least significant difference, LSD）t 检验。这种方法是基于两独立样本 t 检验原理进行的检验，但两组合并方差 S_C^2 用单因素方差分析的组内均方 $MS_{组内}$（即多组合并方差）取代。设两两比较中的其中两组样本均数为 $\overline{X}_A$ 和 $\overline{X}_B$，相应的两组总体均数为 μ_A 和 μ_B 以及样本量为 n_A 和 n_B，相应的假设检验为

$H_0: \mu_A = \mu_B$；

$H_1: \mu_A \neq \mu_B$。

$\alpha = 0.05$

$$检验统计量为\ \text{LSD}-t = \frac{\overline{X}_A - \overline{X}_B}{\sqrt{MS_{误差}\left(\frac{1}{n_A} + \frac{1}{n_B}\right)}},\ df = N-k \tag{2-18}$$

当 H_0 为真，式(2-18)的检验统计量 LSD - t 服从自由度为 $N-k$ 的 t 分

布。即：$|\text{LSD}-t| > t_{0.05/2,\ N-k}$ 可以拒绝 H_0 推断两个总体均数不等。

(2) Bonferroni 法

正如上节提到，如果对多组资料进行多次两两 t 检验将会大大增加犯Ⅰ类错误的概率。Bonferroni 法考虑了多重比较整个过程中犯第一类错误概率(FME)，这种方法是适用于任何一种多组资料比较的统计检验方法，其原理为调整每次检验水准，控制在两两比较过程中发生第一类错误的概率(family-wise error rate, FWER)。如果研究需要对多组资料进行 c 次检验(本例需要比较 3 次)，并且要求累计Ⅰ类错误的概率 α_E 为 0.05，则每次应该确定检验水准为 $\alpha = \alpha_E/c$(本例 $\alpha = 0.05/3 = 0.0167$)，如果某两组检验的 P 值 $< \alpha = \alpha_E/c$，则可以推断这两组均数的差异有统计学意义。许多统计软件在方差分析中用 Bonferroni 方法进行两两比较时，采用直接校正 P 值，即直接用校正后的 $P' = \min(c \cdot P,\ 1)$ 与 0.05 比较。

对于本例，$MS_{组内} = \mathbf{203.62}$，糖尿病组的样本均数为 105.46，样本量为 11；IGT 组的样本均数为 102.39，样本量为 9；正常人组的样本均数为 122.8，样本量为 10，将上述数据代入 LSD－t 统计量公式中，得到下列结果。

基于表 2－8 中的这些 P 值可知，按 $\alpha = 0.05$ 水准，除 IGT 组与糖尿病组之间的脂蛋白均数差异无统计学意义外，IGT 组与糖尿病组的脂蛋白均数均低于正常人组的均数，并且差异均有统计学意义。

表 2－8　例 2－7 数据的 LSD－t 和 Bonferroni 检验结果

比较组		比较组差值	LSD 检验		Bonferroni 校正 P 值
A	B		t 值	P 值	
糖尿病组 VS	IGT 组	3.066	0.477	0.6365	1.0000
	正常人组	－17.345	－2.782	0.0097	0.0291
IGT 组 VS	正常人组	－20.4111	－3.281	0.0043	0.0129

(3) Tukey 检验

Tukey 检验基于组间极差($\bar{y}_{\max} - \bar{y}_{\min}$)检验的分布(称为 studentized range distribution)控制总的第一类错误的概率，studentized range distribution 的界值见 Tukey 检验界值表，界值记为 $q_{k,\ df,\ \alpha}$，其中 k 为组数，$df = N - k$ 为自由度，α 为总检验水准，检验统计量如式(2－19)所示，当 $Q > q_{k,\ N-k,\ \alpha}$，可以认为 $\overline{Y}_i$ 与 $\overline{Y}_j$ 的差异有统计学意义。

$$Q_{ij} = \frac{|\overline{Y}_i - \overline{Y}_j|}{\sqrt{\dfrac{MS_{组内}}{2}\left(\dfrac{1}{n_i} + \dfrac{1}{n_j}\right)}} = \frac{|\overline{Y}_i - \overline{Y}_j|}{se(\overline{Y}_i - \overline{Y}_j)} \qquad (2-19)$$

本例组数为3，总样本量为30，组内均方为203.62，自由度为27，FWER的$\alpha = 0.05$，则Tukey检验计算见表2-9。

表2-9　例2-7数据的Tukey检验结果

组间比较		$\overline{Y}_A - \overline{Y}_B$	差值标准误 $se(\overline{Y}_A - \overline{Y}_B)$	检验统计量 $Q_{A:B}$	界值 $q_{3,27,0.05}$	统计学推断
A	B					
糖尿病组 VS	IGT组	3.066	4.535	0.676	3.506	无统计学意义
	正常人组	−17.345	4.409	3.934	3.506	有统计学意义
IGT组 VS	正常人组	−20.4111	4.636	4.403	3.506	有统计学意义

基于Tukey检验结果，可以推断正常人群的脂蛋白平均水平高于糖尿病人群和IGT人群，糖尿病组和IGT组的脂蛋白平均水平的差异无统计学意义。

例2-8　对按完全随机设计分组的3组大白鼠，给予不同剂量的某种激素后，测量耻骨间隙宽度的增加量(mm)，结果如表2-10所示。试分析给予不同剂量的某种激素后大白鼠耻骨间隙宽度的平均增加量有无差异？

表2-10　三组耻骨间隙宽度的增加量

组别	耻骨间隙宽度的增加量(mm)						标准差
1组	0.15	0.30	0.40	0.50			0.1493
2组	1.20	1.35	1.40	1.50	1.90	2.30	0.4128
3组	0.50	1.20	1.40	2.00	2.20	2.20	0.6765

基于3组标准差和样本量，应用Bartlett检验进行方差齐性检验，$\alpha = 0.10$，得到3组合并标准差为$\sqrt{MS_{组内}} = 0.4967$，Bartlett检验的$P = 0.068 < 0.10$，因此，推断方差不齐。为此，本例将采用多组秩和检验(Kruskal-Wallis检验)。

Kruskal-Wallis检验方法：先将k个组的数据混合在一起按从小到大顺序进行编秩，如果有相同数据则取平均秩次，记第i组的秩的均数为$\overline{R}_i$和第i组的秩和R_i。

H_0：k个样本所在总体分布是相同的；

H_1：k个样本所在总体分布是不全相同的。

$\alpha = 0.05$

$$H = \frac{12}{N(N+1)}\sum_{i=1}^{k} n_i(\overline{R}_i - \overline{R})^2 = \frac{12}{N(N+1)}\sum_{i=1}^{k}\frac{R_i^2}{n_i} - 3(N+1) \tag{2-20}$$

其中,N 是所有样本个体总数;n_i 是第 i 组的样本量。如果样本量 N 较大,当 H_0 为真时,式(2-20)H 检验统计量近似服从自由度为 $k-1$ 的 χ^2 分布,即:当 $H > \chi^2_{0.05,\,k-1}$ 时,可以拒绝 H_0,推断这 k 个样本所在总体分布不全相同,并可以用两组秩和检验方法(WilcoxonMann-Whitney rank sum test)作两组间的比较,并且根据检验的次数,用 Bonferroni 方法校正检验水平 α。

如果样本中存在较多相同秩次(ties)时,检验统计量 H 可以修正为 H_c,如式(2-21)所示。

$$H_c = \frac{H}{1-\sum(t_j^3 - t_j)/(N^3 - N)} \tag{2-21}$$

式中,t_j 为第 j 个相同样本点的秩次个数。

当样本含量较小时,可查秩和检验 H 界值表进行判断。

本例的 Kruskal Wallis 检验如下:

H_0:3 种剂量小白鼠的耻骨间隙宽度的增加量分布相同;

H_1:3 种剂量小白鼠的耻骨间隙宽度的增加量分布不全相同。

本例第一组,第二组和第三组的秩和分别为 10.5, 63 和 62.5;平均秩分别为 2.625, 10.5 和 10.417;样本量分别为 4, 6 和 6。样本量总数 $N = 16$。则检验统计量 H 计算如下:

$$H = \frac{12}{16(16+1)}\left(\frac{10.5^2}{4} + \frac{63^2}{6} + \frac{62.5^2}{6}\right) - 3(16+1) = 8.122$$

本例共有 4 对数据是相同的,校正检验统计量 H_c 计算如下:

$$H_c = \frac{H}{1-\sum(t_j^3 - t_j)/(N^3 - N)} = \frac{8.122}{1-4\times(2^3-2)/(16^3-16)} = 8.170$$

查卡方界值表可知 $\chi^2_{0.05,\,2} = 5.99$, $H_c > 5.99$,差异有统计学意义。因此,推断这 3 个样本所在的总体分布是不全相同的。再用两组秩和检验进行两两比较,用 Bonferroni 校正检验水平为 $\alpha = 0.05/3 = 0.0167$,第一组与第二组的秩和检验的 $P = 0.0105 < 0.0167$,第一组的平均秩小于第二组,差异有统计学意义;第一组与第三组的秩和检验的 $P = 0.0136 < 0.0167$,第一组的平

均秩小于第三组,差异有统计学意义;第二组和第三组的秩和检验的 $P=1$,差异无统计学意义。

第三节　直线相关与直线回归

在前面几节中,我们讨论了单变量计量资料的统计分析方法,着重描述某一变量的统计特征或比较该变量的组间差别。但是,在大量的医学研究中还需对两变量间关系进行量化研究:一是确定两变量间有无关联及关联的强弱、方向等;二是确定它们之间的相互依存关系。此时,常用到相关与回归分析。本节将介绍两计量变量间的直线相关与直线回归。

一、直线相关

直线相关(linear correlation)又称简单相关(simple correlation),用于描述两变量之间线性相关程度。

两变量相关关系的性质可由散点图直观说明。图 2-3 中:(1)显示各点趋势接近一条直线,两变量变化方向是一致的,称正相关(positive

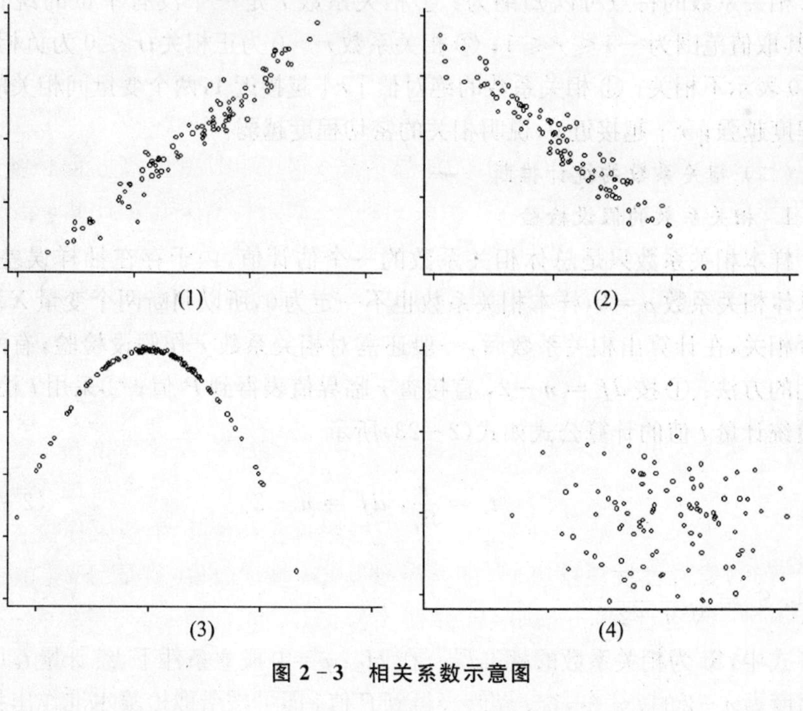

图 2-3　相关系数示意图

correlation)，如血铅 X 与尿铅 Y 之间关系；(2)中各点趋势也是接近一条直线，但变化趋势是相反的，称负相关(negative correlation)，如年龄 X 与骨密度 Y 之间的关系；(3)中各点不呈直线，但也是有规律地呈一曲线，称非线性相关；若各点杂乱无章，如(4)中散点分布为圆形等一些形状，两变量间无相关关系，称零相关(zero correlation)。在研究两变量的关系时，可以利用散点图的直观性，首先判断两变量间有无关系，再确定它们间的量化关系。

(一) Pearson 相关系数

总体相关系数，用 ρ 表示；样本相关系数，用 r 表示。总体相关系数 ρ 往往是未知的，一般用样本相关系数 r 进行估计。样本相关系数通常采用积差相关系数法计算，又称 Pearson 相关系数(Pearson correlation coefficient)，简称相关系数(correlation coefficient)，用来描述具有直线关系的两变量间相关的密切程度和方向。Pearson 相关系数 r 的计算公式(2-22)为

$$r=\frac{\sum(X_i-\overline{X})(Y_i-\overline{Y})}{\sqrt{\sum(X_i-\overline{X})^2}\sqrt{\sum(Y_i-\overline{Y})^2}}=\frac{l_{xy}}{\sqrt{l_{xx}l_{yy}}} \tag{2-22}$$

相关系数的特点可以归纳为：①相关系数 r 是一个没有单位的统计指标，其取值范围为 $-1\leqslant r\leqslant 1$；② 相关系数 $r>0$ 为正相关；$r<0$ 为负相关，$r=0$ 表示不相关；③ 相关系数的绝对值 $|r|$ 越接近 1，两个变量间相关的密切程度越强；$|r|$ 越接近 0，说明相关的密切程度越弱。

(二) 相关系数的统计推断

1. 相关系数的假设检验

样本相关系数只是总体相关系数的一个估计值，由于存在抽样误差，即使总体相关系数 $\rho=0$，样本相关系数也不一定为0，所以判断两个变量 X 和 Y 是否相关，在计算出相关系数后，一般还需对相关系数 r 作假设检验，有两种常用的方法：① 按 $df=n-2$，直接查 r 临界值表得到 P 值；②采用 t 检验，检验统计量 t 值的计算公式如式(2-23)所示

$$t_r=\frac{r}{S_r},\ df=n-2 \tag{2-23}$$

其中，$S_r=\sqrt{\frac{1-r^2}{n-2}}$

式中，S_r 为相关系数的标准误。在 H_0：$\rho=0$ 成立条件下，统计量 t_r 服从自由度为 $n-2$ 的 t 分布，查 t 界值表得到 P 值，即可按所取检验水准作出推断

结论。

例 2-9　研究冷应激家兔血清中 IL-2、IL-10、IFN-γ 和 TNF-α 的变化及其相互关系，为今后预防和降低冷应激引发的肿瘤提供理论依据，某学者测得冷应激后不同时间点家兔血清中 IFN-γ(记为 X)和 TNF-α(记为 Y)的浓度，资料见表 2-11。试评价冷应激后家兔血清中 IFN-γ 和 TNF-α 之间是否存在直线相关。

表 2-11　冷应激后家兔血清中 IFN-γ 和 TNF-α 的浓度(ng/ml)

编号 i	X	Y
1	59.52	13.33
2	49.52	11.61
3	45.71	10.42
4	44.29	10.06
5	40.48	10.15
6	38.57	9.74
7	38.57	9.45
8	37.14	8.97
9	36.19	8.89
10	40.48	9.92

解:本例有 $\sum X = 430.47$，$\sum Y = 102.54$，$\sum XY = 4\,497.65$

$$\sum X^2 = 18\,987.52,\quad \sum Y^2 = 1\,067.35$$

将数据资料代入公式(2-22)，计算得到

$$r = \frac{4\,497.65 - \dfrac{430.47 \times 102.54}{10}}{\sqrt{\left(18\,987.52 - \dfrac{430.47^2}{10}\right)\left(1\,067.35 - \dfrac{102.54^2}{10}\right)}}$$

$$= \frac{83.61}{\sqrt{457.07 \times 15.91}} = 0.980\,5$$

H_0：总体相关系数 $\rho = 0$，家兔血清中 IFN-γ 和 TNF-α 之间无直线相关关系；

H_1：总体相关系数 $\rho \neq 0$，家兔血清中 IFN-γ 和 TNF-α 之间有直线相关关系。

$\alpha = 0.05$

将 $r=0.9805$，$n=10$，代入公式(2-23)有

$$t=\frac{0.9805}{\sqrt{\frac{1-0.9805^2}{10-2}}}=14.112$$

按 $df=10-2=8$，查 t 界值表可知 $t_{0.001/2,8}=5.041$，统计量 $t_r>t_{0.001/2,8}>t_{0.05/2,8}$，$P<0.001$，故拒绝 H_0，接受 H_1，可以认为冷应激后家兔血清中 IFN-γ 和 TNF-α 之间存在直线相关关系，且为正相关。

2. 总体相关系数的可信区间

当 $\rho\neq 0$ 时，研究者通常还想知道总体相关系数 ρ 的 95% 可信区间。由于 $\rho\neq 0$ 的样本相关系数 r 呈偏态分布，要计算 ρ 的 $(1-\alpha)$ 可信区间，需对 r 作 z 变换，如公式(2-24)所示，具体步骤如下。

(1) 对 r 做 z 变换：

$$z=\frac{1}{2}\ln\frac{1+r}{1-r} \tag{2-24}$$

(2) z 近似服从正态分布 $N\left(\frac{1}{2}\ln\frac{1+\rho}{1-\rho},\ \frac{1}{n-3}\right)$，$z$ 的 $1-\alpha$ 可信区间 $(Z_L,\ Z_U)$，其上下限如公式(2-25)所示

$$\begin{aligned} Z_L &= z-u_{\alpha/2}/\sqrt{n-3} \\ Z_U &= z-u_{\alpha/2}/\sqrt{n-3} \end{aligned} \tag{2-25}$$

(3) 再对 z 的 $1-\alpha$ 可信区间的上下限 Z_L、Z_U 做逆变换，得如公式(2-26)所示到 ρ 的 $1-\alpha$ 的可信区间

$$r=\frac{e^{2z}-1}{e^{2z}+1} \tag{2-26}$$

对例 2-9 所得 r 值，估计总体相关系数的 95% 置信区间。按公式(2-24)有

$$z=\frac{1}{2}\ln\frac{1+r}{1-r}=\frac{1}{2}\ln\frac{1+0.9805}{1-0.9805}=2.3103$$

按公式(2-25)，得到 z 的 95% 可信区间的上下限为

$$z_L=2.3103-\frac{1.96}{\sqrt{10-3}}=1.5695,$$

$$z_U=2.3103+\frac{1.96}{\sqrt{10-3}}=3.0512$$

再按公式(2－26)进行逆变换,得到总体相关系数 ρ 的上下限为

$$r_L=\frac{e^{2z_L}-1}{e^{2z_L}+1}=\frac{e^{2\times1.5695}-1}{e^{2\times1.5695}+1}=0.9170,$$

$$r_U=\frac{e^{2z_U}-1}{e^{2z_U}+1}=\frac{e^{2\times3.0512}-1}{e^{2\times3.0512}+1}=0.9955$$

也就是说,家兔血清中 IFN－γ 和 TNF－α 的总体相关系数的 95%可信区间为(0.917 0, 0.995 5)。

(三) Spearman 相关

Pearson 相关要求两个变量服从双正态分布,而对于不服从正态分布的资料,或总体分布未知资料,可以采用非参数的秩相关,即 Spearman 相关。将两变量 X、Y 按从小到大的顺序进行编秩,分别记为 P_i 和 Q_i。若遇相同的观察值,则取平均秩。用 X 的秩 P_i 和 Y 的秩 Q_i 代入式(2－22)的 Pearson 相关系数表达式,得到相应的 Spearman 相关系数或等级相关系数 r_s 的计算式(2－27)

$$r_s=\frac{\sum(P_i-\overline{P})(Q_i-\overline{Q})}{\sqrt{\sum(P_i-\overline{P})^2\sum(Q_i-\overline{Q})^2}}\qquad(2-27)$$

等级相关系数 r_s 表示两变量间直线相关的密切程度和相关方向。r_s 介于－1 与 1 之间,$r_s<0$ 表示负相关,$r_s>0$ 表示正相关。它也是总体相关系数 ρ_s 的估计值,因此,由样本计算得到的相关系数 r_s 是否有统计学意义也应做相应检验。类似于 Pearson 相关系数,可以查 Spearman 界值表确定 P 值;也可以采用 t 检验,t_{rs} 统计量计算如式(2－28)所示

$$t_{rs}=\frac{r_s}{\sqrt{\frac{1-r_s^2}{n-2}}}\qquad(2-28)$$

在 H_0: $\rho_s=0$ 成立时,统计量 t_{rs} 近似服从自由度为 $n-2$ 的 t 分布,查 t 分布界值表确定 P 值即可作出统计学判断结论。

二、直线回归

(一) 直线回归的概念

为了较直观地说明直线回归的有关概念,用下面的例子来加以说明。

例 2－10　以下为 10 名 7 岁儿童身高与体重数据,以身高作为自变量 X,体重作为应变量 Y,结果列于表 2－12 中。

表 2-12 10 名 7 岁儿童身高与体重资料

序号	身高(X, cm)	体重(Y, kg)	X^2	Y^2	$X \cdot Y$
1	110.2	22.6	12 144.0	510.8	2 490.5
2	111.4	22.9	12 410.0	524.4	2 551.1
3	112.5	23.2	12 656.3	538.2	2 610.0
4	112.7	23.4	12 701.3	547.6	2 637.2
5	113.6	23.9	12 905.0	571.2	2 715.0
6	114.5	24.1	13 110.3	580.8	2 759.5
7	114.8	24.4	13 179.0	595.4	2 801.1
8	115.7	24.8	13 386.5	615.0	2 869.4
9	116.4	25.2	13 549.0	635.0	2 933.3
10	117.2	25.5	13 735.8	650.3	2 988.6
合计	1 139.0	240.0	129 777.1	5 768.7	27 355.6

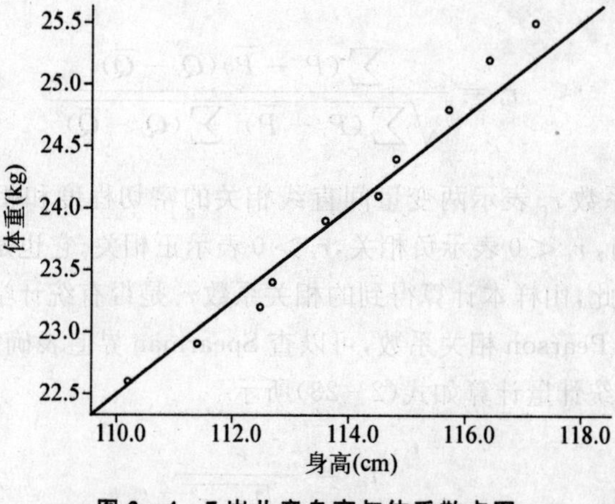

图 2-4 7 岁儿童身高与体重散点图

由图 2-4 可看出，体重 Y 随身高 X 增加而增加，虽然 10 个点并非全都在一条直线上，但呈直线变化趋势。这种线性依存关系称为直线回归(linear regression)。直线回归是回归分析中最基本、最简单的一种，故又称简单线性回归(simple linear regression)，其直线回归方程为公式(2-29)

$$\mu_{Y|X} = \alpha + \beta X \tag{2-29}$$

上述模型假定对于 X 各个取值，相应的 Y 值总体为正态分布，其均数 $\mu_{Y|X}$ 是在一条直线上。其中，α 为该回归直线的截距(intercept)，β 为回归直线的斜率(slope)。通常情况下，研究者只能获取一定数量的样本数据，此时，用

该样本数据建立的有关 Y 依 X 变化的线性回归方程表达式为公式(2-30)

$$\hat{Y} = a + bX \tag{2-30}$$

式中，$\hat{Y}$实际上是 X 所对应 Y 总体均数 $\mu_{Y|X}$ 的一个样本估计值，称为回归方程的预测值(predicted value)，而 a、b 分别是参数 α 和 β 的样本估计值。其中，a 称为常数项(constant term)，是回归直线在 Y 轴上的截距。b 为回归系数(regression coefficient)，即直线的斜率，其统计学意义是 X 每增(减)一个单位，Y 平均改变 b 个单位。$b>0$，Y 随 X 增大而增大；$b<0$，Y 随 X 增大而减小；$b=0$，表示直线与 X 轴平行，即 X 与 Y 无直线关系。

（二）参数估计

从散点图来看，求解 a、b 实际上就是怎样"合理地"找出一条能最好地代表数据点分布趋势的直线。将实测值 Y 与假定回归线上的估计值$\hat{Y}$的纵向距离($Y-\hat{Y}$)称为残差(residual)，一个自然的想法就是各点的残差要尽可能小。由于考虑到所有点之残差有正有负，所以通常取各点残差平方和 $Q=\sum_{i=1}^{n} e_i^2 = \sum_{i=1}^{n}(Y_i-\hat{Y}_i)^2$ 最小的直线为所求直线，这就是所谓"最小二乘"(least sum of squares)原则。根据这一原则，把 $\hat{y}_i = a + bx_i$ 代入 Q 中，并求 Q 的最小值点即可导出 a、b 的计算如公式(2-31)和公式(2-32)所示

$$b = \frac{l_{XY}}{l_{XX}} = \frac{\sum(X-\overline{X})(Y-\overline{Y})}{\sum(X-\overline{X})^2} \tag{2-31}$$

$$a = \overline{Y} - b\overline{X} \tag{2-32}$$

公式(2-31)中 l_{XY} 为 X 与 Y 的离均差交叉乘积和，简称离均差乘积和，也可按公式(2-33)计算。

$$l_{XY} = \sum(X-\overline{X})(Y-\overline{Y}) = \sum XY - \frac{(\sum X)(\sum Y)}{n} \tag{2-33}$$

（三）直线回归的统计推断

1. 回归方程的假设检验

我们知道由于抽样误差的存在，即使 X、Y 的总体回归系数 β 为零，其样本回归系数 b 也不一定为零。因此，在根据样本数据求得回归方程后，还需进一步对 β 是否不为零作假设检验，方法有方差分析或 t 检验。

(1) F 检验

对应变量 Y 的变异作分解有

$$\sum(Y-\overline{Y})^2=\sum(\hat{Y}-\overline{Y})^2+\sum(Y-\hat{Y})^2$$

可写作为

$$SS_{总}=SS_{回}+SS_{残} \tag{2-34}$$

公式(2-34)中的 $SS_{总}$ 为 $\sum(Y-\overline{Y})^2$，是 Y 的离均差平方和(total sum of squares)，说明未考虑 X 与 Y 的回归关系时 Y 的变异；$SS_{回}$ 为 $\sum(\hat{Y}-\overline{Y})^2$，是回归平方和(regression sum of squares)，反映在 Y 的总变异中可以用 X 解释的部分，其越大，说明回归效果越好，计算方法如公式(2-35)所示。

$$SS_{回}=bl_{XY}=l_{XY}^2/l_{XX}=b^2l_{XX} \tag{2-35}$$

$SS_{残}$ 为 $\sum(Y-\hat{Y})^2$，是残差平方和(residual sum of squares)，反映 X 对 Y 线性影响之外的其他因素对 Y 变异的影响，也就是在总平方和中无法用 X 解释的部分，$SS_{残}=SS_{总}-SS_{回}$。在散点图中，各实测点离回归直线越近，$SS_{残}$ 也就越小，说明直线回归的估计误差越小。

对于上述 3 个平方和相应的自由度也有公式(2-36)所示的关系

$$df_{总}=df_{回}+df_{残} \tag{2-36}$$

式中，$df_{总}=n-1$，$df_{回}=1$，$df_{残}=n-2$。

直线回归的方差分析步骤与一般假设检验相同。统计量 F 的计算如公式(2-37)所示

$$F=\frac{SS_{回}/df_{回}}{SS_{残}/df_{残}}=\frac{MS_{回}}{MS_{残}} \tag{2-37}$$

式中，$MS_{回}$、$MS_{残}$ 分别称为回归均方、残差均方。在 H_0：$\beta=0$ 成立时，统计量 F 服从自由度为 $df_{回}$、$df_{残}$ 的 F 分布。求 F 值后，查 F 界值表，得 P 值，按所取检验水准即作出推断结论。

(2) t 检验

对总体回归系数 β 也可进行 t 检验。这里，H_0：$\beta=0$。计算统计量 t 如公式(2-38)和公式(2-39)所示

$$t=\frac{b}{S_b},\ df=n-2 \tag{2-38}$$

$$S_b = \frac{S_{Y \cdot X}}{\sqrt{l_{XX}}} \tag{2-39}$$

$$S_{Y \cdot X} = \sqrt{\frac{\sum (Y - \hat{Y})^2}{n-2}} = \sqrt{\frac{SS_{残}}{n-2}} \tag{2-40}$$

式中，S_b 为样本回归系数标准误；公式(2-40)中的 $S_{Y \cdot X}$ 为回归的剩余标准差(residual standard deviation)，是指扣除 X 对 Y 的影响后，Y_i 对于回归直线的离散程度。

可以证明，对总体回归系数 β 的 t 检验与 F 检验等价，即 $F = t^2$。

2. β 的可信区间

利用 t 分布可以得到 β 的 $(1-\alpha)$ 的双侧可信区间，表达式为公式(2-41)

$$b \pm t_{\alpha/2(df)} S_b \tag{2-41}$$

3. 决定系数

由式(2-34)可知，回归平方和 $SS_{回}$ 在应变量 Y 的离均差平方和 $SS_{总}$ 中占的比例越大，残差就越小，此时，回归方程的实际效果也就越好。这个比例即称为决定系数(coefficient of determination)，记为 R^2，其取值范围为 0～1，反映了回归贡献的相对程度。

$$R^2 = \frac{SS_{回}}{SS_{总}} \tag{2-42}$$

比较公式(2-42)与公式(2-22)，可以证明：在直线回归中有 $R^2 = r^2$。

例 2-11　试根据例 2-10 的数据求 7 岁儿童体重 Y 对身高 X 的直线回归方程。

解：本例 $\sum X = 1\,139.0$，$\sum Y = 240.0$；$\sum X^2 = 129\,777.1$，$\sum Y^2 = 5\,768.7$；$\sum XY = 27\,355.6$。这样有

$$\overline{X} = \frac{\sum X}{n} = \frac{1\,139.0}{10} = 113.9$$

$$\overline{Y} = \frac{\sum Y}{n} = \frac{240.0}{10} = 24.0$$

$$l_{XX} = \sum (X - \overline{X})^2 = \sum X^2 - \frac{(\sum X)^2}{n} = 129\,777.1 - \frac{(1\,139.0)^2}{10} = 44.98$$

$$l_{YY} = \sum (Y - \overline{Y})^2 = \sum Y^2 - \frac{(\sum Y)^2}{n} = 5\,768.7 - \frac{(240.0)^2}{10} = 8.68$$

$$l_{XY}=\sum(X-\overline{X})(Y-\overline{Y})=\sum XY-\frac{(\sum X)(\sum Y)}{n}$$

$$=27\,355.6-\frac{1\,139.0\times 240.0}{10}=19.61$$

按公式(2-31)有：$b=19.61/44.98=0.44$

按公式(2-32)有：$a=24.0-0.44\times 113.9=-25.7$

从而，回归方程为

$$\hat{Y}=-25.7+0.44X$$

对所求出的直线回归方程进行检验，并计算 β 的 95%可信区间。

(1) 方差分析

① 建立检验假设，确定检验水准

H_0：总体回归系数 $\beta=0$，7 岁儿童身高与体重之间无直线回归关系；

H_1：总体回归系数 $\beta\neq 0$，7 岁儿童身高与体重之间有直线回归关系。

$\alpha=0.05$

② 计算检验统计量

已知 $l_{XX}=44.98$，$l_{YY}=8.68$，$l_{XY}=19.61$

$$SS_{回}=l_{xy}^2/l_{xx}=(19.61)^2/44.98=8.549,$$

$$SS_{残}=8.680-8.549=0.131$$

按公式(2-35)～(2-37)，将结果列于方差分析表 2-13 中。

表 2-13 方差分析表

变异来源	*SS*	*df*	*MS*	*F*
回归	8.549	1	8.549	523.71
残差	0.131	8	0.016	
总	8.680	9		

③ 确定 P 值、作出推断结论

已知 $df_1=1$，$df_2=8$，查 F 界值表，得 $P<0.001$，按 $\alpha=0.05$ 水准拒绝 H_0，接受 H_1，可以认为 7 岁儿童身高与体重之间具有直线回归关系。

(2) t 检验

① 假设 H_0、H_1 及 α 同上。

② 计算检验统计量 t 值

本例 $n = 10$，$SS_{残} = 0.131$，$l_{XX} = 44.98$，$b = 0.44$

按公式(2-40)　$S_{Y\cdot X} = \sqrt{\dfrac{0.131}{10-2}} = 0.128$

按公式(2-39)　$S_b = \dfrac{0.128}{\sqrt{44.98}} = 0.019$

按公式(2-38)　$t = \dfrac{0.44}{0.019} = 22.88$

③ 确定 P 值和作出推断结论

按 $df = 10-2 = 8$，查 t 界值表，得 $P < 0.001$。按 $\alpha = 0.05$ 水准，拒绝 H_0，接受 H_1，可以认为 7 岁儿童身高与体重之间具有直线回归关系。

本例，$\sqrt{F} = \sqrt{523.71} = 22.88 = t$

(3) β 的 95%可信区间

$S_b = 0.019$，$df = 8$，$t_{0.05/2,8} = 2.306$，按公式(2-41)计算 β 的 95%可信区间为

$$0.44 \pm 2.306 \times 0.019，即为(0.40，0.48)$$

此可信区间不包括 0，按 $\alpha = 0.05$ 水准同样得到总体回归系数不为 0 的结论。

三、直线回归的应用

(一) 总体均数 $\mu_{Y|X}$ 的可信区间

给定 $X = X_0$ 时，由样本回归方差算出的 $\hat{Y}_0$ 只是 X_0 对应的个体 Y 的总体均数 μ_{y/X_0} 的点估计，则总体均数 μ_{y/X_0} 的 $(1-\alpha)$ 可信区间为

$$\hat{Y}_0 \pm t_{\alpha/2,\,df} S_{\hat{Y}_0} \tag{2-43}$$

其中，$$S_{\hat{Y}_0} = S_{Y\cdot X}\sqrt{\frac{1}{n} + \frac{(X_0 - \overline{X})^2}{\sum (X - \overline{X})^2}} \tag{2-44}$$

$S_{\hat{Y}_0}$ 为 X_0 所对应的 $\hat{Y}_0$ 的标准误，它与回归的剩余标准差 $S_{Y\cdot X}$ 成正比。当 $X_0 = \overline{X}$ 时，达到最小值 $S_{Y\cdot X}/\sqrt{n}$。X_0 离 $\overline{X}$ 越远，其标准误 $S_{\hat{Y}_0}$ 越大。

这个区间有 $(1-\alpha)$ 的概率包含了预测值均数 $\mu_{\hat{Y}_0}$，表示根据 X_0 预测个体

Y 值时的精确度,可信区间在 $X = \overline{X}$ 处最窄,随着 X 远离 $\overline{X}$,可信区间逐渐变宽,说明预测的精度下降。因此,通过远离 $\overline{X}$ 的 X 来预测 Y 要十分谨慎。

(二) 个体 Y 值的预测区间

个体 Y 值的预测就是把自变量 X 代入回归方程,对总体中应变量 Y 的个体值进行估计。给定 $X = X_0$ 时,对应的个体 Y 值也有一个波动范围,其标准差 S_{Y_0} 为:

$$S_{Y_0} = S_{Y \cdot X}\sqrt{1 + \frac{1}{n} + \frac{(X_0 - \overline{X})^2}{\sum (X - \overline{X})^2}} \tag{2-45}$$

式中,$S_{Y \cdot X}$ 为回归的剩余标准差,当 $X = \overline{X}$ 时,达到最小值。X_0 离 $\overline{X}$ 越远,其标准误 S_{Y_0} 越大。个体 Y_0 值的 $(1-\alpha)$ 预测区间为:

$$\hat{Y}_0 \pm t_{\alpha/2;\,df} S_{Y_0} \tag{2-46}$$

根据此预测区间就可以构建应变量 Y 在不同自变量 X 下的参考值范围。

例 2-11 用例 2-10 数据求直线回归方程,试计算当 $X_0 = 114.0$ 时,μ_{Y/x_0} 的 95%可信区间和个体 Y_0 值的 95%预测区间。

解:当 $X_0 = 114.0$ 时,$\hat{Y}_0 = -25.7 + 0.44 \times 114.0 = 24.46$

由公式(2-44)及公式(2-45)有

$$S_{\hat{Y}_0} = 0.128\sqrt{\frac{1}{10} + \frac{(114.0 - 113.9)^2}{44.98}} = 0.04$$

$$S_{Y_0} = 0.128\sqrt{1 + \frac{1}{10} + \frac{(114.0 - 113.9)^2}{44.98}} = 0.134$$

在 $df = 8$ 时,查表有 $t_{0.05/2,\,8} = 2.306$。公式(2-43)及公式(2-46)分别有当 $X_0 = 114.0$ 时,μ_{Y/x_0} 的 95%可信区间为:

$24.46 \pm 2.306 \times 0.04$ 即为(24.4, 24.6)。

当 $X_0 = 114.0$ 时,个体 Y_0 值的 95%预测区间为:

$24.46 \pm 2.030\,6 \times 0.134$ 即为(24.2, 24.8)。

小　结

1. 计量资料统计描述

1.1　计量资料近似正态分布(可以用正态性检验判断资料正态性)或样

本量很大情况下，可以用$\bar{x}\pm s$描述。

1.2　计量资料呈较大偏态分布且样本量不太大情况下，可以用中位数以及四分位数范围(P_{25}, P_{75})描述。

2. 两组计量资料的平均水平比较

2.1　每组资料近似正态分布或样本量很大并且方差齐性(可以用方差齐性检验的方法判断)，则可以用成组t检验。

2.2　每组资料近似正态分布或样本量很大，但方差不齐，可以用Satterthwaite近似t检验(亦称为t'检验)。

2.3　每组资料呈较严重的偏态分布并且样本量不大或者方差不齐，则可以用两组秩和检验(Wilcoxon rank sum test)。

3. 多组计量资料的平均水平比较

3.1　每组资料近似正态分布或样本量很大并且方差齐性(可以用方差齐性检验的方法判断)，则可以用方差分析(ANOVA)。如果方差分析的结果为差异有统计学意义，可以用LSD-test, Tukey test或Bonferroni校正α进行两两组间比较。

3.2　每组资料呈较严重的偏态分布并且样本量不大或者方差不齐，则可以用多组秩和检验(Kruskal Wallis test)。如果多组秩和检验的结果为差异有统计学意义，则用Bonferroni方法校正α进行两两组间比较。

4. 线性回归分析的目的是建立因变量的总体均数与自变量之间的直线方程，要求回归模型的残差近似服从正态分布，并且残差的变异和变化与自变量x无关联，(x_1, y_1), …, (x_n, y_n)之间相互独立。

5. 线性相关分析要求资料的两个变量(X, Y)服从双正态分布(二元正态分布)，可以证明：满足线性回归模型要求的资料并且自变量X服从正态分布，则(X, Y)服从双正态分布。资料不满足上述要求，可以用Spearman相关分析。

思考与练习

一、单项选择题

1. 某医学资料数据大的一端没有确定数值，描述其集中趋势适用的统计指标是(　　)。

A. 中位数　　B. 几何均数　　C. 均数

D. P_{95}百分位数　　E. 频数分布

2. 算术均数与中位数相比，其特点是(　　)。

A. 不易受极端值的影响　　B. 能充分利用数据的信息

C. 抽样误差较大　　D. 更适用于偏态分布资料

E. 更适用于分布不明确资料

3. 将一组计量资料整理成频数表的主要目的是(　　)。

A. 化为计数资料　　B. 便于计算

C. 形象描述数据的特点　　D. 为了能够更精确地检验

E. 提供数据和描述数据的分布特征

4. 6人接种流感疫苗一个月后测定抗体滴度为1∶20、1∶40、1∶80、1∶160、1∶320，求平均滴度应选用的指标是(　　)。

A. 均数　　B. 几何均数　　C. 中位数

D. 百分位数　　E. 倒数的均数

5. 变异系数主要用于(　　)。

A. 比较不同计量指标的变异程度

B. 衡量正态分布的变异程度

C. 衡量测量的准确度

D. 衡量偏态分布的变异程度

E. 衡量样本抽样误差的大小

6. 对于正态或近似正态分布的资料，描述其变异程度应选用的指标是(　　)。

A. 变异系数　　B. 离均差平方和　　C. 极差

D. 四分位数间距　　E. 标准差

7. 已知动脉硬化患者载脂蛋白B的含量呈明显偏态分布，描述其个体差异的统计指标应使用(　　)。

A. 全距　　B. 标准差　　C. 变异系数

D. 方差　　E. 四分位数范围

8. 一组原始数据的分布呈正偏态分布，其数据的特点是(　　)。

A. 数值离散度大　　B. 数值离散度小

C. 数值偏向较大的方向　　D. 数值偏向较小的方向

E. 数值分布不均匀

9. 对于正偏态分布总体，其均数与中位数的关系是(　　)。

A. 均数与中位数相同　　B. 均数大于中位数

C. 均数小于中位数　　D. 两者有一定的数量关系

E. 两者的数量关系不定

10. 在衡量数据的变异度时，标准差与方差相比，其主要特点是(　　)。

A．标准差小于方差　　B．标准差大于方差

C．标准差更容易计算　　D．标准差更为准确

E．标准差的计量单位与原始数据相同

二、计算与分析题

1. 现测得10名乳腺癌患者化疗后血液尿素氮的含量(mmol/L)分别为3.43，2.96，4.43，3.03，4.53，5.25，5.64，3.82，4.28，5.25，试计算其均数和中位数。

2. 某地100例30～40岁健康男子血清总胆固醇值(mg/dl)测定结果如下：

202 165 199 234 200 213 155 168 189 170 188 168 184 147 219 174 130 183 178 174 228 156 171 199 185 195 230 232 191 210 195 165 178 172 124 150 211 177 184 149 159 149 160 142 210 142 185 146 223 176 241 164 197 174 172 189 174 173 205 224 221 184 177 161 192 181 175 178 172 136 222 113 161 131 170 138 248 153 165 182 234 161 169 221 147 209 207 164 147 210 182 183 206 209 201 149 174 253 252 156

(1) 编制频数分布表并画出直方图。

(2) 根据频数表计算均值和中位数，并说明用哪一个指标比较合适。

(3) 计算百分位数 P_5、P_{25}、P_{75} 和 P_{95}。

3. 测得10名肝癌患者与16名正常人的血清乙型肝炎表面抗原(HBsAg)滴度如附表，试分别计算它们的平均滴度。

附表　肝癌患者与正常人的血清乙型肝炎表面抗原(HBsAg)滴度

滴度倒数	正常人数	肝癌病人数	滴度倒数	正常人数	肝癌病人数
8	7	1	64	3	2
16	5	2	128	0	1
32	1	3	256	0	1

第三章　定量资料的多因素分析（Ⅰ）

连续型观察指标或评价指标的取值往往与多个因素有关联，这些有关联的因素可以是连续型变量也可以是分类变量，连续型变量与观察指标的关联性往往采用回归分析，分类变量与连续型观察指标的关系往往采用单因素或多因素的方差分析。第二章已经介绍了单因素方差分析方法，本章主要介绍两因素方差分析方法，这类分析的实现可以类推到更多因素的方差分析，但更多因素的方差分析往往借助多因素线性回归模型实现。

第一节　两因素方差分析

单因素方差分析可以对某因素下不同水平间的效应进行比较，但是在实际研究中还会遇到两个或两个以上因素对观察指标效应的影响，这就是多因素方差分析模型。

例 3-1　为观察过量食用碘（I^-）与维生素 A（V_A）缺乏对垂体-甲状腺轴形态结构变化的影响。选用 60 只年龄为 3 周，体重在 10～12 g 的小鼠，随机分为 6 组。Ⅰ组：I^- 50 μg/L、VA　0 IU/kg；Ⅱ组：I^- 50 μg/L、VA 4 000 IU/kg；Ⅲ组：I^- 1 000 μg/L、VA　0 IU/kg；Ⅳ组：I^- 1 000 μg/L、VA 4 000 IU/kg；Ⅴ组：I^- 3 000 μg/L、VA　0 IU/kg；Ⅵ组：I^- 3 000 μg/L，VA 4 000 IU/kg。配置含不同 VA 量的合成饲料，给小鼠饮用碘浓度不同的去离子水，在实验 6 个月时，处死小鼠，取其甲状腺并称量其质量，得到观察结果，见表 3-1。

表 3-1　碘过量与维生素 A 对小鼠甲状腺的质量的影响

	I^- 50 μg/L		I^- 1 000 μg/L		I^- 3 000 μg/L	
	VA 0 IU/kg	VA 4 000 IU/kg	VA 0 IU/kg	VA 4 000 IU/kg	VA 0 IU/kg	VA 4 000 IU/kg
y_{ijk} (mg)	3.8	2.5	4.9	3.6	7.1	5.2
	2.6	2.8	4.8	2.8	7.3	5.5
	3.2	3.1	3.6	2.9	7.4	6.3
	2.3	3.6	6.8	6.5	7.7	6.0
	3.2	4.0	6.3	5.2	5.7	6.8
	3.4	2.2	6.5	6.2	8.3	3.2

续 表

I^- 50 μg/L		I^- 1 000 μg/L		I^- 3 000 μg/L	
VA 0 IU/kg	VA 4 000 IU/kg	VA 0 IU/kg	VA 4 000 IU/kg	VA 0 IU/kg	VA 4 000 IU/kg
3.7	3.5	4.9	4.5	8.7	3.9
3.1	1.8	4.1	3.2	7.8	6.3
4.5	2.3	6.5	5.0	8.4	5.2
4.5	3.3	7.1	4.0	9.3	6.5

本例中有两个因素,因素A有3个水平的碘服用量(I^- 50 μg/L, I^- 1 000 μg/L, I^- 3 000 μg/L),用标号 $i=1, 2, 3$ 依次对应表示碘服用量的3个水平;因素B有两个水平的维生素A服用量(0 IU/kg, 4 000 IU/kg),用标号 $j=1, 2$ 依次对应表示维生素A服用量的两个水平。这是两个因素(3×2水平)的成组设计,本质上是6组独立的计量资料。假定资料服从正态分布 $N(\mu_{ij}, \sigma^2)$, μ_{ij} ($i=1, 2, 3$; $j=1, 2$) 对应这两个因素(3×2水平)的总体均数,本例样本资料可以表示为 $y_{ijk}=\mu_{ijk}+\varepsilon_{ijk}$, ε_{ijk} 为个体变异的随机误差,ε_{ijk} 服从 $N(0, \sigma^2)$ 且相互独立,$i=1, 2, 3$; $j=1, 2$; $k=1, 2, \cdots, n$。

如果本例的研究问题仅仅是比较这6个组的组间平均水平的差异,则可以用单因素方差分析进行统计分析,但大多数这类设计,研究者往往更关心因素A的组间平均水平的差异大小是否与因素B所处水平有关,即关心因素A与因素B对因变量是否存在交互作用。本例比较关心的问题之一是不同碘摄入量对小鼠甲状腺质量的差异大小是否与增加维生素A摄入量有关;同样,增加维生素A摄入量对小鼠甲状腺质量的差异大小是否与碘摄入量有关。也就是说,研究食用碘过量与维生素A缺乏对小鼠甲状腺质量是否存在交互作用。

为了对交互作用进行统计推断,必须对这6个总体均数 μ_{ij} 按照两因素(3×2水平)进行参数化。根据两因素方差分析的变异分解的背景,两因素(3×2水平)的总体均数可以用下列式(3-1)进行参数化(称为平衡形式参数化)。

$$\mu_{ij}=\mu_{..}+\alpha_i+\beta_j+(\alpha\beta)_{ij} \tag{3-1}$$

其中,常数项为 $\mu_{..}=\frac{1}{2\times 3}\sum_{i=1}^{3}\sum_{j=1}^{2}\mu_{ij}$, A因素的主效应为 $\alpha_i=(\mu_{i1}+\mu_{i2})/2-\mu_{..}$, $i=1, 2, 3$; B因素的主效应为 $\beta_j=(\mu_{1j}+\mu_{2j}+\mu_{3j})/3-\mu_{..}$, $j=1, 2$;交互效应为 $(\alpha\beta)_{ij}=\mu_{ij}-\mu_{..}-\alpha_i-\beta_j$, $i=1, 2, 3$; $j=1, 2$。特别

当交互效应为$(\alpha\beta)_{ij}$全为 0 时，称为 A 因素与 B 因素对因变量 y_{ijk} 无交互作用，并且总体均数表达式如式(3-2)所示：

$$\mu_{ij} = \mu_{..} + \alpha_i + \beta_j \tag{3-2}$$

在这种情况下，A 因素水平 1、水平 2 和水平 3 之间的总体均数差异可以分别表示 $\alpha_1 - \alpha_2$、$\alpha_1 - \alpha_3$ 和 $\alpha_2 - \alpha_3$；同样，B 因素水平 1 和水平 2 之间的总体均数差异为 $\beta_1 - \beta_2$。

当两因素方差分析存在交互作用时，各个因素不同水平之间的总体均数差异不能用主效应表示，所以对于存在交互作用的两因素方差分析而言，检验主效应是否不为 0 或估计主效应之间的差异是没有意义的。

对于两因素($a \times b$ 水平)有交互作用的方差分析的统计模型可以表示为：

$$Y_{ijk} = \mu_{ij} + \varepsilon_{ijk} = \mu_{..} + \alpha_i + \beta_j + (\alpha\beta)_{ij} + \varepsilon_{ijk} \quad \varepsilon_{ijk} \sim N(0, \sigma^2) \tag{3-3}$$

其中，$i = 1, 2, \cdots, a$；$j = 1, 2, \cdots, b$；$k = 1, 2, \cdots, n$，并且假定$\alpha_a = 0$，$\beta_b = 0$，$(\alpha\beta)_{aj} = 0$，$j = 1, 2, \cdots, b$；$(\alpha\beta)_{ib} = 0$，$i = 1, 2, \cdots, a$。模型中的 ε_{ijk} 表示个体变异的随机误差。

本例两个因素的不同组合下小鼠的甲状腺重的均数列在表格中，两个因素的每组水平组合的样本量 $n = 10$。如表 3-2 所示。

表 3-2 例 3-1 的统计描述(mg, $\bar{y} \pm s$)

A 因素	B 因素	
	VA 0 IU/kg 组(B1)	VA 4 000 IU/kg 组(B2)
I^- 50 μg/L 组(A1)	3.43±0.72	2.91±0.71
I^- 1 000 μg/L 组(A2)	5.55±1.23	4.39±1.32
I^- 3 000 μg/L 组(A3)	7.77±1.00	5.49±1.17

随机误差项 ε_{ijk} 的估计值$\hat{\varepsilon}_{ijk} = y_{ijk} - \hat{\mu}_{ij} = y_{ijk} - \bar{y}_{ij.}$，称为残差(residual)。方差分析要求残差近似服从正态分布(样本量很大时可以忽略正态性要求)并且方差齐性。

由于两因素方差分析的资料本质上是 $a \times b$ 个总体的独立样本，因此可以用单因素方差分析介绍的 Bartlett 检验推断方差齐性问题。本例是两因素 3×2 水平，所以可以视为 6 组样本资料的方差齐性问题。其中，$S_{11} = 0.72$，$S_{12} = 0.71$，$S_{21} = 1.23$，$S_{22} = 1.32$，$S_{31} = 1.00$，$S_{32} = 1.17$，因此

$$S_C^2=\frac{\sum_{i=1}^{3}\sum_{j=1}^{2}(10-1)S_{ij}^2}{60-6}=\frac{1}{6}\sum_{i=1}^{3}\sum_{j=1}^{2}S_{ij}^2=1.108$$

$$\chi^2=\frac{(60-6)\ln(S_C^2)-\sum_{i=1}^{3}\sum_{j=1}^{2}(10-1)\ln(S_{ij}^2)}{1+\frac{1}{3(6-1)}\left(\left(\sum_{i=1}^{3}\sum_{j=1}^{2}\frac{1}{10-1}\right)-\frac{1}{60-6}\right)}=5.45,\ df=6-1=5,$$

对应的界值为 $\chi^2_{5,\,0.10}=9.24$，$P>0.10$，由此可知没有明显的方差不齐的证据。借助统计软件对残差进行正态性检验，$P=0.705$，同样可知无明显的资料偏态分布的证据，因此可以用两因素方差分析进行统计分析。

两因素方差分析的基本思想是进行变异分解，把资料的总变异分解成两个因素的主效应离均差平方和 SS_A 和 SS_B，交互效应离均差平方和 SS_{AB} 和残差离均差平方和 $SS_{误差}$，具体表达式见表 3-3。

表 3-3　方差分析计算用表（含有交互作用项）

来源	SS	df	MS	F
A 因素主效应	$nb\sum_{i=1}^{a}(\bar{y}_{i..}-\bar{y}_{...})^2$	$a-1$	$\frac{SS_A}{a-1}$	$\frac{MS_A}{MS_{误差}}$
B 因素主效应	$na\sum_{j=1}^{b}(\bar{y}_{.j.}-\bar{y}_{...})^2$	$b-1$	$\frac{SS_B}{b-1}$	$\frac{MS_B}{MS_{误差}}$
A 因素与 B 因素的交互效应	$n\sum_{j=1}^{b}\sum_{i=1}^{a}(\bar{y}_{ij.}+\bar{y}_{...}-\bar{y}_{i..}-\bar{y}_{.j.})^2$	$(a-1)(b-1)$	$\frac{SS_{A\times B}}{(a-1)(b-1)}$	$\frac{MS_{A\times B}}{MS_{误差}}$
误差	$\sum_{i=1}^{a}\sum_{j=1}^{b}\sum_{k=1}^{n}(y_{ijk}-\bar{y}_{ij.})^2$	$ab(n-1)$	$\frac{SS_{误差}}{ab(n-1)}$	
合计	$\sum_{i=1}^{a}\sum_{j=1}^{b}\sum_{k=1}^{n}(y_{ijk}-\bar{y}_{...})^2$			

本例的方差分析结果见表 3-4。

表 3-4　例 3-1 的方差分析结果

来源	SS	ν	MS	F	P
A	119.78	2	59.89	54.12	<0.000 1
B	26.14	1	26.14	23.62	<0.000 1
A×B	7.94	2	3.97	3.59	0.034 5

续 表

来源	SS	ν	MS	F	P
误差	59.75	54	1.11		
合计	231.61	59			

由于交互作用的检验 $P=0.0345<0.05$，因此，推断不同碘量服用量与服用维生素 A 对小鼠甲状腺的质量构成交互作用。为此，需要作简单效应分析。所谓简单效应(simple effect)是指其他因素的水平固定不变时，某一因素不同水平间的差别。本例为两因素（3×2 水平），对于轮流固定 B 因素的一水平，A 因素各个水平之间的两两比较，共需要 6 次假设检验，基于 Bonferroni 方法，统计检验水准 $\alpha=0.05/6=0.0083$；对于轮流固定 A 因素的一水平，检验 B 因素两个水平之间的差异，需要 3 次假设检验。同理 $\alpha=0.05/3=0.0167$。检验方法：固定 A 因素在第 i 个水平，B 因素的 B1 水平与 B2 水平之间的差异检验如下。

$H_0: \mu_{i1}=\mu_{i2}$　　$H_1: \mu_{i1}\neq\mu_{i2}$，基于 Bonferroni 方法，本例的检验水准为 α，则检验统计量如式(3-4)所示。

$$t=\frac{\bar{y}_{i1}-\bar{y}_{i2}}{\sqrt{2MS_{误差}/n}} \tag{3-4}$$

当 H_0 为真时，式(3-4)检验统计量 t 服从自由度为 $ab(n-1)$，即：当 $|t|>t_{\alpha/2,\ ab(n-1)}$ 时，可以拒绝 H_0，推断 $\mu_{i1}\neq\mu_{i2}$。本例的简单效应统计分析结果见表 3-5。

表 3-5　例 3-1 的简单效应分析结果

固定某因素的水平	比较另一因素的两个水平的均数	两个样本均数差异	t	P
A1 水平	B1 水平 *vs* B2 水平	0.520	1.1054	0.2739
A2 水平	B1 水平 *vs* B2 水平	1.160	2.4658	0.0169
A3 水平	B1 水平 *vs* B2 水平	2.280	4.8466	<0.0001
B1 水平	A1 水平 *vs* A2 水平	−2.120	−4.5064	<0.0001
B1 水平	A1 水平 *vs* A3 水平	−4.340	−9.2255	<0.0001
B1 水平	A2 水平 *vs* A3 水平	−2.220	−4.7190	<0.0001
B2 水平	A1 水平 *vs* A2 水平	−1.480	−3.1460	0.0027
B2 水平	A1 水平 *vs* A3 水平	−2.580	−5.4843	<0.0001
B2 水平	A2 水平 *vs* A3 水平	−1.100	−2.3383	0.0231

基于 $P<0.0056$，可以推断差异有统计学意义，因此根据表 3-5 可知：在 6 个月中，每天服用碘 3 000 μg/L 情况下，每天按 4 000 IU/kg 服用维生素 A 的小鼠甲状腺重的平均水平低于不服用维生素 A 的小鼠，差异有统计学意义；在不服用维生素 A 情况下，每天服用碘 1 000 μg/L 和服用碘 3 000 μg/L 的小鼠甲状腺重的平均水平均高于每天服用碘 50 μg/L 的小鼠，每天服用碘 3 000 μg/L 的小鼠甲状腺重的平均水平高于每天服用碘 1 000 μg/L 的小鼠，并且差异均有统计学意义；在每天按 4 000 IU/kg 服用维生素 A 情况下，每天服用碘 1 000 μg/L 和服用碘 3 000 μg/L 的小鼠甲状腺重的平均水平均高于每天服用碘 50 μg/L 的小鼠，差异均有统计学意义。其他情况的比较，差异均无统计学意义。

上述结果表明，每天按 4 000 IU/kg 服用维生素 A，大多数情况下小鼠甲状腺重的平均水平会下降，另一方面，服用碘的剂量越高，大多数情况下会导致小鼠甲状腺重的平均水平增高。

例 3-2　某医师为研究 3 种不同治疗方法对抑郁症患者的治疗效果，以治疗前后汉密尔顿抑郁量表(HAMD)总分的变化值为观察指标，同时在治疗中一并考虑初治和复治患者治疗效果的差异，将 30 名初治患者和 30 名复治患者分层随机分到 A、B、C3 种不同治疗组，6 周治疗后得到观察结果如表 3-6。

表 3-6　3 组患者治疗前后 HAMD 总分的变化值

治疗方法		观察结果									
A 法	初治	13	21	24	18	29	25	21	18	26	2
	复治	21	17	−1	21	15	18	13	25	18	20
B 法	初治	31	25	32	28	31	31	23	23	28	24
	复治	14	37	32	20	21	18	20	23	17	30
C 法	初治	31	30	31	26	18	19	37	36	30	21
	复治	22	18	24	28	23	13	31	31	26	30

在本例中，治疗前后的汉密尔顿抑郁量表总分变化为疗效评价指标，影响疗效有两个因素。因素 A：3 种治疗方法(A 法，B 法和 C 法)；因素 B：初治/复治。根据这个背景，同样归结为两因素 (3×2 水平)的设计。如果残差近似服从正态分布，方差齐性，可以用两因素方差分析进行统计分析。本例的统计描述见表 3-7。

表 3-7 例 3-2 的统计描述(每种组合的 $n=10$)

A因素	B因素		合计
	初治组(B1)	复治组(B2)	
A治疗方法组(A1)	19.70 ± 7.75	16.70 ± 7.07	18.20 ± 7.38
B治疗方法组(A2)	27.60 ± 3.60	23.20 ± 7.38	25.40 ± 6.08
C治疗方法组(A3)	27.90 ± 6.71	24.60 ± 5.89	26.25 ± 6.37
合计	25.07 ± 7.18	21.50 ± 7.45	

本例是两因素 3×2 水平，如例 3-1 同样按 6 组样本资料的方差齐性问题进行检验。其中，$S_{11}=7.75$，$S_{12}=7.07$，$S_{21}=3.60$，$S_{22}=7.38$，$S_{31}=6.71$，$S_{32}=5.59$，因此，$S_C^2=\frac{1}{6}\sum_{i=1}^{3}\sum_{j=1}^{2}S_{ij}^2=42.84$。

$$\chi^2=\frac{(60-6)\ln(S_C^2)-\sum_{i=1}^{3}\sum_{j=1}^{2}(10-1)\ln(S_{ij}^2)}{1+\frac{1}{3(6-1)}\left(\left(\sum_{i=1}^{3}\sum_{j=1}^{2}\frac{1}{10-1}\right)-\frac{1}{60-6}\right)}=5.42$$

$df=6-1=5$，对应的界值为$\chi^2_{5,\,0.10}=9.24$，$P>0.10$，由此可知没有明显的方差不齐的证据。借助统计软件对残差进行正态性检验，$P=0.123$，同样可知无明显的资料偏态分布的证据。因此，可以用两因素方差分析进行统计分析。

首先，按有交互作用的两因素方差分析进行统计分析，结果见表 3-8。

表 3-8 两因素有交互作用的方差分析的初步结果

来源	SS	ν	MS	F	P
A	782.433	2	391.217	9.13	0.000 4
B	190.817	1	190.817	4.45	0.039 5
A×B	5.433	2	2.717	0.06	0.938 6
误差	2 313.500	54	42.843		
总	3 292.183	59			

由于交互作用的检验 $P=0.938\,6>0.10$，可知无明显的存在交互作用的证据。因此，按无交互作用的方差分析模型进行统计分析，计算方法见表 3-9。

表 3-9 方差分析计算用表(不含交互作用项)

来源	SS	df	MS	F
A因素主效应	$nb\sum_{i=1}^{a}(\bar{y}_{i..}-\bar{y}_{...})^2$	$a-1$	$\frac{SS_A}{a-1}$	$\frac{MS_A}{MS_{误差}}$
B因素主效应	$na\sum_{j=1}^{b}(\bar{y}_{.j.}-\bar{y}_{...})^2$	$b-1$	$\frac{SS_B}{b-1}$	$\frac{MS_B}{MS_{误差}}$
误差	$\sum_{i=1}^{a}\sum_{j=1}^{b}\sum_{k=1}^{n}(y_{ijk}+\bar{y}_{...}-\bar{y}_{i..}-\bar{y}_{.j.})^2$	$abn-a-b+1$	$\frac{SS_{误差}}{abn-a-b+1}$	
合计	$\sum_{i=1}^{a}\sum_{j=1}^{b}\sum_{k=1}^{n}(y_{ijk}-\bar{y}_{...})^2$	$abn-1$		

可以证明表 3-9 中的 $SS_{误差}=\sum_{i=1}^{a}\sum_{j=1}^{b}\sum_{k=1}^{n}(y_{ijk}+\bar{y}_{...}-\bar{y}_{i..}-\bar{y}_{.j.})^2$ 等于表 3-3 中的 $SS_{A\times B}+SS_{误差}$，即有交互作用的两因素方差分析中的 $SS_{A\times B}+SS_{误差}$ 等于无交互作用项的方差分析中的 $SS_{误差}$。本例的无交互作用项的方差分析结果见表 3-10。

表 3-10　两因素无交互作用项的方差分析的结果

来源	SS	ν	MS	F	P
A	782.43	2	391.22	9.45	0.000 3
B	190.82	1	190.82	4.61	0.036 2
误差	2 318.93	56	41.41		
总	3 292.18	59			

基于无交互作用的方差分析总体均数表达式(3-2)，可知 $\mu_{i1}-\mu_{i2}=\beta_1-\beta_2$，由表 3-10 的结果中 B 因素主效应的差异有统计学意义($P=0.036\ 2$) 和 $\bar{y}_{.1.}=25.07$，$\bar{y}_{.1.}=21.50$，可以推断初治受试者治疗前后的 HAMD 总分的改变平均幅度大于复治者，差异有统计学意义；由表 3-10 中 A 因素主效应之间的差异有统计学意义($P=0.000\ 3$)，可以推断 3 种治疗方法的疗效不全相同，需要按下列统计方法做进一步统计分析。由于 $\mu_{i_1j}-\mu_{i_2j}=\alpha_{i_1}-\alpha_{i_2}$，A 因素三个水平之间的平均水平两两比较就是 α_1，α_2，α_3 之间的两两比较。

$H_0: \alpha_{i_1}=\alpha_{i_2}$，$H_1: \alpha_{i_1}\neq\alpha_{i_2}$，检验水准 $\alpha=0.05/3=0.016\ 7$

检验统计量为 $t=\dfrac{\bar{y}_{i_1}-\bar{y}_{i_2}}{\sqrt{2MS_{误差}/n}}$　　(3-5)

当 H_0 成立时，式(3-5)的检验统计量 t 服从自由度为 $abn-a-b+1$ 的 t 分布，即当 $|t|>t_{\alpha/2,\ abn-a-b+1}$ 时，可以拒绝 H_0，推断差异有统计学意义。本例 A 因素 3 个水平之间的两两比较的统计分析结果见表 3-11。

表 3-11　3 种治疗方法的疗效两两比较统计分析

	两组均数差值	t	P
方法 A 组 *vs* 方法 B 组	−7.20	−3.54	0.001
方法 A 组 *vs* 方法 C 组	−8.05	−3.96	<0.001
方法 B 组 *vs* 方法 C 组	−0.85	−0.42	0.678

基于表 3-11 的结果可以推断治疗方法 B 和治疗方法 C 的受试者治疗前后的 HAMD 总分的改变平均幅度大于治疗方法 A，差异有统计学意义。治疗方法 B 和治疗方法 C 之间的 HAMD 总分的改变平均幅度差异无统计学意义。

经典的两因素方差分析除了要求方差齐性，残差近似服从正态分布(样本量很大可以忽略正态性)外，还要求每种水平组合情况下的样本量 n 相同(如例 3-1 和例 3-2)，对于各种水平组合情况下的样本量不全相同时，可以借助多因素线性回归模型进行统计分析。事实上，任何多因素方差分析都可以用多因素线性回归的方法实现。

第二节　多因素线性回归分析

一、多元线性回归模型

刻画随机变量 Y(因变量)的总体均数 $\mu_{Y|X}$ 与自变量 X 之间直线关系的方程称为直线回归方程，即式(3-6)。

$$\mu_{Y|X}=\alpha+\beta x \tag{3-6}$$

描述因变量 Y 与自变量之间的关系是用直线回归模型，即式(3-7)。

$$Y=\mu_{Y|X}+\varepsilon=\alpha+\beta x+\varepsilon,\ \varepsilon\sim N(0,\ \sigma^2) \tag{3-7}$$

其中，ε 是随机误差，亦可以认为个体变异。然而，在实际工作中往往一个因变量 Y 并不是与某一个变量有关，而是与某几个变量之间存在着联系。例如，正常成人的体表面积就与身高、体重等因素有关，为表达它们之间的线性关系，就要考虑多元线性回归分析。

对于有 m 个自变量 $x_1,\ x_2,\ \cdots,\ x_m$ 时，描述因变量 Y 的总体均数 $\mu_{Y|X}$ 与

这些自变量 x_1, x_2, …, x_m 之间的线性关系可以用多因素线性回归方程(3-8)表述

$$\mu_{Y|X} = \beta_0 + \beta_1 x_1 + \cdots + \beta_m x_m \tag{3-8}$$

描述因变量 Y 与自变量 x_1, x_2, …, x_m 之间的对应关系用多元线性回归模型(3-9)表述。

$$Y = \mu_{Y|X} + \varepsilon = \beta_0 + \beta_1 x_1 + \cdots + \beta_m x_m + \varepsilon \quad \varepsilon \sim N(0, \sigma^2) \tag{3-9}$$

其中,ε 为随机误差,亦可以认为是个体变异。

固定自变量 x_1, …, x_m 情况下,$\mu_{Y|X}$ 是因变量 Y 的总体均数。其中,β_0 称作常数项(constant)或截距项(intercept),β_1, …, β_m 称为偏回归系数(partial regression coefficient),β_i 表示在其他自变量 x_1, x_2, …, x_{i-1}, x_{i+1}, …, x_m 固定不变的条件下,x_i 变化一个单位时,$\mu_{Y|X}$ 的改变量。

如果 β_1, …, β_m 不全为0,则称因变量 Y 与自变量 x_1, x_2, …, x_m 存在线性回归关系。由于 β_0, β_1, …, β_m 是未知参数,需要实际的样本资料通过拟合多因素线性回归模型(3-9)进行参数估计,β_0, β_1, …, β_m 的估计值用 b_0, b_1, …, b_m 表示,由此可以得到多因素线性回归方程的估计式

$$\hat{Y} = b_0 + b_1 x_1 + \cdots + b_m x_m \tag{3-10}$$

其中,$\hat{Y}$ 是 Y 的总体均数 $\mu_{Y|X}$ 的估计值,亦称为因变量 Y 的预测值,随机误差的估计值 $\hat{\varepsilon}_i = Y_i - \hat{Y}_i$ 称为残差,多元线性回归模型对资料的要求是残差近似服从正态分布(样本量很大时,残差可以呈偏态分布),并且残差的变化和变异与各个自变量的变化无关。

二、参数估计

一般而言,多因素线性回归模型中的回归系数 β_0, β_1, …, β_m 估计都是采用最小二乘法,简述如下。

设样本资料为 $(y_1, x_{11}, \cdots, x_{1m})$, $(y_2, x_{21}, \cdots, x_{2m})$, …, $(y_n, x_{n1}, \cdots, x_{nm})$,则建立下列目标函数:

$$SS(\beta_0, \cdots, \beta_m) = \sum_{i=1}^{n} [y_i - (\beta_0 + \beta_1 x_{i1} + \cdots + \beta_m x_{im})]^2 \tag{3-11}$$

多因素线性回归模型的最小二乘法参数估计通过求目标函数 $SS(\beta_0, \cdots, \beta_m)$ 的最小值点作为参数 $\beta_0, \beta_1, \cdots, \beta_m$ 的估计值 $b_0, b_1, \cdots, b_m$。由于多因素线性回归模型的参数估计涉及高阶逆矩阵，一般都是通过计算机统计软件计算实现，下面将举例介绍多因素线性回归模型的应用方法。

例 3-3 某人为研究女中学生肺活量与体重、胸围的关系，随机抽取了 12 名女中学生的体重 x_1(kg)，胸围 x_2(cm)及肺活量 Y(L)，资料如表 3-12，试分析体重 x_1 和胸围 x_2 与肺活量 Y 之间的关系。

表 3-12 12 名女中学生体重、胸围与肺活量

编号	1	2	3	4	5	6	7	8	9	10	11	12
体重 x_1(kg)	43	41	44	42	37	45	43	37	44	42	48	46
胸围 x_2(cm)	73	74	64	74	72	68	78	66	76	65	70	68
肺活量 Y(L)	2.3	2.6	2.1	2.75	2.4	2.2	2.75	1.6	2.75	2.5	3.0	2.8

由于肺活量指标 Y 是一个连续型变量，首先考虑体重 x_1 和胸围 x_2 与因变量 Y 是否可以用下列多因素线性回归模型进行统计分析，其回归方程为

$$\mu_{Y|X} = \beta_0 + \beta_1 x_1 + \beta_2 x_2 \tag{3-12}$$

根据表 3-12 资料，通过拟合回归方程(3-12)，采用最小二乘法的方法求出式(3-13)的残差平方和 SS 的最小值点作为 $\beta_0, \beta_1, \beta_2$ 的参数估计值。

$$SS(\beta_0, \beta_1, \beta_2) = \sum_{i=1}^{12}(y_i - \beta_0 - \beta_1 x_{i1} - \beta_2 x_{i2})^2 \tag{3-13}$$

由于多因素线性回归方程的最小二乘法计算量较大且比较繁琐，一般均借助统计软件完成计算。对于本例，可以得到表 3-13 主要结果。

表 3-13 回归方程(3-12)的阐述估计结果

变量名	回归系数 b	标准误 $s\grave{e}(b)$	t	P
常数项	−3.810	1.592	−2.39	0.016
x_1	0.071	0.023	2.97	0.016
x_2	0.046	0.017	2.71	0.024

由此得到回归方程的估计表达式为

$$\hat{Y} = -3.810 + 0.071 x_1 + 0.046 x_2 \tag{3-14}$$

根据回归方程(3-14)，在胸围保持不变的条件下，体重每增加 1 kg 体重，估

计肺活量平均增加 0.071 L;在体重保持不变的条件下,胸围每增加 1 cm,估计肺活量平均增加 0.046 L。

三、回归系数的假设检验

由于存在抽样误差,一般需要对回归系数进行假设检验。一般分为模型检验,多个回归系数的假设检验和单个回归系数的假设检验。

对于模型(3-9),通过最小二乘法,可以得到回归方程的估计表达式(3-10)以及预测值$\hat{Y}$,则分别称式(3-15)和式(3-16)为残差平方和 SSE 和回归平方和 SSR,相应的自由度为 $df_{error}=N-m-1$ 和 $df_R=m$, N 为样本量。

$$SSE=\sum_{i=1}^{n}(y_i-\hat{y}_i)^2 \tag{3-15}$$

$$SSR=\sum_{i=1}^{n}(\hat{y}_i-\bar{y})^2 \tag{3-16}$$

可以证明: $SS_{total}=\sum_{i=1}^{n}(y_i-\bar{y})^2=SSR+SSE$,并且称 $MS_{回归}=SSR/m$ 为回归均方, $MS_{误差}=SSE/(N-m-1)$ 为误差均方。

(一) 模型检验

如果所有自变量的回归系数为 0,则所有自变量对因变量都没有任何关系,故称所有自变量的回归系数为 0 的假设检验为模型检验,检验方法如下:

H_0: $\beta_1=\beta_2=\cdots=\beta_m=0$;

H_1: $\beta_1, \beta_2, \cdots, \beta_m$ 不全为 0。

$\alpha=0.05$

检验统计量为

$$F=\frac{MS_{回归}}{MS_{误差}} \tag{3-17}$$

当 H_0: $\beta_1=\beta_2=\cdots=\beta_m=0$ 为真时,式(3-17)的检验统计量服从自由度为 m 和 $N-m-1$ 的 F 分布,相应的右侧界值为 $F_{0.05,m,N-m-1}$。当检验统计量 $F>F_{0.05,m,N-m-1}$ 时,可以拒绝 H_0,推断 $\beta_1, \beta_2, \cdots, \beta_m$ 不全为 0。

对于例 3-3 的资料的回归模型的方差分析结果为表 3-14,模型假设检验如下:

H_0: $\beta_1=\beta_2=0$;

H_1: β_1, β_2 不全为 0。

表 3-14 例 3-3 回归模型的方差分析

变异来源	SS	df	MS	F	P
回归	1.049	2	0.525	7.939	0.010 2
残差	0.593	9	0.066		
总	1.642	11			

$\alpha = 0.05$

$$F = \frac{MS_{回归}}{MS_{误差}} = \frac{0.525}{0.066} = 7.939$$

F 分布的右侧界值为 $F_{0.05,2,9} = 4.256$，$F > F_{0.05,2,9}$（统计软件输出的 $P = 0.010\,2 < 0.05$），可以拒绝 H_0，推断 β_1，β_2 不全为 0。

（二）多个回归系数的检验

对于多因素线性回归模型(3-9)，为了叙述多个回归系数检验方法的方便，不妨以检验 $\beta_1 = \beta_2 = \cdots = \beta_k = 0(k < m)$ 为例介绍多个回归系数的假设检验方法。

$H_0: \beta_1 = \beta_2 = \cdots = \beta_k = 0$；

$H_1: \beta_1, \beta_2, \cdots, \beta_k$ 不全为 0。

$\alpha = 0.05$

在 $H_0: \beta_1 = \beta_2 = \cdots = \beta_k = 0$ 为真情况下，模型(3-9)就是模型(3-18)

$$Y = \beta_0 + \beta_{k+1} x_{k+1} + \cdots + \beta_m x_m + \varepsilon \quad \varepsilon \sim N(0, \sigma^2) \tag{3-18}$$

记模型(3-9)的残差平方和为 $SSE(\beta_1, \cdots, \beta_m)$，自由度为 $df = N - m - 1$；记模型(3-18)的残差平方和为 $SSE(\beta_{k+1}, \cdots, \beta_m)$，自由度为 $df = N - m + k - 1$，则对于多个回归系数的假设检验 $H_0: \beta_1 = \beta_2 = \cdots = \beta_k = 0$ 的检验统计量为式(3-19)

$$F = \frac{[SSE(\beta_{k+1}, \cdots, \beta_m) - SSE(\beta_1, \cdots, \beta_m)]/k}{SSE(\beta_1, \cdots, \beta_m)/(N - m - 1)} \tag{3-19}$$

当 $H_0: \beta_1 = \beta_2 = \cdots = \beta_k = 0$ 情况下，上述检验统计量 F 服从自由度为 k 和 $N - m - 1$ 的 F 分布。即当 $F > F_{0.05, k, N-m-1}$ 时，可以拒绝 H_0，推断 $\beta_1, \beta_2, \cdots, \beta_k$ 不全为 0。

（三）单个参数检验

对于多因素线性回归模型(3-9)，样本量为 N，用最小二乘法得到 $m+1$ 的回归系数的参数估计 $b_0, b_1, \cdots, b_m$。同样存在抽样误差的问题，需要检验每个自变量的回归系数(总体)是否为 0,对于每次检验单个自变量 x_i 的回归系数 β_i 是否为 0 的假设检验如下:

$H_0:\beta_i=0$;

$H_1:\beta_i\neq 0$。

$\alpha=0.05$

$$t=\frac{b_i}{se(b_i)} \tag{3-20}$$

在式(3-20)中,b_i 是 x_i 的样本估计回归系数,$se(b_i)$是 b_i 的标准误,由于多因素回归模型的参数估计比较繁琐,无法简单地给出表达式,所以在实际研究中一般都是借助统计软件计算获得。可以证明:对于模型(3-9)而言,当 $H_0:\beta_i=0$ 为真时,检验统计量 t 服从自由度为 $N-m-1$ 的 t 分布。即当检验统计量 $|t|>t_{0.05/2,N-m-1}$ 时,可以拒绝 $H_0:\beta_i=0$,推断 $\beta_i\neq 0$。

对于例 3-3 中,x_1 和 x_2 的回归系数估计值分别为 $b_1=0.071$ 和 $b_2=0.046$,相应的标准误为 $se(b_1)=0.023$ 和 $se(b_2)=0.017$,因此这两个系数的假设检验分别如下(t 分布的双侧界值为 $t_{0.05/2,9}=2.262$):

$H_0:\beta_1=0$, $H_1:\beta_1\neq 0$, $\alpha=0.05$ $t=0.071/0.046=2.97$, $|t|>t_{0.05/2,9}$,因此可以拒绝 H_0,推断 $\beta_1\neq 0$,β_1 的 95% 可信区间为 $b_1\pm t_{0.05/2,9}se(b_1)=(0.017, 0.124)$,由于 β_1 的 95% 可信区间的下限为 $0.017>0$,可以推断 $\beta_1>0$。

同理,β_2 的假设检验结果为 $t=2.71>t_{0.05/2,9}$,因此可以拒绝 H_0,推断 $\beta_2\neq 0$,β_2 的 95% 可信区间为 $b_2\pm t_{0.05/2,9}se(b_2)=(0.008, 0.085)$,根据 β_2 的 95% 可信区间的下限为 $0.008>0$,可以推断 $\beta_2>0$。

第三节 应用多因素回归控制混杂效应

在多因素研究中,经常面临如何减少或避免混杂因素对研究因素与因变量之间的关联性评价的影响,对于这类问题一般可以应用回归分析的方法选择可能的混杂因素自变量进入回归模型,这样可以控制这些变量对分析研究因素与因变量之间的关联性评价的混杂影响,这类统计分析亦称为协方差分析。

例 3-4 为了评价缺铁性贫血的两种不同的疗效,某研究者在预试验中收集了 60 名患者,随机分为 A 组和 B 组,两组的治疗方案分别称为 A 方案和 B 方案,A 方案用分组变量 $group=0$ 表示,B 方案用 $group=1$ 表示。用经过一个月治疗后的红细胞增加数(万个/μl)作为疗效的评价指标并记为 Y,由于治疗前后的红细胞增加数受治疗前红细胞数(万个/μl)的影响,因此需要控制治疗前红细胞数水平的影响,回归模型中引入治疗前红细胞数(万个/μl)并记为 X。资料见表 3-15 试评价两种治疗方案的疗效差异。

表 3-15　60 名缺铁性贫血患者的治疗观察资料

no.	Y	group	X	no.	Y	group	X	no.	Y	group	X	no.	Y	group	X
1	175	0	303	16	188	0	301	31	184	1	291	46	183	1	310
2	170	0	304	17	180	0	285	32	191	1	294	47	189	1	288
3	175	0	298	18	183	0	294	33	180	1	302	48	183	1	292
4	180	0	289	19	180	0	299	34	195	1	288	49	188	1	307
5	184	0	301	20	190	0	311	35	195	1	304	50	184	1	307
6	185	0	312	21	179	0	295	36	192	1	285	51	191	1	307
7	191	0	310	22	175	0	300	37	185	1	296	52	191	1	298
8	176	0	304	23	182	0	303	38	178	1	288	53	190	1	289
9	173	0	287	24	189	0	303	39	187	1	285	54	187	1	286
10	188	0	301	25	177	0	302	40	190	1	309	55	197	1	308
11	188	0	306	26	177	0	297	41	189	1	287	56	180	1	301
12	181	0	308	27	173	0	314	42	196	1	312	57	194	1	298
13	188	0	300	28	183	0	313	43	191	1	302	58	186	1	292
14	177	0	294	29	185	0	312	44	189	1	290	59	194	1	308
15	175	0	289	30	184	0	313	45	181	1	290	60	172	1	285

记治疗后的红细胞增加数 Y 的总体均数为 μ_Y,若不考虑治疗前红细胞数(称为基线)对疗效的影响,则可用下列回归方程比较两种治疗方案的疗效。

$$\mu_Y = \beta_0 + \beta group \qquad (3-21)$$

A 组对应 $group=0$,代入回归方程(3-21),得到用 A 方案治疗前后的红细胞数改变量的总体均数为 β_0,B 组对应 $group=1$,代入回归方程(3-21),得到用 B 方案治疗前后的红细胞数改变量的总体均数为 $\beta_0+\beta$,因此两种方案的疗效差异的总体均数为 β,可以证明:用最小二乘法估计和检验回归方程(3-21)的 β 与用成组 t 检验的结果相同,并且,$b=\overline{Y}_B-\overline{Y}_A$(本例为 $187.7-181.0=6.7$),其中 $\overline{Y}_A$ 和 $\overline{Y}_B$ 分别是 A 组和 B 组治疗后的红细胞增加数的样本均数。

由于治疗后的红细胞增加数往往与治疗前的红细胞数水平 X 有关,一般

需要校正治疗前红细胞数水平 X 对治疗后的红细胞增加数的影响(称为校正基线对结果的影响),故可用下列回归方程

$$\mu_Y = \beta_0 + \beta group + \beta_1 X \tag{3-22}$$

由回归方程(3-22)可知,对于治疗前红细胞数为 X, A方案 ($group = 0$) 的红细胞增加数的总体均数为 $\mu_Y(group = 0) = \beta_0 + \beta_1 X$; B方案($group = 1$) 的红细胞增加数的总体均数为 $\mu_Y(group = 1) = \beta_0 + \beta + \beta_1 X$。因此,对于同样的治疗前红细胞数 X,两种治疗方案的红细胞增加数的总体均数 $\mu_Y(group = 1) - \mu_Y(group = 0) = \beta_0 + \beta + \beta_1 X - (\beta_0 + \beta_1 X) = \beta$,故称回归方程(3-22)的 β 的估计和检验是校正了基线后的两种治疗方案疗效差异的统计推断。回归方程(3-22)实际上假定了对于同样基线红细胞数 X 情况下,A方案与B方案的疗效差异 β 大小与基线红细胞数 X 多少无关,即两种方案的疗效差异与基线无交互作用,写出回归方程(3-22)所对应的统计模型为

$$y = \beta_0 + \beta group + \beta_1 X + \varepsilon \quad \varepsilon \sim N(0, \sigma^2) \tag{3-23}$$

根据上述背景,回归方程(3-22)所表示的统计模型是一个特殊的回归模型:研究目的是主要评价因变量 y 的分类变量 $group$ 组间均数的差异,但需要控制一个协变量 X,并且假定协变量与分类变量无交互作用,用这种特殊的回归模型进行统计分析称为协方差分析(analysis of covariance),对于一般的协方差分析的统计模型可以表示为

$$y = \beta_0 + \beta group + \sum_{i=1}^{p} \beta_i X_i + \varepsilon \quad \varepsilon \sim N(0, \sigma^2) \tag{3-24}$$

公式(3-24)中研究因素变量为分类变量 $group$, X_1, X_2, …, X_p 称为协变量,协变量可以是连续变量,也可以是两分类变量,协变量一般不是主要研究变量,而是起控制混杂因素作用的。

为了检验本例基线与研究因素是否存在交互作用,需要拟合回归方程(3-25)。

$$\mu_Y = \beta_0 + \beta group + \beta_1 X + \beta_2 group \times X \tag{3-25}$$

如果 β_2 的检验 $P > 0.10$,一般可以认定基线与研究因素(group)无交互作用。

本例资料拟合回归方程(3-25),得到下列结果。

表 3-16　回归方程(3-25)的参数估计结果

Y	回归系数	标准误	t	P
分组 *group*	23.2	51.9	0.45	0.657
协变量:基线 X	0.3	0.1	2.00	0.050
交互作用项 *group*×X	−0.1	0.2	−0.30	0.769
常数项	103.1	38.9	2.65	0.010

上述结果说明:研究因素 group 与协变量 X_1 的交互作用项 $group \times X_1$ 的检验差异无统计学意义($P > 0.10$),因此可以将交互作用项 $group \times X_1$ 从回归方程(3-25)中剔除,故可以拟合协方差模型(3-22),得到结果见表3-17。

表 3-17　回归模型(3-22)的参数估计结果

Y	回归系数	标准误	t	P
分组 *group*	7.8	1.5	5.25	<0.000 1
协变量:基线 X	0.2	0.1	2.69	0.009 0
常数项	111.7	25.8	4.34	<0.000 1

在校正基线后,在 $\alpha = 0.05$ 水平上可以认为两组疗效差异有统计学意义,并且 B 方案的红细胞增加数的平均水平高于 A 方案的红细胞增加数的平均水平。本例中虽然治疗前的红细胞数 X 的 $P = 0.009 < 0.05$,可以推断基线对疗效呈正关联,但 X 的回归系数的 P 值只是反映了 X 与应变量 Y 之间的关联性,不是混杂效应的检验。由于没有校正基线的情况下,两种治疗方案的疗效的差异估计为 6.70;校正基线情况下,两种治疗方案的疗效的差异为 7.8。这说明基线对两种治疗方案的疗效差异估计还是有比较明显的混杂作用。对于是否需要校正协变量,一般是考虑校正与不校正基线对疗效差异估计的改变量大小决定的,一般不考虑基线变量的 P 值大小。

第四节　自变量的筛选

在研究初级阶段,往往需要探索众多可能的影响因素(自变量)中,哪些影响因素对因变量影响最大或者哪些自变量使回归模型的预测效果最好。最好的常用标准是模型中含有自变量个数最多并且每个进入模型的自变量的回归系数都有统计学意义($P < \alpha$, α 为预先设定的检验水准),这类统计分

析问题亦称为自变量的筛选。在自变量较少情况下,可以考虑最优子集,即各个自变量是否进入模型的各种组合都分析一遍,然后找出一个进入模型的自变量最多并且每个自变量的回归系数均有统计学意义的模型,但对于自变量个数较多的情况下,最优子集就不太适合了,故大多数情况下,主要采用逐步回归。因此,本节主要介绍逐步回归的方法。

逐步回归可以分为单纯的后退法(简称为后退法),单纯的前进法(简称为前进法),后退逐步回归法和前进逐步回归法。

一、后退法

后退法(backward)的基本思想是从包含全部变量的回归方程中逐个剔除无统计学意义的自变量,具体步骤如下。

首先用所有自变量与因变量建立一个多元线性回归方程,同时对每一自变量相对应的偏回归系数是否为 0 作假设检验,按预先设定的剔除变量的检验水平 α,对于模型中 P 值$>\alpha$ 的自变量中优先剔除 P 值最大的自变量,然后再拟合回归模型,直到模型中的所有自变量的偏回归系数是否不为 0 的假设检验中 P 值均$<\alpha$ 为止。

后退法的主要缺点:如果样本量较小并且自变量过多,建立全部自变量的回归模型会产生多元共线和回归系数估计中的矩阵严重奇异;另外在后退法实现的后期过程中,剔除了多个自变量情况下,早期剔除出模型的自变量有可能转换为有统计学意义。因此,需要在后退法剔除过程中,还应该考虑早期剔除的自变量尝试重新进入模型,考察早期剔除模型的自变量是否转变为有统计学意义。

二、前进法

前进法(forward)的基本思想是从一个自变量开始,逐个把有统计学意义的自变量引入回归方程的方法。

先对每个自变量作简单线性回归,在简单线性回归中的回归系数检验的 $P<\alpha$ 中,挑选 P 值最小的自变量优先进入回归模型,然后尝试逐步在模型中增加自变量,每次尝试在模型中增加一个自变量,增加自变量的准则是自变量来自尚未进入模型中的自变量中,P 值最小并且 $P<\alpha$,直至没有满足上述条件的自变量进入回归模型为止。

前进法的主要缺点:在前进法的过程中,某些早期进入模型的自变量(进入模型时的 $P<\alpha$)可能在模型中引入多个自变量后转化为 $P>\alpha$。即前进法的最后回归模型中有可能有自变量的 $P>\alpha$。

三、后退逐步法

后退逐步法(backward stepwise)是基于后退法的过程中，考虑用前进法检验已经剔除的自变量能否重新进入回归模型的方法。它的基本思想是在实行后退法的过程中，每剔除一个 $P>\alpha$ 的自变量时，对于已经剔除的自变量(剔除时的 $P>\alpha$) 考虑是否转化为 $P<\alpha$。因此，用前进法的思想把这些当前转化为 $P<\alpha$ 的早期剔除的自变量再引入回归模型。如此重复地把模型中 $P>\alpha$ 的自变量剔除出模型，再把已经早期剔除且出现 $P<\alpha$ 的自变量引入模型，直至模型中的自变量的 P 均小于 α 并且已经剔除的自变量均不能再引入模型($P>\alpha$) 为止。

四、前进逐步法

前进逐步法(forward stepwise)是基于前进法的过程中，考虑用后退法检验早期已经进入模型的自变量是否出现 $P>\alpha$，如果模型中的自变量出现 $P>\alpha$，则剔除该自变量。它的基本思想是在实行前进法的过程中，每引入一个 $P<\alpha$ 的自变量时，考察那些早期进入模型的自变量(引入模型时的 $P<\alpha$) 的回归系数是否出现 $P>\alpha$，用后退法的思想剔除模型中这些 $P>\alpha$ 的自变量，直至模型中的自变量的 P 均小于 α 并且已经剔除的自变量均不能再引入模型($P>\alpha$) 为止。

由于逐步回归是逐个把自变量引入模型或剔除模型，有可能一个自变量不能引入模型(因为 $P>\alpha$)，而 2 个自变量或 3 个自变量可同时进入模型(均为 $P<\alpha$)，所以最优子集才是真正的最佳预测模型，亦称为主要影响因素分析。自变量不太多而且样本量不是太小的情况下，一般推荐用后退逐步回归进行变量筛选。

例 3-5 某医生在职业耗竭的影响因素的研究中，通过调查得到职业耗竭的总评分(Y)和 4 个有关组织层面、个体层面等方面的因素 X_1、X_2、X_3、X_4，试建立 Y 与 X_1、X_2、X_3、X_4 的线性模型。调查数据见表 3-18。

表 3-18 职业耗竭的主要影响因素分析的资料

序号	X_1	X_2	X_3	X_4	Y	序号	X_1	X_2	X_3	X_4	Y
1	43	61	55	19	84.9	3	41	88	89	44	120.6
2	47	79	70	16	112.1	4	42	92	77	19	127.0

续　表

序号	X_1	X_2	X_3	X_4	Y	序号	X_1	X_2	X_3	X_4	Y
5	42	71	75	23	101.7	23	50	66	64	17	98.8
6	43	60	74	26	86.6	24	50	67	64	17	97.1
7	43	61	74	24	87.9	25	49	65	65	22	94.3
8	43	66	74	39	94.4	26	50	66	65	31	95.8
9	44	86	74	29	120.6	27	44	99	72	19	137.5
10	44	80	72	15	112.8	28	56	67	58	50	98.3
11	45	64	71	30	92.2	29	56	77	58	37	109.3
12	46	76	71	30	108.0	30	47	68	68	23	99.8
13	47	59	70	23	86.1	31	50	68	65	24	98.4
14	54	87	61	20	123.9	32	51	69	64	29	99.9
15	54	72	60	22	104.4	33	51	65	63	27	94.7
16	55	29	59	21	47.7	34	51	82	63	22	116.8
17	48	75	68	24	107.1	35	52	77	62	27	110.5
18	48	65	67	25	94.1	36	53	68	61	31	99.0
19	48	66	67	33	95.4	37	53	73	61	24	105.5
20	48	77	67	21	109.7	38	57	64	56	18	94.6
21	49	64	66	32	93.0	39	58	74	56	44	107.8
22	49	66	66	11	95.6	40	58	85	55	18	119.1

本例将采用后退逐步法进行筛选，为了叙述方便，将具体筛选步骤用表3-19表述。

表 3-19　后退逐步回归法的计算步骤

		x_1	x_2	x_3	x_4	常数项
step 1	回归系数	0.279	1.281	0.078	**−0.025**	−7.153
	P	<0.001	<0.001	0.125	**0.246**	0.255
step 2	回归系数	0.249	1.282	**0.057**		−5.102
	P	0.001	<0.001	**0.227**		0.398
step 3	回归系数	0.179	1.288			1.736
	P	<0.001	<0.001			0.427
step 4	回归系数	0.182	1.288		**−0.013**	1.945
	P	<0.001	<0.001		**0.514**	0.383

基于表3-19的结果可以发现，step 1：由于 x_4 的回归系数的 P 值最大并且大于0.05，所以首先剔除 x_4；step 2：由于 x_3 的回归系数的 P 值最大并且大于0.05，故剔除 x_3；step 3：模型中的两个自变量 x_1 和 x_2 的回归系数的 P

值均小于 0.05，故不需要再剔除自变量，但必须尝试早期剔除的自变量 x_4 能否重新引入回归模型，故进行 step 4：x_4 的回归系数的 P 值仍是最大并且大于 0.05，故 step 3 所得到的回归模型是本例最好的预测模型 $\hat{y} = 1.736 + 0.179x_1 + 1.288x_2$。

第五节　多重线性相关和回归诊断分析简介

一、多重线性相关

我们知道，衡量两个变量 X 与 Y 之间的线性相关程度可以用它们的 Pearson 相关系数。

（一）复相关系数

度量 Y 和 X_1, X_2, …, X_m 之间线性联系程度的指标，称作复相关系数(multiple correlation coefficient)，又称作多重相关系数。

Y 和 x_1, x_2, …, x_m 的复相关系数 R 是如此定义的：先作 Y 与 x_1, x_2, …, x_m 的多元线性回归，得到回归方程 $\hat{Y} = b_0 + b_1x_1 + b_2x_2 + \cdots + b_mx_m$，$Y$ 和 $\hat{Y}$ 的简单相关系数 $R = Corr(Y, \hat{Y})$ 就称作 Y 与 x_1, x_2, …, x_m 的复相关系数。可以证明：复相关系数可以用式(3-26)表述。

$$R = \sqrt{1 - \frac{SS_{error}}{SS_{总}}} \tag{3-26}$$

由于复相关系数的平方 R^2 可以用式(3-27)表述，刻画了因变量随自变量变化而变异占因变量的总变异的比例，并且称 R^2 为决定系数。许多研究者把决定系数 R^2 作为多因素线性回归模型拟合程度的指标（$0 < R^2 \leqslant 1$）。

$$R^2 = 1 - \frac{SS_{error}}{SS_{总}} = \frac{SSR}{SS_{总}} \tag{3-27}$$

复相关系数是两个变量之间 Pearson 相关系数的一种推广，它度量了一个随机变量和一个随机向量之间的线性相关程度，在数值上等于该变量与随机向量的一切线性组合的相关系数的最大值。

复相关系数满足 $0 \leqslant R \leqslant 1$，$R$ 越接近于 1，表明变量 Y 与 X_1, X_2, …, X_P 的线性相关程度越高。反之亦然。

（二）偏相关系数

设变量为 x_1, x_2, …, x_m，反应变量为 Y(在回归分析中的因变量)，则偏

相关系数定义为给定其他 $m-1$ 个变量 $\widetilde{X}_i=(x_1, \cdots, x_{i-1}, x_{i+1}, \cdots, x_m)$ 条件下，x_i 与 Y 的线性相关系数称为 Y 与 x_i 的偏相关系数(parital correlation coefficients)，总体偏相关系数记为 $\rho_{Y, x_i|\widetilde{X}_i}$，偏相关系数描述了同时扣除了其他 $m-1$ 个变量 $\widetilde{X}_i$ 对变量 x_i 和反应变量 Y 的相关影响成分的情况下，变量 x_i 与 Y 的相关程度。$\rho_{Y,x_i|\widetilde{X}_i}$ 的估计统计量称为 x_i 与 Y 的样本偏相关系数，记为 $r_{Y, x_i|\widetilde{X}_i}$。设 $\hat{\varepsilon}_{Y|\widetilde{X}_i}$ 是 Y 与 $\widetilde{X}_i$ 线性回归所得到的残差，$\hat{\varepsilon}_{x_i|\widetilde{X}_i}$ 是 x_i 与 $\widetilde{X}_i$ 线性回归所得到的残差，则 x_i 与 Y 的样本偏相关系数 $r_{Y, x_i|\widetilde{X}_i}$ 正好是残差 $\hat{\varepsilon}_{Y|\widetilde{X}_i}$ 与 $\hat{\varepsilon}_{x_i|\widetilde{X}_i}$ 的 Pearson 相关系数，并且可以证明：x_i 与 Y 的样本偏相关系数 $r_{Y, x_i|\widetilde{X}_i}$ 表达式可以简化为式(3-28)表示。

$$x_i \text{ 的样本偏相关系数为 } r_{Y, x_i|\widetilde{X}_i}=\frac{t_i}{\sqrt{n-m-1+t_i^2}} \quad i=1, 2, \cdots, m \tag{3-28}$$

其中，t_i 是 m 个自变量的多因素回归模型 $Y=\beta_0+\beta_1x_1+\cdots+\beta_ix_i+\cdots+\beta_mx_m+\varepsilon$ 中，x_i 的回归系数 $H_0: \beta_i=0$ 的假设检验统计量 t_i，并且总体偏相关系数为 $H_0: \rho_{x_i|\widetilde{X}_i}=0$ 的假设检验统计量与该回归模型中的 x_i 回归系数 $H_0: \beta_i=0$ 的假设检验统计量相同，对应的 P 值相同。即偏相关系数分析可以借助多因素线性回归分析的结果实现，并且可以从相关和回归的两种不同分析角度上诠释结果。

二、回归诊断简介

回归诊断分析是指样本资料是否完全符合回归模型各项假定，其中包括残差分析，自变量之间的共线诊断，异常点和强影响点判别。

(一) 残差分析与模型诊断

在多因素线性回归分析中，存在一个重要问题是建立回归模型的资料是否符合回归模型的主要假定：线性，随机误差 ε_i 独立和服从同一正态分布 $N(0, \sigma^2)$。如果样本资料不满足线性假定，则残差与自变量的散点图将呈现非随机的趋势性聚集变化，因此需要做残差与每个自变量(两分类自变量除外)的散点图，考察样本资料是否符合线性假定；独立性的假定一般是根据样本的收集方法所确定的，如果各个对象的观察值相互不受影响(如传染病就不满足独立性)并且每个对象只有一个观察值，一般就可以认为资料满足独立性的假定；随机误差 $\varepsilon\sim N(0, \sigma^2)$ 的假定需要验证随机误差的估计值残差(residual)近似服从正态分布，残差的变异与自变量取值无关联(即：验证随机误差项的方差大小与自变量取值无关)。综上所述,需要对残差与自变量取值的散点图进行考察以及考察残差的正态性。由于残差 $Y_i-\hat{Y}_i$ 是不独立的(因为 $\sum_{i=1}^{n}(Y_i-\hat{Y}_i)=0$,故称 $Y_i-\hat{Y}_i$ 为 crude residuals),所以经典的方法是采用标化残差(standardized residuals)进行上述的残差分析。标化的残差计算公式为 $r_i=(Y_i-\hat{Y}_i)/se(Y_i-\hat{Y}_i)$。由于残差的标准误 $se(Y_i-\hat{Y}_i)$ 计算相对复杂以及绝大多数统计软件都提供标化的残差,所以本节将不再具体叙述。

为了给读者有一个感性认识,本节以例 3-4 的资料为例,残差分析如下。

(1) 标化残差与自变量的散点图如图 3-1 所示。

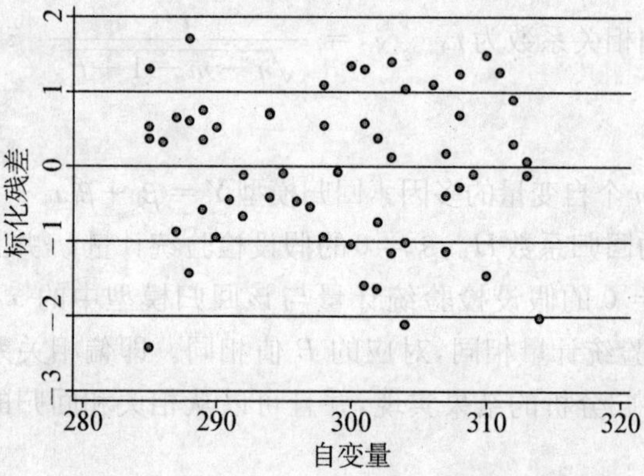

图 3-1　例 3-4 标化残差与 X 的散点图

基于图 3-1 的标化残差与 X 的散点图,标化残差变化和变异与自变量 X 无明显的伴随趋势。

(2) 由于例 3-4 的另一自变量为两分类变量(group),因此需要考察两组的残差变异大小是否相同。基于 Leven 的方差检验方法,故对两组的残差的绝对值进行均数的差异检验(成组 t 检验),其检验结果为 $P=0.7281>0.10$,故可以认为两组的残差变异无明显不同。

(3) 标化残差的正态性检验结果为 $P=0.2152$。

综上所述,可以认为例 3-4 的样本资料符合模型(3-22)的假定,因此其结果可以认为是可靠的。

(二) 多重共线性诊断

在回归分析中很容易发生模型中两个或两个以上的自变量之间高度相关,从而引起最小二乘估计值非常不准确,这类现象称为多重共线性现象,并且在实际的多因素线性回归分析中往往会发生。引起多重共线性的原因在于两个自变量或多个自变量存在较高的线性相关或者某几个自变量的变异特别小,导致回归系数估计的方差 $Var(b)$ 特别大,因此相应的回归系数的95%可信区间特别大,以致回归系数的估计误差太大而失去实际意义。针对多重共线性问题,通常采用方差膨胀因子(variance inflation factor, VIF)来进行共线性诊断。具体方法如下。

以 x_j 为因变量,其他 $m-1$ 个变量 $x_1, \cdots, x_{j-1}, x_{j-H}, \cdots, x_m$ 为自变量建立多元线性回归方程,得到回归方程的决定系数 R_j^2,并且 $0<R_j^2<1$。若 R_j^2 较大且接近1,说明 x_j 的变异基本由其他自变量 $x_1, \cdots, x_{j-1}, x_{i+1}, \cdots, x_m$ 的线性组合来决定,即 x_j 与其他自变量间存在近似的线性关系。因此由式(3-29)定义膨胀因子如下。

$$VIF_j=(1-R_j^2)^{-1} \quad i=1,2,\cdots,m \tag{3-29}$$

在 $R_1^2, R_2^2, \cdots, R_m^2$ 中,只要某一个 R_j^2 较大,$x_1, x_2, \cdots, x_m$ 就存在一定程度的多重共线性。多重共线性的诊断标准通常为:如果存在一个 $VIF_j>10$(即:$R_j^2>0.9$)或 m 个 VIF 的平均值远大于1,则可以认定该样本的自变量之间存在共线性。事实上,在绝大多数的多因素线性回归分析中,VIF 往往存在相对较大,但又没有特别大,因此既不能诊断为多重共线,也不能认为无多重共线现象,只能认为有一定程度的多重共线,关键是如果回归系数估计的标准误 $se(b_i)$ 较大,则说明多重共线已经对回归系数估计产生问题。

当多因素线性回归分析中出现多重共线性时,通常采用自变量的筛选,剔除某些自变量或用主成分回归或岭回归等有偏估计代替最小二乘估计达到减小回归系数估计的方差。

(三) 强影响点诊断

在回归分析中,对因变量的预测值影响较大,称为强影响点(influence case)。用来度量第 i 个观测数据的影响大小的常用指标是 $Cook's\ D$ 统计量。

$$Cook's\ D_i=\frac{\sum_{k=1}^{n}(\hat{Y}_k-\hat{Y}_k^{(i)})^2}{MSE\cdot m} \tag{3-30}$$

其中,$\hat{Y}_k^{(i)}$ 是在样本中剔除第 i 个观察数据后拟合建立的回归方程的第 k 个预测值;$\hat{Y}_k$ 是样本全体观察数据拟合建立的回归方程的第 k 个预测值以及 MSE 为该回归方程的残差均方,m 为回归方程中的自变量个数。如果 $Cook's$

$D_i > 50\%$时，就可以认为第 i 个观测点对回归方程的拟合有强影响。可以证明式(3-30)的 *Cook's* D_i 统计量也是评价第 i 个观察点是参数估计的强影响点的 *Cook's* D_i 统计量。

判断某观测点是否是强影响点，除了用 *Cook's D* 统计量以外，还有学生化残差 student 统计量、rstudent 统计量等，详细情况可以参见相关统计教材。

当数据中出现异常点时，不可简单地将其删除来解决，如果异常点的产生是由于在记录数据中出错或在测量过程中出现大的偏差，则理应将其删除或纠正。如果我们能确认数据是正确地测量和获取，异常点的出现可能代表了相当重要的某些数据，它恰好可成为我们探究某些事先不清楚的或许更为重要的因素的线索。此时最好在此点上补做试验，以确定可疑的"异常点"是否是异常点。对于无法补做试验且不能删除的观测，可采用数据变换或某些稳健方法进行分析。

小 结

1. 多因素方差分析的资料可以用单因素方差分析进行组间比较，但多因素方差分析可以进行交互作用检验，单因素方差分析不能进行交互作用的检验。

2. 对于多因素方差分析而言，要求残差近似服从正态分布并且方差齐性，方差齐性的检验水准一般至少为 $\alpha = 0.10$。

3. 对于多因素方差分析而言，当不同因素之间存在交互作用，则主效应的差异不能推断组间有差异，需要固定一个因素水平，分析另一个因素的不同水平之间的差异，即：称为简单效应分析。

4. 对于多因素线性回归而言，要求残差近似服从正态分布；残差的变异与各个自变量的变化均无明显关联性；残差的变化也与各个自变量的变化均无明显关联性。

5. 多因素线性回归应注意多重共线和异常点对参数估计的影响，一般需要进行强影响点的检验。

思考与练习

一、选择题

1. 两因素设计的方差分析中，总变异分别可分解为(   )部分。

A. 2　　B. 3　　C. 4　　D. 5　　E. 6

2. 配伍组设计的两因素方差分析有(　　)。

A. $SS_{总} = SS_{组间} + SS_{配伍} + SS_{误差}$

B. $SS_{总} = SS_{组间} + SS_{组内}$

C. $SS_{总} = SS_{组间} + SS_{误差}$

D. $SS_{总} = SS_{组间} + SS_{配伍}$

E. $SS_{总} = SS_{组间} - SS_{组内}$

3. 可用来进行多因素线性回归方程的拟合优度检验是(　　)。

A. χ^2 检验　　B. F 检验　　C. Z 检验

D. t 检验　　E. 以上均可

4. 在多因素线性回归分析中,若对某个自变量的观测值都乘以一个相同的不为零的常数 K,则(　　)。

A. 该自变量的偏回归系数变为原来的 K 倍

B. 该自变量的偏回归系数变为原来的 $1/K$ 倍

C. 该自变量的偏回归系数不变

D. 所有偏回归系数均发生改变

E. 该自变量的偏回归系数的符号改变,但数值不变

5. 在多因素线性回归分析中,衡量各变量重要性的统计量是(　　)。

A. 离均差平方和　　B. 偏回归平方和　　C. 标准化偏回归系数

D. 离均差积和　　E. 误差均方

6. 关于应用多因素回归控制混杂效应的叙述中,哪个是错误的(　　)。

A. 应用多因素回归控制混杂效应的分析又称为协方差分析

B. 协方差分析是将线性回归分析与方差分析结合起来的统计分析方法

C. 协方差分析的协变量只能有一个

D. 协方差分析要求协变量可以是连续变量

E. 协方差分析理论上要求观察变量服从正态分布,各观察变量相互独立,且各样本的总体方差齐性。

7. 自变量筛选的主要目的是(　　)。

A. 简化计算　　B. 提高模型精度　　C. 减少混杂的影响

D. 提高决定系数值　　E. 减少残差平方和

8. 关于多重线性相关中复相关系数的描述,不正确的是(　　)。

A. 复相关系数是度量 Y 和 X_1, X_2, …, X_m 之间线性联系程度的指标,又称作多重相关系数

B．复相关系数 $R=\sqrt{\frac{SS_{error}}{SS_{总}}}$

C．复相关系数的平方是决定系数，记为 R^2

D．R^2 刻画了因变量随自变量变化而变异占因变量的总变异的比例

E．复相关系数满足 $0\leqslant R\leqslant 1$

二、计算与分析

1. 某学者研究在某种营养缺乏状态下儿童的体重(Y，kg)与身高(X_1，cm)、年龄(X_2，岁)的关系，获得了12名观察对象的观测资料，计算得到如下基本数据：

$$\sum X_1=1611,\ \sum X_1^2=219631,\ \sum X_2=106,\ \sum X_2^2=976,\ \sum Y=341,$$

$$\sum Y^2=9883,\ \sum X_1X_2=14454,\ \sum X_1Y=46439,\ \sum X_2Y=3079。$$

(1) 请写出求解 $\hat{Y}=b_0+b_1X_1+b_2X_2$ 二元线性回归方程的正规方程组。

(2) 设方程组的解为 $\hat{Y}=2.114+0.135X_1+0.923X_2$，请写出回归方程。

(3) 完成方差分析表，见表3-20。

表3-20　12名儿童体重与身高、年龄回归分析方差分析表

变异来源	df	SS	MS	F
回归				
残差				
总和				

2. 表3-21资料是某地方病研究所测定8名正常儿童和12名大骨节病患儿的年龄与其尿肌酐含量的结果，现欲比较这两种儿童人群的尿肌酐含量是否不同，且同时要扣除年龄的影响，试做统计分析。

表3-21　8名正常儿童和12名大骨节病患儿的年龄 X(岁)与尿肌酐含量 Y(mmol/24 h)

正常儿童		大骨节病患儿	
X	Y	X	Y
13	3.54	10	3.01
11	3.01	9	2.83
9	3.09	11	2.92
6	2.48	12	3.09

续　表

正常儿童		大骨节病患儿	
X	Y	X	Y
8	2.56	15	3.98
10	3.36	16	3.89
12	3.18	8	2.21
7	2.65	7	2.39
		10	2.74
		15	3.36
		13	3.54
		11	3.01

第四章　定量资料的多因素分析(Ⅱ)

本章继续介绍定量资料的统计分析方法,包括分类自变量的多因素线性回归、重复测量设计资料方差分析和线性混合模型,以及离散型反应变量的Poisson回归和负二项回归。各种统计方法适用的应变量和自变量类型见表4-1。

表4-1　连续型反应变量和不同类型自变量所对应的统计分析方法

反应变量	自变量	可能可以选用的统计分析方法
连续型、独立	二分类(1个)	*t* 检验或秩和检验
	多分类(1个)	ANOVA或多因素线性回归
	连续型(1个)	简单线性回归
	分类(1个)+连续型(1个)	协方差分析或多因素线性回归
	分类(多个)+连续型(多个)	多因素线性回归
连续型、相关	分类(1个)	重复测量方差分析
	分类(多个)+连续型(多个)	混合模型　广义估计方程
离散型	分类(多个)+连续型(多个)	Poisson回归,负二项回归

第一节　分类自变量的线性回归分析

一、案例及其辨析

例4-1　为了解山西省煤矿接尘工人生存质量的主要影响因素,以班组为单位,按照整群抽样随机抽取山西省某煤矿接尘工人305名,以问卷形式调查接尘工人的一般情况,采用世界卫生组织QOL-BREF量表对生存质量进行测评。WHO-QOL-BREF量表能够产生4个领域的得分:生理领域、心理领域、社会领域和环境领域。

下面以生存质量环境领域得分影响因素分析为例,各影响因素赋值见表4-2,为结果解释方便,接尘工龄离散化为二分类变量。因为反应变量为生存质量环境领域得分为连续型定量变量,选用上一章介绍的多因素线性回归筛选影响煤矿接尘工人生存质量的因素，不同之处是本例中所有自变量均为分类变量。表 4－3 为部分原始数据。

表 4－2　生存质量影响因素及其赋值方法

因素名称	赋值方法
X_1 工种	地面＝0，井下＝1
X_2 接尘工龄(年)	$\leqslant 5=0$，$>5=1$
X_3 福利满意情况	满意＝0，过得去＝1，不满意＝2
X_4 吸烟	不吸烟＝0，吸烟＝1
X_5 饮酒	不饮酒＝0，饮酒＝1
X_6 健康问题	无＝0，有＝1
Y 生存质量	环境对生存质量影响的得分

表 4－3　山西省煤矿接尘工人生存质量测评部分原始数据(20 例)

序号	X_1	X_2	X_3	X_4	X_5	X_6	生存质量
1	0	1	2	1	0	0	12.5
2	0	1	2	0	1	0	13.5
3	0	1	2	1	1	0	12.5
4	0	1	2	1	0	0	14.5
5	0	1	1	1	1	0	14.0
6	0	1	1	0	0	0	12.5
7	0	1	1	1	1	0	13.0
8	0	1	1	1	1	0	13.0
9	1	0	2	0	0	0	11.5
10	0	1	2	0	1	0	11.0
11	0	1	2	1	0	1	13.0
12	1	1	3	1	1	1	4.5
13	1	1	3	1	1	1	4.5
14	0	1	2	1	1	0	17.0
15	1	1	3	0	0	0	6.0
16	1	1	3	0	1.	0	4.5
17	0	0	3	1	0	1	9.5
18	0	1	2	0	1	0	11.0
19	0	0	2	0	0	0	9.5
20	0	1	2	1	1	0	17.0
…	…	…	…	…	…	…	…

二、分类自变量的多重线性回归分析

(一) 分类变量的赋值与回归系数的解释

多因素线性回归方程的一般表达式为式(4-1)。

$$\mu_{Y\mid X}=\beta_0+\beta_1x_1+\beta_2x_2+\cdots+\beta_px_p \tag{4-1}$$

式(4-1)中的 X 为回归方程中所有自变量构成的自变量向量。由于本例 X_1, X_2, X_4, X_5, X_6 均为二分类变量并且可能的取值为0和1,对应的回归系数 β_i 为在其他因素不变情况下,$x_i=1$ 与 $x_i=0$ 的 Y 总体均数 $\mu_{Y|x_1,\cdots,x_6}$ 的改变量($i=1, 2, 4, 5, 6$)。如工种“地面工作”x_1 取值为0,“井下工作”x_1 取值为1,则回归系数 β_1 意义是在其他自变量固定条件下,“井下工作”者相对于“地面工作”者的生存质量反应变量 Y 的总体均数增加 β_1 个单位。

由于本例中 x_3 为多分类变量,如果各类间有等级关系(如福利满意情况),可简单按照满意程度赋值,“满意”=0,“过得去”=1,“不满意”=2,这时回归系数 β_3 表示其他自变量固定条件下,福利满意程度每增加(或减少)一个等级,则生存质量反应变量 Y 的总体均数增加(或减少)β_3 个单位。这种赋值方法的优点是建模过程和回归系数的解释都比较简单,但缺点是福利满意程度从“满意”=1到“过得去”=2,以及从“过得去”=2到“不满意”=3的生存质量反应变量 Y 的总体均数都是相差 β_3 个单位,有时并不合理或不符合实际情况。这种情况下,最好的处理方法是将多分类变量设置为多个哑变量(dummy variable)或指示变量(indicator variable),更准确地反映该因素与反应变量的关系。

对 k 类分类变量,需设置($k-1$)个哑变量。如福利满意情况有3类,以“满意”为参照组,设置2个哑变量,具体赋值如表4-4所示。

表4-4 例4-1中的多分类自变量的亚元变量设置

	“满意”:$x_3=0$	“过得去”:$x_3=1$	“不满意”:$x_3=2$
x_{31}取值	0	1	0
x_{32}取值	0	0	1

在多因素回归方程中,用 β_{31} 和 β_{32} 对应表示 x_{31} 和 x_{32} 的回归系数,则回归系数 β_{31} 表示其他自变量固定条件下,对福利感觉“过得去”者相对于“满意”者生存质量反应变量 Y 的总体均数增加 β_{31} 个单位;β_{32} 表示其他自变量固定条件下,对福利“不满意”者相对于“满意”者反应变量 Y 的总体均数增加 β_{32} 个单

位;对福利“不满意”者相对于“过得去”者反应变量 Y 的总体均数增加 $\beta_{32}-\beta_{31}$ 个单位。要特别注意的是,作为一个因素的一组亚元在回归分析中,该组亚元全在回归模型中或全不在回归模型中,不能把一个因素的一组亚元部分放在模型中而另一部分亚元不放在模型中。

例 4-1 的研究目的是探索影响生存资料的主要影响因素,一般采用逐步回归分析的方法,$\alpha=0.05$,不同因素个数模型下各变量的 P 值见表 4-5。每一步引入 P 值最小的变量,第 1 步、第 2 步、第 3 步、第 4 步引入的变量分别为 x_1、x_{31} 和 x_{32}、x_6 和 x_5。回归分析参数估计见表 4-6,结果表明,山西省煤矿接尘工人生存质量环境领域得分与工种、福利满意情况、饮酒和健康问题有关。回归方程表达式为式(4-2)。

$$\hat{Y}=13.412-1.777x_1-1.351x_{31}-3.051x_{32}-0.625x_5-1.314x_6 \tag{4-2}$$

表 4-5　前进逐步法不同因素个数模型下各变量的 P 值

变量	1 因素模型	2 因素模型	3 因素模型	4 因素模型	5 因素模型
x_1	<0.000 000 1 引入	<0.000 000 1	0.000 1		
x_2	0.594	0.189	0.254	0.546	0.564
x_{31}	<0.000 01	<0.000 1 引入			
x_{32}	<0.000 001	<0.000 000 1 引入			
x_4	0.015	0.428	0.395	0.499	0.967
x_5	0.023	0.062	0.055	0.037 引入	
x_6	<0.000 01	<0.000 1	0.001 引入		

表 4-6　山西省煤矿接尘工人生存质量环境领域得分多因素线性回归分析结果

变量	回归系数	标准误	t	P
常数项	13.412	0.668	33.65	<0.000 1
x_1	−1.777	0.292	−6.09	<0.000 1
x_{31}	−1.351	0.428	−3.16	0.002
x_{32}	−3.051	0.456	−6.69	<0.000 1
x_5	−0.625	0.299	−2.09	0.037
x_6	−1.314	0.378	−3.48	<0.001

(二) 交互作用分析

多因素线性回归中两个变量的交互作用概念与上一章析因设计方差分析中两因素交互作用概念相同,若一个自变量与反应变量的关系随着另一个自变量取值的改变而改变，则称这两个自变量间存在交互作用。评价两个自变量是否存在交互作用的最直接方法就是在回归模型中引入可能存在交互作用的两个自变量的乘积项，然后检查该乘积项是否有统计学意义。

例 4-1 中，许多文献报道不同的健康状态下，饮酒与生活质量的关系往往是不同的，因此需要考虑通过评价饮酒与健康状况对生活质量是否存在交互作用进行完善上述分析模型。因此，在上述多因素线性回归方程中引入一个新构建的自变量项 x_5 与 x_6 的乘积项 x_5x_6，并拟合式(4-3)的回归方程，得到相应回归系数估计和回归系数检验结果见表 4-7。

$$\mu_{Y|X} = \beta_0 + \beta_1 x_1 + \beta_{31} x_{31} + \beta_{32} x_{32} + \beta_5 x_5 + \beta_6 x_6 + \beta_{56} x_5 x_6 \quad (4-3)$$

表 4-7 式(4-3)的回归系数估计和检验

变量	回归系数	标准误	t	P
常数项	13.653	0.411	33.22	<0.001
x_1	−1.777	0.290	−6.13	<0.001
x_{31}	−1.388	0.426	−3.26	0.001
x_{32}	−3.114	0.454	−6.86	<0.001
x_5	−0.931	0.328	−2.84	0.005
x_6	−2.334	0.597	−3.91	<0.001
x_5x_6	1.646	0.750	2.20	0.029

我们还可以从相关统计软件的输出中得到回归系数估计之间的协方差 $Cov(\hat{\beta}_5, \hat{\beta}_{56}) = -0.105$ 和 $Cov(\hat{\beta}_6, \hat{\beta}_{56}) = -0.348$。当交互作用项的 $P < 0.05$ 时，要作进一步分析时，需要对两个回归系数 $\beta_A + \beta_B = 0$ 进行假设检验，方法如下：

$H_0: \beta_A + \beta_B = 0$；$H_1: \beta_A + \beta_B \neq 0$。

设回归估计值为 $\hat{\beta}_A$ 和 $\hat{\beta}_B$，记 $se(\hat{\beta}_A + \hat{\beta}_B) = \sqrt{se(\hat{\beta}_A)^2 + se(\hat{\beta}_B)^2 + 2Cov(\hat{\beta}_A, \hat{\beta}_B)}$ 是 $\hat{\beta}_A + \hat{\beta}_B$ 的标准误，其中 $se(\hat{\beta}_A)$ 和 $se(\hat{\beta}_B)$ 分别是 $\hat{\beta}_A$ 和 $\hat{\beta}_B$ 的标准误，$Cov(\hat{\beta}_A, \hat{\beta}_B)$ 是 $\hat{\beta}_A$ 和 $\hat{\beta}_B$ 的协方差。则 $H_0: \beta_A + \beta_B = 0$ 的 t 检验统计量如式(4-4)所示。

$$t = \frac{\hat{\beta}_A + \hat{\beta}_B}{se(\hat{\beta}_A + \hat{\beta}_B)} \quad (4-4)$$

当 $H_0: \beta_A + \beta_B = 0$ 为真时，则 t 检验统计量服从自由度为 $N-p-1$ 的 t 分布，其中 N 为样本量，p 为模型中的自变量个数(含交互作用项)。

当 $|t| > t_{\alpha/2,\, N-p-1}$ 时，拒绝 $H_0: \beta_A + \beta_B = 0$，并根据 $\hat{\beta}_A + \hat{\beta}_B > 0$ 或 $\hat{\beta}_A + \hat{\beta}_B < 0$ 推断 $\beta_A + \beta_B$ 大于0或小于0。

本例统计分析的表4-7中显示：交互作用项 x_5x_6 的回归系数检验的 P 值为0.029，有统计学意义，由此可知饮酒与健康对生存质量得分有交互作用。也就是说，健康与生存质量 Y 之间的关系与是否饮酒有关；同理，饮酒与生存质量之间的关系与健康状况有关。进一步的交互效应的统计分析可以归结为表4-8所示的统计检验问题。

表4-8　例4-1的交互作用分析用表

研究问题	条件状况	自变量取值	自变量 x_5 或 x_6 取值代入回归模型式(4-3)后的表达式	检验问题 H_0
健康与生存质量之间的关系	不饮酒	$x_5=0$	$\mu_{Y\mid X} = \beta_0 + \beta_1 x_1 + \beta_{31} x_{31} + \beta_{32} x_{32} + \beta_6 x_6$	$\beta_6 = 0$
	饮酒	$x_5=1$	$\mu_{Y\mid X} = \beta_0 + \beta_5 + \beta_1 x_1 + \beta_{31} x_{31} + \beta_{32} x_{32} + (\beta_6 + \beta_{56}) x_6$	$\beta_6 + \beta_{56} = 0$
饮酒与生存质量之间的关系	无健康问题	$x_6=0$	$\mu_{Y\mid X} = \beta_0 + \beta_1 x_1 + \beta_{31} x_{31} + \beta_{32} x_{32} + \beta_5 x_5$	$\beta_5 = 0$
	健康有问题	$x_6=1$	$\mu_{Y\mid X} = \beta_0 + \beta_6 + \beta_1 x_1 + \beta_{31} x_{31} + \beta_{32} x_{32} + (\beta_5 + \beta_{56}) x_5$	$\beta_5 + \beta_{56} = 0$

在不饮酒的情况下，$x_5=0$ 代入回归模型的式(4-3)，由表4-8得到健康与生存质量之间的关系检验问题为 $H_0: \beta_6 = 0$，$H_1: \beta_6 \neq 0$，由表4-7所知 x_6 的回归系数估计值为-2.334，相应的 $P<0.001$，由此可知：健康有问题会使生存质量平均下降2.334分，差异有统计学意义。

在饮酒的情况下，$x_5=1$ 代入回归模型的式(4-3)，由表4-8得到健康与生存质量之间的关系检验问题为：

$H_0: \beta_6 + \beta_{56} = 0$；$H_1: \beta_6 + \beta_{56} \neq 0$。

$\alpha = 0.05$

由表4-7可知：$\hat{\beta}_6 + \hat{\beta}_{56} = -2.334 + 1.646 = -0.668$

标准误 $se(\hat{\beta}_6 + \hat{\beta}_{56}) = \sqrt{0.597^2 + 0.750^2 + 2 \times (-0.348)} = 0.472$

基于式(4-4)的检验统计量为 $t = -0.668/0.472 = -1.415$

自由度为 $305-7=298$，相应的 t 分布界值为 $t_{0.05/2,\,298} = 1.968$，$|t|<$

$t_{0.05/2,298}$，即：在饮酒情况下，健康有无问题对生命质量的差异无统计学意义。

在健康没有问题的情况下，$x_6=0$ 代入回归模型的式(4-3)，由表4-8得到饮酒与生存质量之间的关系检验问题为 $H_0: \beta_5=0$，$H_1: \beta_5 \neq 0$，由表4-7所知 x_5 的回归系数估计值为 -0.931，相应的 $P<0.001$，由此可知：饮酒会使生存质量平均下降0.931分，差异有统计学意义。

在健康有问题的情况下，$x_6=1$ 代入回归模型的式(4-3)，由表4-8得到饮酒与生存质量之间的关系检验问题为：

$H_0: \beta_5+\beta_{56}=0$，$H_1: \beta_5+\beta_{56} \neq 0$

$\alpha=0.05$

由表4-7所知：$\hat{\beta}_5+\hat{\beta}_{56}=-0.931+1.646=0.715$

标准误 $se(\hat{\beta}_5+\hat{\beta}_{56})=\sqrt{0.328^2+0.750^2+2\times(-0.105)}=0.678$

基于式(4-4)的检验统计量为 $t=0.715/0.678=1.054$

自由度为 $305-7=298$，相应的 t 分布界值为 $t_{0.05/2,298}=1.968$，$|t|<t_{0.05/2,298}$，即：在健康有问题的情况下，是否饮酒对生命质量的差异无统计学意义。

两个自变量间的交互作用称为一级交互作用(first-order interaction)，3个自变量间的交互作用称为二级交互作用(second-order interaction)，依次类推。考虑多个自变量间的交互作用时，主要依据专业知识。考虑的可能交互作用项越多，需要的样本含量越大。另外，引入变量间交互作用时，各变量的主效应不论是否有统计学意义都应纳入模型中。

第二节　重复测量资料的Mixed模型

一、案例及其辨析

例4-2　为了评价某试验药物与对照药物对治疗慢性乙型肝炎患者的谷丙转氨酶(ALT)水平的影响，将按照统一的诊断标准和入选标准(其中要求受试者没有接受同类其他治疗)收治的20名慢性乙型肝炎患者随机分为试验组和对照组，试验组服用试验药，对照组服用对照药。对每一患者在治疗前、治疗后12周、24周、36周分别测量一次ALT水平，试验结果见表4-9，两组4个时间点的样本均数变化趋势如表4-10和图4-1所示。

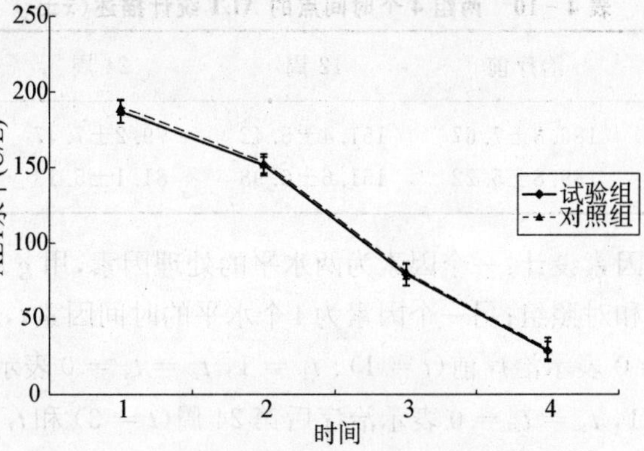

图 4－1　两种药物治疗慢性乙型肝炎不同时间的 ALT 平均水平

表 4－9　两种药物治疗慢性乙型肝炎不同时间的谷丙转氨酶(ALT)水平(U/L)

组别	观察对象 i	ALT 测量时间			
		治疗前	12 周	24 周	36 周
试验组	1	187	155	83	36
	2	203	163	95	40
	3	185	147	73	29
	4	191	154	83	29
	5	177	145	70	21
	6	185	150	73	26
	7	185	154	79	31
	8	183	146	73	26
	9	178	148	79	22
	10	194	152	84	27
对照组	11	180	151	80	17
	12	192	144	75	23
	13	188	151	78	35
	14	183	151	82	37
	15	191	141	75	25
	16	195	157	81	34
	17	195	161	93	41
	18	189	148	84	25
	19	196	163	82	34
	20	189	149	81	24

表 4-10 两组 4 个时间点的 ALT 统计描述($\bar{x}\pm s$)

组别	治疗前	12 周	24 周	36 周
试验组	186.8±7.67	151.4±5.42	79.2±7.47	28.7±5.85
对照组	189.8±5.22	151.6±6.98	81.1±5.13	29.5±7.66

该例为两因素设计：一个因素为两水平的处理因素，用 $g=1$ 和 $g=0$ 分别对应试验组和对照组；另一个因素为 4 个水平的时间因素 t，用 3 个亚元变量 $t_1=t_2=t_3=0$ 表示治疗前($t=1$)、$t_1=1$，$t_2=t_3=0$ 表示治疗后第 12 周($t=2$)、$t_2=1$，$t_1=t_3=0$ 表示治疗后第 24 周($t=3$)和 $t_1=t_2=0$，$t_3=1$ 表示治疗后第 36 周($t=4$)。对每一患者在 4 个时间点分别测量一次 ALT，并用 y_{gtk} 表示第 k 个对象(属于第 g 组)第 t 次的 ALT 测量值，这是典型的重复测量设计。重复测量设计(repeated measurement design)是指对同一观察对象的某个或某些观察指标在相继的不同时间点上或不同实验或观察环境下进行多次观察或测量，是医学研究中一种常见的设计方法。观测指标可以是定量变量或分类变量，相应的资料称为重复测量资料(repeated measurement data)。本章主要介绍观察指标为定量变量的统计分析方法。

重复测量资料的特点是：①测量结果必须按重复测量因素水平顺序排列，同一观察对象的重复测量值之间是非独立的，不符合传统统计分析方法中关于独立性的假设，增加了统计分析的复杂性；②观察指标在所测量的时间范围内可能呈某种趋势性变化；③观察值的变异来源较多，有来自个体内的变异、个体间的变异，或更高水平的变异。变异可能与时间有关，或与其他协变量有关。

二、重复测量资料常用统计分析方法

目前处理重复测量资料的常用方法有：重复测量资料的方差分析，广义估计方程(generalized estimating equations，GEE)和混合效应模型(mixed model)，mixed model 也可以称为多水平模型(multilevel models)。重复测量资料可看做一种两水平资料，其中水平 2 单位代表受试者，水平 1 单位代表每个受试者的重复测量。由于 mixed model 对资料的要求相对比较低，结果容易解释，所以本节介绍应用线性混合模型(linear mixed model，LMM)进行重复测量资料的统计分析。由于最大似然(maximum likelihood，ML)对模型的参数估计是渐进无偏估计(即：样本量较大时，参数估计的期望值与参数的总体值的差值越来越小并且趋向 0)，因此对于样本量较小情况下，用 ML 方法进行参数估计的偏倚会较大，所以一般推荐采用限制性最大似然(restricted maximum likelihood, REML)对模型的参数进行估计,理论上可以证明:REML 的参数估计是无偏估计。具有相同固定效应的竞争模型选择可采用似然比检验(likelihood ratio test)。

本例从总体均数上考察,可以认为二因素 2×4 水平的总体均数相应的表达式如式(4-5)所示。

$$\mu_y = \beta_0 + \beta_1 g + \beta_2 t_1 + \beta_3 t_2 + \beta_4 t_3 + \beta_5 t_1 \times g + \beta_6 t_2 \times g + \beta_7 t_3 \times g \quad (4-5)$$

根据分组变量 g 取值和时间亚元 t_1, t_2, t_3 取值,得到表 4-11 所示的 2×4水平的总体均数表达式。

表 4-11　例 4-2 各种情况的总体均数表达式

	治疗前 $t=1$	治疗 12 周 $t=2$	治疗 24 周 $t=3$	治疗 36 周 $t=4$
试验组 ($g=1$)	β_0	$\beta_0+\beta_2$	$\beta_0+\beta_3$	$\beta_0+\beta_4$
对照组 ($g=0$)	$\beta_0+\beta_1$	$\beta_0+\beta_1+\beta_2+\beta_5$	$\beta_0+\beta_1+\beta_3+\beta_6$	$\beta_0+\beta_1+\beta_4+\beta_7$
组间差异	β_1	$\beta_1+\beta_5$	$\beta_1+\beta_6$	$\beta_1+\beta_7$

对于同样的治疗方案同样的治疗周期,不同对象 ALT 的平均水平存在个体变异且记为 η_i,各个周期的治疗效应也存在个体变异,记为 ε_{it},因此第 i 个对象(属于第 g 组)第 t 次访视的 ALT 观察值可以用式(4-6)的方程表述。

$$y_{i(g)t} = \beta_0 + \beta_1 g + \beta_2 t_1 + \beta_3 t_2 + \beta_4 t_3 + \beta_5 t_1 \times g + \beta_6 t_2 \times g + \beta_7 t_3 \times g + \eta_i + \varepsilon_{it} \quad (4-6)$$

假定 $\eta_i \sim N(0, \sigma_\eta^2)$, $\varepsilon_{it} \sim N(0, \sigma_\varepsilon^2)$, $t=1, 2, 3, 4$; $i=1, 2, \cdots, 20$, 并且假定 η_i 和 ε_{it} 之间相互独立。β_i ($i=0, 1, 2, \cdots, 7$), σ_η 和 σ_ε 是未知参数,借助统计软件(如 SAS, Stata 等)用限制性最大似然方法拟合模型,得到模型的参数估计(表 4-12)。

表 4-12　例 4-2 的模型(4-9)的参数估计

变量	b	se	Z	P
常数项	189.800	2.059	92.170	<0.001
g	−3.000	2.912	−1.030	0.303
t_1	−38.200	1.676	−22.790	<0.001
t_2	−108.700	1.676	−64.860	<0.001
t_3	−160.300	1.676	−95.650	<0.001

续 表

变量	b	se	Z	P
$t_1 \times g$	2.800	2.370	1.180	0.237
$t_2 \times g$	1.100	2.370	0.460	0.643
$t_3 \times g$	2.200	2.370	0.930	0.353

基于交互作用项 $t_1 \times g$，$t_2 \times g$ 和 $t_3 \times g$ 的 P 均大于 0.20，则可以认为访视时间 t 与分组变量 g 之间无明显的交互作用，因此从模型中剔除交互作用项 $t_1 \times g$，$t_2 \times g$ 和 $t_3 \times g$，得到式(4-7)的回归模型，相应的总体均数表达式，组间总体均数的差异和各个时间之间总体均数的差异表达式见表 4-13。

$$y_{i(g)t} = \beta_0 + \beta_1 g + \beta_2 t_1 + \beta_3 t_2 + \beta_4 t_3 + u_i + \varepsilon_{it} \quad (4-7)$$

表 4-13 例 4-2 各种情况的总体均数表达式

项 目	治疗前 $t=1$	治疗 12 周 $t=2$	治疗 24 周 $t=3$	治疗 36 周 $t=4$
试验组（$g=1$）	β_0	$\beta_0+\beta_2$	$\beta_0+\beta_3$	$\beta_0+\beta_4$
对照组（$g=0$）	$\beta_0+\beta_1$	$\beta_0+\beta_1+\beta_2$	$\beta_0+\beta_1+\beta_3$	$\beta_0+\beta_1+\beta_4$
组间差异	β_1	β_1	β_1	β_1
治疗后各次随访-治疗前		β_2	β_3	β_4
治疗 12 周后的随访-治疗 12 周			$\beta_3-\beta_2$	$\beta_4-\beta_2$

借助统计软件，用例 4-2 数据拟合模型得到参数估计见表 4-14，并也可以在统计软件中选择回归系数估计的协方差矩阵的输出，得到回归系数估计的协方差为 $Cov(\hat{\beta}_1, \hat{\beta}_2) = 0.685$，$Cov(\hat{\beta}_1, \hat{\beta}_3) = 0.685$ 和 $Cov(\hat{\beta}_2, \hat{\beta}_3) = 0.685$。

表 4-14 例 4-2 的模型(4-10)的参数估计

变量	b	se	Z	P
常数项	189.04	1.93	98.26	<0.001
g	-1.475	2.52	-0.58	0.559
t_1	-36.8	1.171	-31.43	<0.001
t_2	-108.15	1.171	-92.37	<0.001
t_3	-159.2	1.171	-135.98	<0.001

由表 4-14 可知，两组干预效应的差异无统计学意义（$P = 0.559 > 0.05$），t_1，t_2 和 t_3 的回归系数均小于 0 并且 $P < 0.001$，因此可以推断治疗后

慢性乙型肝炎患者的谷丙转氨酶(ALT)水平比治疗前均有下降。

对于治疗12周的疗效,治疗24周的疗效和治疗36周的疗效比较,根据表4-13的结果可以归结为下列一类统计检验问题。

$H_0: \beta_i - \beta_j = 0 \quad vs \quad H_1: \beta_i - \beta_j \neq 0 \quad i = j+1, \cdots, 4;\ j = 2, 3$。

$\alpha = 0.05$

检验统计量
$$Z = \frac{\hat{\beta}_i - \hat{\beta}_j}{se(\hat{\beta}_i - \hat{\beta}_j)} \tag{4-8}$$

当 H_0 为真时,式(4-8)的检验统计量 Z 近似服从标准正态分布,即:当 $|Z| > 1.96$,则可以拒绝 H_0,推断 H_1 为真。

对于治疗24周的ALT总体均数与治疗12周的ALT总体均数比较,相应的统计检验如下。

$H_0: \beta_3 - \beta_2 = 0$; $H_1: \beta_3 - \beta_2 \neq 0$。

$\alpha = 0.05$

$\hat{\beta}_3 - \hat{\beta}_2 = -108.15 - (-36.8) = -71.35$,$\hat{\beta}_3 - \hat{\beta}_2$ 的标准误为 $se(\hat{\beta}_3 - \hat{\beta}_2) = \sqrt{se(\hat{\beta}_3)^2 + se(\hat{\beta}_2)^2 - 2Cov(\hat{\beta}_3, \hat{\beta}_2)} = \sqrt{1.171^2 + 1.171^2 - 2 \times 0.685} = 1.172$

因此,$Z = \dfrac{\hat{\beta}_3 - \hat{\beta}_2}{se(\hat{\beta}_3 - \hat{\beta}_2)} = \dfrac{-71.3}{1.172} = -60.8$,$|Z| > 1.96$,拒绝 H_0,基于 $\hat{\beta}_3 - \hat{\beta}_2 < 0$,可以推断治疗24周的ALT总体均数小于治疗12周的ALT总体均数,即:治疗24周的疗效优于治疗12周的疗效。

同理,对于治疗36周的ALT总体均数与治疗24周的ALT总体均数比较可以归结为 $H_0: \beta_4 - \beta_3 = 0$ 的检验。$\hat{\beta}_4 - \hat{\beta}_3 = -159.2 - (-108.15) = -51.05$,$se(\hat{\beta}_4 - \hat{\beta}_3) = 1.172$,$Z = (\hat{\beta}_4 - \hat{\beta}_3)/se(\hat{\beta}_4 - \hat{\beta}_3) = -43.56$,因为 $|Z| > 1.96$,因此拒绝 $H_0: \beta_4 - \beta_3 = 0$,基于 $\hat{\beta}_4 - \hat{\beta}_3 < 0$,推断治疗36周的ALT总体均数小于治疗24周的ALT总体均数,即:治疗36周的疗效优于治疗24周的疗效。

第三节　离散型定量资料的Poisson回归和负二项回归

一、案例及其辨析

例4-3　某研究组采用离体心脏灌流实验,探讨对照药和实验药的药效关系。随机选取月龄相同,体重相近的大白鼠90只,随机分为2组,处死大白鼠取心脏置于离体心脏灌流液实验装置中，观察不同药物对离体心脏活动的影响。取前5分钟内心律不齐的平均次数(basecount)作为每只白鼠的基线指标，同时记录基线的心率(hr)和基线的离体灌流心脏左室发展压(lvdp)，分别在灌流液中加入一定剂量的对照药和实验药后，每隔一分钟记录心律不齐的次数，计算得到5分钟内心律不齐的次数(count)作为主要药效评价指标。整个实验过程中人工控制实验灌流装置，保证离体心脏在观察期间内灌流压力、温度、酸碱度等存活条件及药物浓度保持不变。部分原始数据见表4-15。

表4-15 例4-3的离体心脏灌流部分实验数据(20例)

group	basecount	hr	lvdp	count
1	1	326	175.29	4
1	3	354	145.43	4
1	0	263	124.80	5
1	1	300	190.97	6
1	1	321	235.70	7
1	0	263	120.91	7
1	1	373	117.38	10
1	1	268	101.20	12
1	1	297	171.69	13
1	3	301	169.41	17
1	1	266	135.13	19
…	…	…	…	…
0	0	314	134.24	0
0	0	319	113.19	0
0	1	351	164.31	1
0	0	315	228.25	1
0	0	323	222.11	1
0	1	270	204.79	4
0	0	407	85.09	5
0	1	300	182.77	8
0	2	256	166.97	10
0	0	317	219.24	12
…	…	…	…	…

注：表中："group = 1"为对照药，"group = 0"为实验药。

例4-3的数据特点是因变量是离散型定量变量，称为计数资料(count data)。在广义线性模型(generalized linear model，GLM)中，因变量亦可称为反应变量(response variable)。常见的计数变量为单位时间、单位面积、单位空间某事件发生数,如某种疾病的发生数、死亡数等,因为计数资料的特点是观察值为非负整数、离散型且为偏态分布,基于正态分布理论的一般线性模型不能用来描述反应变量 Y 与自变量 X 的关系。如果固定自变量 X 取值,计数的因变量服从 Poisson 分布,可采用 Poisson 回归建模,自变量可为连续型变量,如年龄、暴露时间,或者分类变量,如性别等。

二、Poisson 回归

(一) 模型表达式

Poisson 回归属 GLM 的一种。GLM 定义为固定自变量取值,因变量的条件期望值记为 $\mu_{Y|X}$,选择一个单调光滑函数 $g(\mu_{Y|X})$ 与自变量 $X=(x_1, \cdots, x_p)$ 之间呈线性关系,见式(4-9),且称这个 $g(\mu_{Y|X})$ 为连接函数(link function)。

$$g(\mu_{Y|X}) = \beta_0 + \beta_1 x_1 + \beta_2 x_2 + \cdots + \beta_p x_p \qquad (4-9)$$

表 4-16 为常见回归模型中的连接函数。对 Poisson 回归,连接函数为 $g(\mu) = \log(\mu)$,即期望值的对数可由自变量的线性组合建模。当用于列联表数据时,即所有自变量均为分类变量,Poisson 回归模型也称为对数线性模型(log-linear model)。

表 4-16 常见回归模型中的连接函数

模型	反应变量	分布	连接函数
多因素线性回归	连续型	正态分布	Identity
Logistic 回归	二分类	二项分布	Logit
Poisson 回归	计数(或率)	Poisson 分布	Log
负二项回归	计数	负二项分布	Log

$$\log(\mu_{Y|X}) = \beta_0 + \beta_1 x_1 + \beta_2 x_2 + \cdots + \beta_p x_p = \beta_0 + X\boldsymbol{\beta} \qquad (4-10)$$

其中,$X = (x_1, \cdots, x_p)$,$\boldsymbol{\beta} = (\beta_1, \beta_2, \cdots, \beta_p)'$,因此因变量 Y 的条件期望值与自变量 X 为对数线性关系。同样因变量的条件期望值可以改写为式(4-11)。

$$\mu_{Y|X} = \exp(\beta_0 + X\boldsymbol{\beta}) \qquad (4-11)$$

给定 X 时，Y 的取值服从均数为 $\mu_{Y|X}$ 的 Poisson 分布，发生数为 y 的概率密度函数如式(4-12)所示。

$$P(y)=\frac{e^{-\mu_{Y|X}}\mu_{Y|X}^{y}}{y!}=\frac{\exp(-e^{\beta_0+X\boldsymbol{\beta}})e^{(\beta_0+X\boldsymbol{\beta})y}}{y!} \qquad (4-12)$$

当原始数据是率时，即率＝阳性事件发生数/观察人年数，Poisson 回归模型表达式为式(4-13)和式(4-14)。

$$\log(\mu_{Y|X}/time)=\beta_0+X\boldsymbol{\beta} \qquad (4-13)$$

$$\log(\mu_{Y|X})=\beta_0+X\boldsymbol{\beta}+\log(time) \qquad (4-14)$$

其中，$\log(time)$称为偏移量(offset)。

(二) Poisson 回归的假定

(1) 反应变量的期望值的对数与自变量呈线性关系。

(2) 自变量之间对反应变量的期望值的联合作用是可乘的。

(3) 固定各个自变量取值，对应的事件发生数的总体方差等于反应变量的条件期望值。

(4) 各观测互相独立，对于相同自变量取值，事件发生的概率分布是相同的，并且可加的。

(三) 参数估计、解释与检验

参数估计采用最大似然法。

Poisson 回归中回归系数的解释同其他回归模型，表示在其他自变量固定时，某个自变量每改变一个单位对应的对数条件期望值的改变量，所以自变量 x_i 改变一个单位引起的因变量改变比(ratio)或相对危险度(relative risk)等于 $\exp(\beta_i)$。

单个回归系数是否为 0 的检验可以用 Ward Test，多个回归系数为 0 的检验可以用似然比检验。

三、负二项回归

如果因变量取值过度离散，则 Poisson 回归模型会拟合不佳。当给定自变量取值时的 Poisson 分布 y 的方差等于或接近 y 的期望值，则说明因变量服从 Poisson 分布。如果方差大于均数，如方差≥2×均数，数据存在过度离散。

处理 Poisson 回归中过度离散的方法是拟合负二项回归模型(negative binomial regression)。建议同一份数据同时拟合 Poisson 回归和负二项回归,后者提供是否存在过度离散的假设检验。

负二项回归也是 GLM 的一种回归模型,其因变量 Y 也是计数随机变量,因变量的条件期望值为 $\mu_{Y|X}$,常用的连接函数为 Log, $\log(\mu_{Y|X}) = \beta_0 + X\boldsymbol{\beta}$,即:负二项回归模型同样可以用式(4-13)或式(4-14)表述,但因变量 Y 的分布为负二项分布。

给定 X 时,Y 的取值服从均数为 $\mu_{Y|X}$ 的负二项分布(negative binomial distribution)的概率密度函数如式(4-18)所示。

$$P(y) = \frac{\Gamma(y+1/k)}{\Gamma(y+1)\Gamma(1/k)} \frac{(k\mu_{Y|X})^y}{(1+k\mu_{Y|X})^{y+1/k}} \quad y = 0, 1, 2, \cdots \tag{4-15}$$

其中,$\mu_{Y|X}$ 是固定自变量 X 取值,服从负二项分布的随机变量 Y 的条件期望值。可以证明:负二项分布是当 Poisson 分布中参数视为随机变量且服从 Γ 分布的随机变量时所得到的复合分布。在 Poisson 分布中,事件数的方差等于 μ;但在负二项分布中,事件数的方差等于 $\mu(1+k\mu)$,其中 k 称为负二项离散参数(dispersion)。当 $k=0$ 时,说明事件发生是随机的,此时负二项分布退化为 Poisson 分布;当 $k \neq 0$ 时,说明事件的发生不独立因而存在着聚集性。

对于 Poisson 回归模型,根据 Poisson 的概率密度函数,可以得到 Poisson 回归模型的拟合优度(goodness of fiting)的统计量 *deviance* 表达式(4-16)。

$$deviance = \sum_{i=1}^{n} 2(y_i \ln(y_i / \hat{\mu}_i) - (y_i - \hat{\mu}_i)) \tag{4-16}$$

对于负二项回归模型,根据负二项分布的概率密度函数,可以得到负二项回归模型的拟合优度统计量 *deviance* 表达式(4-17)。

$$deviance = \sum_{i=1}^{n} 2\left(y_i \ln(y_i / \hat{\mu}_i) - (y_i + 1/k)\ln\left[\frac{1+ky_i}{1+k\hat{\mu}_i}\right]\right) \tag{4-17}$$

如果模型拟合效果达到饱和模型的效果,则上述拟合优度统计量 *deviance* 近似服从自由度为 $N-p$ 的 χ^2 分布,其中 N 为样本量,p 为自变量个数。模型拟合优度的检验一般设置 $\alpha = 0.10$,因此当拟合优度统计量 $deviance > \chi^2_{N-p,\,0.10}$,则 $P < 0.10$,并且可以认为模型拟合效果不佳。

由表 4－17 可知,Poisson 回归模型的拟合优度检验的 $P<0.10$,因此可以推断 Poisson 回归模型的拟合效果不佳;负二项回归模型的拟合优度检验的 $P>0.10$,因此可以认为负二项回归模型的拟合效果较好,本例数据用负二项回归模型的拟合效果优于 Poisson 回归模型。

表 4－17 离体心脏灌流实验数据的 Poisson 回归和负二项回归模型

变量	Poisson 回归				负二项回归			
	参数估计	标准误	χ^2	P	参数估计	标准误	χ^2	P
constant	3.140 7	0.601 2	27.29	<0.000 1	2.198 4	0.906 1	10.37	0.001 3
group	0.527 8	0.122 3	18.62	<0.000 1	0.531 0	0.176 1	9.09	0.002 6
basecount	0.235 1	0.058 5	16.17	<0.000 1	0.261 1	0.096 9	7.26	0.007 1
hr	−0.007 9	0.001 7	20.71	<0.000 1	−0.007 3	0.002 5	8.17	0.004 3
lvdp	0.000 2	0.001 6	0.01	0.909 7	0.000 2	0.002 2	0.01	0.938 4
dispersion					0.325 4	0.093 1	95% CI:(0.19, 0.57)	
deviance	194.638 0($P<0.001$)				93.849 9($P=0.240$)			

负二项回归结果表明,处理因素(group)的回归系数为 0.527 8,对于相同的试验前 5 分钟内心律不齐的平均次数(basecount)和心率(hr),基于对照药 $group=1$ 和实验药 $group=0$ 代入模型,由此得到用对照药的对象在试验后 5 分钟内心律不齐的平均次数是用实验药的 $RR=\exp(0.5310)=1.7$ 倍,相应的 95% 可信区间为(1.2, 2.4)。基线心律不齐的次数(basecount)越多,用药后的心律不齐的平均次数就越多;基线的心率(hr)越快,用药后的心律不齐的平均次数就越少;两者均有统计学意义。基线的离体灌流心脏左室发展压(lvdp)与用药后的心律不齐的平均次数的关联性无统计学意义。

四、应用注意事项

(1) 拟合 Poisson 回归时,反应变量为事件发生数(counts)时直接建模;反应变量为率(rate)时,以率的分子即 counts 为反应变量建模,以率的分母即观察人时数的对数为 offset 变量。

(2) 如果数据中实际的"0"值比 Poisson 回归或负二项回归预测的"0"值多,可拟合零膨胀 Poisson 回归模型(zero-inflated Poisson, ZIP)。

小 结

1. 在回归分析中,多分类自变量往往产生亚元变量代入模型进行分析时,但每个分类变量所对应它所产生的亚元在回归分析中必须全部进入回归模型或者全部从回归模型中剔除。即:在回归分析中不能把该变量的一部分亚元放入回归模型中,并且把该变量的另一部分亚元被剔除回归模型。

2. 非独立的资料做回归分析需要用 Mixed 模型进行统计分析。

3. 拟合 Poisson 回归时,反应变量为事件发生数(counts)时直接建模;反应变量为率(rate)时,以率的分子即 counts 为反应变量建模,以率的分母即观察人时数的对数为 offset 变量。

4. 如果数据中实际的"0"值比 Poisson 回归或负二项回归预测的"0"值多的话,可拟合零膨胀 Poisson 回归模型(zero-inflated Poisson, ZIP)。

习　题

一、选择题

1. 线性回归模型对资料的要求(　　)。

A. 因变量服从正态分布

B. 自变量服从正态分布

C. 自变量和因变量均服从正态分布

D. 对于自变量为分类变量时,可以在模型中用亚元

E. 模型中可以有无序多分类的自变量

2. 对于 Poisson 回归模型,下列哪个表述不正确(　　)。

A. 固定自变量,因变量服从 Poisson 分布

B. 因变量服从 Poisson 分布

C. 因变量的资料是计数资料

D. 固定自变量,因变量的总体均数等于总体方差。

E. 不同的自变量取值,因变量的总体方差是不同的。

3. 对于负二项分布回归模型,下列哪个表述不正确(　　)。

A. 固定自变量,因变量服从负二项分布

B. 因变量服从负二项分布

C. 因变量的资料是计数资料

D. 固定自变量,因变量的总体均数不等于总体方差。

E. 因变量是非负的

二、简答题

1. 在实际研究中,如何判断选择用 Poisson 回归模型还是负二项回归

模型？

2. Poisson 回归模型与指数分布回归模型有什么共同之处？

3. 当 Poisson 回归模型中考虑了暴露时间（用 offset），取回归系数的指数的意义是什么？

第五章　分类资料的基本统计分析

在医学研究中,不仅有连续型变量的资料,还有离散型变量的资料。离散型变量的资料可以分为分类资料和不具有分类性质的定量资料(如哮喘发生次数等)。根据分类变量的定义所对应的背景意义,其分类资料可以分为有序分类资料和无序分类资料,由于有序和无序的二分类资料在统计分析中采用相同的统计方法进行分析,而多分类有序资料和多分类无序分类资料一般采用不同的统计方法进行分析,所以分类资料可以分为二分类资料、多分类无序资料和多分类有序资料。

第一节　2×2 表格资料的统计分析

2×2 表格资料亦称四格表资料,通常用表 5-1 的形式表示。根据不同的研究设计,四格表资料可以分为独立的四格表资料(简称为四格表资料)和配对四格表资料。由于配对四格表资料往往是不独立的,因此这两种类型的四格表一般采用不同的统计方法进行分析。

表 5-1　四格表资料的表达形式

	第 1 列	第 2 列	合计
第 1 行	a_{11}	a_{12}	n_{1+}
第 2 行	a_{21}	a_{22}	n_{2+}
合计	n_{+1}	n_{+2}	N

一、独立四格表资料统计分析

虽然各种研究可以采用不同的研究设计和不同的随机抽样方式得到独立四格表资料,但绝大多数研究问题可以抽象地归结为行因素与列因素是否有关联性,并且可以采用下列统计分析策略进行统计检验。

设第 i 行第 j 列的理论数 ($i=1, 2; j=1, 2$) 为

$$T_{ij}=\frac{n_{i+}n_{+j}}{N} \tag{5-1}$$

● 如果四格表中的所有理论数 $T_{ij}>5$ 并且 $N>40$，则可以用 Pearson χ_P^2 进行统计检验，Pearson χ_P^2 检验统计量表达式如下。

$$\chi_P^2=\sum_{j\geqslant 1}\sum_{i\geqslant 1}\frac{(a_{ij}-T_{ij})^2}{T_{ij}} \tag{5-2}$$

当行因素与列因素无任何关联性（H_0 为真）时，统计量χ_P^2 近似服从自由度为 $df=1$ 的χ^2 分布。对于统计检验水准 $\alpha=0.05$ 而言，如果$\chi_P^2>\chi_{0.05,1}^2=3.84$，则可以拒绝 H_0，并且推断行因素与列因素有关联。

● 如果所有 $T_{ij}>1$ 但存在某个 $T_{ij}\leqslant 5$，并且总样本量 $N>40$，则可以用校正的χ^2（continuity adjusted χ^2）进行统计检验，校正的χ_{adj}^2 检验统计量表达式如下。

$$\chi_{adj}^2=\sum_{j=1}^{2}\sum_{i=1}^{2}\frac{(|a_{ij}-T_{ij}|-0.5)^2}{T_{ij}} \tag{5-3}$$

同理，当 $\chi_{adj}^2>3.84$ 时，可以拒绝 H_0，并且推断行因素与列因素有关联。

● 如果存在某个 $T_{ij}\leqslant 1$ 或总样本量 $N\leqslant 40$，可以用 Fisher 确切概率法进行检验，其 P 值计算方法在举例中叙述。

虽然同为四格表，但不同的抽样方法和不同的研究问题，其统计描述往往是不相同的。因此，以下将举例说明 3 种研究设计得到的四格表资料所采用的统计描述。

例 5-1 某研究者采用横断面调查研究性别与肾结石患病率的关系，在某地区抽样调查了 7 625 名居民，得到下列性别与患肾结石人数的四格表资料如表 5-2 所示。

表 5-2 不同性别居民的肾结石患病情况

性别	阳性	阴性	合计
男性	292(9.17%)	2 892(90.83%)	3 184
女性	243(5.47%)	4 198(94.53%)	4 441
合计	535(7.02%)	7 090(92.98%)	7 625

横断面随机抽样，抽样总数是研究者决定的（称为 Fixed Total），可以通过计算四格表中每种情况的百分比进行统计描述，但本例的研究问题主要是关于男性和女性的肾结石患病率，所以可以计算每种情况占这一行的百分比进行统计描述。由表 5-2 所示，男性的肾结石患病率点估计为 9.17%，女性的肾结石患病率点估计为 5.47%，用 Pearson χ_P^2 进行统计检验，得到$\chi_P^2=$

38.9，对应的 $P<0.001$，推断肾结石患病率与性别的关联性有统计学意义，并用下列公式计算两个人群患病率差异的95%可信区间。

$$p_1-p_2\pm 1.96\sqrt{\frac{p_1(1-p_1)}{n_1}+\frac{p_2(1-p_2)}{n_2}} \tag{5-4}$$

根据上式计算，得到95%可信区间为(2.47%，4.93%)，由于两个患病率之差的下限大于0，可以推断男性人群肾结石患病率高于女性人群肾结石的患病率。上述结果也可以运行下列SAS程序获得。

data a; input a b w@@; cards; 1 1 292 1 0 2892 2 1 243 2 0 4198 ;	**输入数据**
proc freq; tables a * b/RISKDIFFC chisq nopercent nocol; weight w; **run**;	RISKDIFFC 表示计算两个患病率的差值及其95%可信区间，chsiq 表示进行统计检验，nopercent 和 nocol 表示按行计算百分比。

由此得到下列主要结果：

```
        a           b
        Frequency|
        Row Pct  |      0|      1|  Total
        ---------+-------+-------+
               1 |  2892 |   292 |  3184
                 | 90.83 |  9.17 |
        ---------+-------+-------+
               2 |  4198 |   243 |  4441
                 | 94.53 |  5.47 |
        ---------+-------+-------+
        Total     7090     535     7625
              Statistics for Table of a by b
   Statistic          DF     Value      Prob
   ------------------------------------------
   Chi-Square          1    38.8946    <.0001
              Column 2 Risk Estimates
                  (Asymptotic) 95%
```

	Risk	ASE	Confidence	Limits
Row 1	0.0917	0.0051	0.0815	0.1019
Row 2	0.0547	0.0034	0.0479	0.0615
Difference	0.0370	0.0061	0.0247	0.0493

例 5-2 某研究者采用病例对照研究，病例组为年龄在 45～65 岁的 500 名肺癌患者，并调查这些患者在患肺癌前是否吸烟的情况，对照组为年龄在 45～65 岁人群的 500 名正常人，同样调查这些对象是否吸烟的情况，得到下列四格表资料表 5-3。

表 5-3 肺癌与吸烟的病例对照资料

	吸烟	不吸烟	合计
对照组	154(30.80%)	346(69.20%)	500
病例组	205(41.00%)	295(59.00%)	500

由于病例对照研究是在病例组所在人群和对照组所在人群中分别进行随机抽样，病例组的人数和对照组的人数是研究者决定的，病例人数占抽样总人数比例不是人群患病率的估计值，因此计算病例人数占抽样总人数或吸烟对象或非吸烟对象的患病率都是没有意义的，但吸烟的人数是随机抽样的结果，因此在病例组和对照组中分别计算吸烟的比例是病例组所在人群和对照组所在人群的吸烟率的估计值，所以表 5-3 中用病例组和对照组的吸烟比例进行统计描述。

对于病例对照研究，流行病学中往往用 Odds Ratio(OR)对研究因素的危险性进行估计，病例组的 $Odds_{case}=\frac{P_{E|case}}{1-P_{E|case}}=\frac{0.41}{1-0.41}=0.694\,9$

对照组的 $Odds_{control}=\frac{P_{E|control}}{1-P_{E|control}}=\frac{0.308}{1-0.308}=0.445\,1$

得到 $OR=\frac{Odds_{Case}}{Odds_{Control}}=\frac{0.649\,4}{0.445\,1}=1.561\,2$

对于独立的四格表，不难验证 Odds Ratio 均为

$$OR=\frac{ad}{bc} \tag{5-5}$$

并且，对数 OR 的标准误也均为

$$se(\ln(OR)) = \sqrt{\frac{1}{a}+\frac{1}{b}+\frac{1}{c}+\frac{1}{d}} \tag{5-6}$$

OR 的 95%可信区间为

$$\exp(\ln(OR) \pm 1.96 se(\ln(OR))) \tag{5-7}$$

故本例为 $se(\ln(OR)) = \sqrt{\frac{1}{205}+\frac{1}{295}+\frac{1}{154}+\frac{1}{346}} = 0.0177$，$OR$ 的 95% 可信区间为(1.2034，2.0257)，由于 OR 的下限大于 1，因此可以推断患肺癌与吸烟有关联。本例也可以用下列 SAS 程序实现。

data a; input a b w@@; cards; 1　1　154 1　0　346 2　1　205 2　0　295 ; **proc freq;** tables a * b/measures chisq nopercent nocol; weight w; **run;**	**输入数据** measures 表示计算 OR 和 RR 及其 95% 可信区间，chsiq 表示进行统计检验，nopercent 和 nocol 表示按行计算百分比。

由此得到下列主要结果：

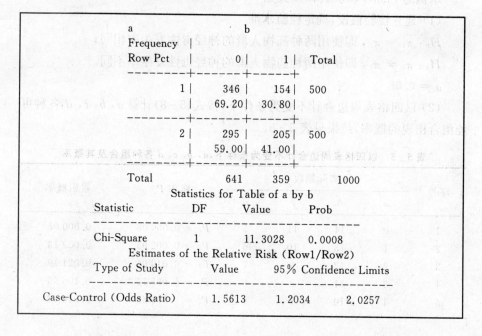

```
          a                b
          Frequency |
          Row Pct   |      0|     1|  Total
          ---------+-------+------+
                  1 |    346 |   154|  500
                    |  69.20 | 30.80|
          ---------+-------+------+
                  2 |    295 |   205|  500
                    |  59.00 | 41.00|
          ---------+-------+------+
          Total          641     359     1000
                  Statistics for Table of a by b
   Statistic          DF       Value        Prob
   ----------------------------------------------
   Chi-Square          1       11.3028      0.0008
          Estimates of the Relative Risk (Row1/Row2)
   Type of Study             Value       95% Confidence Limits
   ---------------------------------------------------------------
Case-Control (Odds Ratio)    1.5613      1.2034        2.0257
```

例 5-3 评价某药物的更新换代产品对神经毒性的不良反应。将 30 只白鼠随机分到试验组和对照组。试验组的白鼠服用该药物的更新换代产品，对照组白鼠服用该药物的未更新换代产品。其中，试验组有 3 只白鼠发生神经毒性；对照组使用原化合物，有 8 只白鼠发生神经毒性（表 5-4）。请作分析。

表 5-4 两组发生神经毒性情况

组别	有神经毒性	无神经毒性	合计	神经毒性发生率
试验组	3(a)	11(b)	14	21.43%
对照组	8(c)	8(d)	16	50.00%
合计	11	19	30	

本例总例数 N 为 30<40，不符合四格表卡方的应用条件，而改用 Fisher 确切概率法。该方法的基本思想是：以四格表周边合计不变为假定条件，在此假定条件下，当无效假设 $H_0: \pi_1 = \pi_2$ 为真时，任何一个四格表的随机样本资料 a, b, c, d 服从超几何分布，其出现的概率为

$$P = \frac{(a+b)!(c+d)!(a+c)!(b+d)!}{a!b!c!d!n!} \tag{5-8}$$

本例的 Fisher 检验具体步骤如下。

(1) 建立检验假设，确定检验水准

$H_0: \pi_1 = \pi_2$，即使用两种药物人群的神经毒性发生率相同；

$H_1: \pi_1 \neq \pi_2$，即使用两种药物人群的神经毒性发生率不同。

$\alpha = 0.05$

(2) 以四格表周边合计不变为条件下，按式(5-8)计算 a, b, c, d 各种可能组合出现的概率，结果见表 5-5。

表 5-5 以四格表周边合计不变为条件下，a, b, c, d 各种组合及其概率

序号	实际频数				概率 P_a^*	累积概率
	a	b	c	d		
1	0	14	11	5	$P_0 = 0.000\,08$	0.000 08
2	1	13	10	6	$P_1 = 0.002\,05$	0.002 13
3	2	12	9	7	$P_2 = 0.019\,06$	0.021 19
4	3	11	8	8	$P_3 = 0.085\,76^{**}$	0.106 95
5	4	10	7	9	$P_4 = 0.209\,63$	0.316 58

续　表

序号	实际频数 a	b	c	d	概率 P_a^*	累积概率
6	5	9	6	10	$P_5=0.29348$	0.61005
7	6	8	5	11	$P_6=0.24012$	0.85017
8	7	7	4	12	$P_7=0.11434$	0.96452
9	8	6	3	13	$P_8=0.03078$	0.99530
10	9	5	2	14	$P_9=0.00440$	0.99970
11	10	4	1	15	$P_{10}=0.00029$	0.99999
12	11	3	0	16	$P_{11}=0.00001$	1.00000

注 *：为减少计算误差，概率保留 5 位小数，* * 为样本点的概率。

（3）计算 P 值：

$$P=\sum_{P_a\leqslant P_{\text{样本点}}}P_a=P_0+P_1+P_2+P_3+P_8+P_9+P_{10}+P_{11}=0.14243$$

（4）因为 $P>0.05$，基于检验水准 $\alpha=0.05$，没有足够的证据可以推断使用两种药物人群的神经毒性发生率不同。

本例也可以用 SAS 程序实现如下。

程序	说明
data a; input a b w@@; cards; 1 1 3 1 0 11 2 1 8 2 0 8 ; **proc freq**; tables a * b/exact nopercent nocol; weight w; **run**;	**输入数据** exact 表示 Fisher 检验，nopercent 和 nocol 表示按行计算百分比。

SAS 主要相关的统计检验输出结果如下：

```
            Fisher's Exact Test
        ----------------------------
样本点概率 Table Probability (P)      0.0858
           Two-sided Pr <= P          0.1424
```

二、配对四格表资料统计分析

例 5-4　在血吸虫病的诊断方法中，粪检结果不存在假阳性，但存在假阴性。为了评价A和B两种粪检查方法对感染血吸虫病诊断的灵敏度(血吸虫感染者的阳性率)，收集200名已经确诊的血吸虫感染者，每个感染者的同一粪便样品用A方法和B方法分别进行检查。用A方法检查，其结果为80人阳性，样本灵敏度为40%；用B方法检查，其结果为104人阳性，样本灵敏度为52%。其中，有60人是两种方法检查均为阳性。请比较A方法和B方法的灵敏度。

解：根据本例题表述，可以用下列配对四格表进行描述(表5-6)。

表 5-6　两种粪检方法的结果

B检查方法	A检查方法		合计
	阳性	阴性	
阳性	60(30%)	44(22%)	104(52%)
阴性	20(10%)	76(38%)	96(48%)
合计	80(40%)	120(60%)	200

对于这类配对四格表资料，比较两种方法的灵敏度是否有差异，如果 $b+c>40$ 可以用式(5-9)的McNemar χ^2 检验，亦称配对 χ^2 检验或者用二项分布的确切概率法；如果 $b+c\leqslant 40$，可以用二项分布的确切概率法进行检验，并按式(5-10)计算其 P 值。

$$\chi^2=\frac{(b-c)^2}{(b+c)} \tag{5-9}$$

$$P=\begin{cases}1 & \text{if} \quad b=c \\ 0.5^{b+c}\left[\sum_{k=0}^{k\leqslant\min(b,\,c)} C_{b+c}^{k}+\sum_{k=\max(b,\,c)}^{b+c} C_{b+c}^{k}\right] & \text{if} \quad b\neq c\end{cases} \tag{5-10}$$

本例为 $b+c=64>40$，故可以用式(5-9)的McNemar χ^2 进行统计检验。

$H_0:B=C$；$H_1:B\neq C$。

$\alpha=0.05$

$$\chi^2=\frac{(b-c)^2}{(b+c)}=\frac{(44-20)^2}{44+20}=9.0000$$

由于 H_0 为真时，McNemar χ^2 近似服从自由度为1的 χ^2 分布，因此当检验统计量 $\chi^2>\chi^2_{0.05,1}=3.84$，可以拒绝 H_0。本例检验统计量 $\chi^2=9>3.84$，因此可以推断B方法的灵敏度高于A方法。本例也可以用SAS程序实现如下。

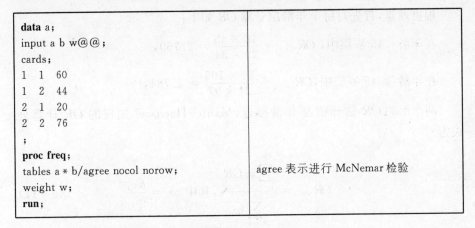

data a; input a b w@@; cards; 1 1 60 1 2 44 2 1 20 2 2 76 ; **proc freq**; tables a * b/agree nocol norow; weight w; **run**;	 agree 表示进行 McNemar 检验

SAS 主要相关的统计检验输出结果如下：

```
McNemar's Test
-----------------------
Statistic (S)      9.0000
DF                      1
Pr>S               0.0027
```

得到 McNemar $\chi^2 = 9.0000$，$P = 0.0027 < 0.05$，结论与上述相同。

第二节　多个 2×2 表格资料的统计分析

例 5-5　为了研究口服避孕药(OC)与心肌梗死(MI)的关联性，采用病例对照设计，分别制定病例组的入选标准和对照组的入选标准，病例组共收集 151 名 MI 患者，对照组共收集到 296 名对象，考虑到年龄对 MI 有影响，故按年龄是否大于 45 岁分层进行统计分析，按年龄分层汇总资料见表 5-7，请分析校正年龄后口服避孕药是否与心肌梗死有关联。

表 5-7　年龄分层的心肌梗死病例对照资料

是否服用 OC	年龄<45 岁			年龄≥45 岁		
	MI	对照	小计	MI	对照	小计
有	42	29	71	54	97	151
无	34	65	99	21	105	126
合计	76	94	170	75	202	277

根据题意，首先对每个年龄层计算 OR 如下：

在年龄<45 岁层中，$OR_{<45}=\frac{42\times 65}{29\times 34}=2.769$，

在年龄 ≥45 岁层中，$OR_{\geqslant 45}=\frac{54\times 105}{21\times 97}=2.784$，

两个层的 OR 估计值都非常接近，Mantel-Haenszel 加权的 OR 计算公式为

$$OR_{MH}=\frac{\sum_{i=1}^{k}w_i OR_i}{\sum_{i=1}^{k}w_i}，其中\ w_i=\frac{b_i c_i}{n_i} \qquad (5-11)$$

$$se(\ln(OR_{MH}))=\sqrt{\frac{1}{2}\left\{\frac{\sum_{i=1}^{k}F_i}{\left(\sum_{i=1}^{k}R_i\right)^2}+\frac{\sum_{i=1}^{k}G_i}{\left(\sum_{i=1}^{k}R_i\right)\left(\sum_{i=1}^{k}S_i\right)}+\frac{\sum_{i=1}^{k}H_i}{\left(\sum_{i=1}^{k}S_i\right)^2}\right\}} \qquad (5-12)$$

其中，$F_i=\frac{a_i\times d_i(a_i+d_i)}{N_i^2}$，$H_i=\frac{b_i\times c_i(b_i+c_i)}{N_i^2}$，

$G_i=\frac{a_i\times d_i(b_i+c_i)+b_i\times c_i(a_i+d_i)}{N_i^2}$，$S_i=\frac{b_i\times c_i}{N_i}$，$R_i=\frac{a_i\times d_i}{N_i}$

按式(5-11)和式(5-12)计算，本例 $OR_{MH}=2.777$，95% 可信区间为 $\exp(\ln(OR_{MH})\pm 1.96se(\ln(OR_{MH})))=(1.816, 4.246)$。由于 OR_{MH} 的 95% 可信区间的下限大于 1，可以推断校正年龄因素后，服用 OC 与 MI 患病呈正关联。本例也可以用 SAS 程序实现如下。

程序	说明
data a; input a b age w@@; cards; 1 1 1 42 1 0 1 29 0 1 1 34 0 0 1 65 1 1 2 54 1 0 2 97 0 1 2 21 0 0 2 105 ; **proc freq**; tables age * a * b/cmh nopercent norow ; weight w; **run**;	CMH 表示计算 Mantel-Haenszel 和 CMH χ^2

SAS 主要相关的统计检验输出结果如下：

Type of Study	Method	Value	95% Confidence Limits	
Case-Control (Odds Ratio)	Mantel-Haenszel	2.7770	1.8164	4.2456

第三节　2×C 表格有序分类资料的统计分析

例 5-6　为了研究环孢素眼凝胶治疗重症干眼症的有效性，收集 200 名符合重症干眼症诊断的患者，随机分为试验组和对照组，试验组滴用环孢素眼凝胶，对照组滴用人工泪眼，经过两周治疗后，评价两组治疗重症干眼症的疗效如表 5-8 所示。

表 5-8　环孢素眼凝胶治疗重症干眼症的有效性结果

组别	症状完全缓解	显效	进步	无效	合计
试验组	20	30	40	10	100
对照组	10	30	35	25	100

表 5-8 的资料属于反应变量(结果变量或因变量)为有序多分类的 $2\times C$ 表格资料。更一般情况是反应变量为有序多分类的 $K\times C$ 表格资料，这类资料一般可以用秩和检验或下列的行平均分(row mean score test)进行统计检验。

设有序多分类的得分数为 $a_1, a_2, \cdots, a_C$，且满足 $a_1 < a_2 < \cdots < a_C$。一般情况下，取得分为 1, 2, …, C。记 $2\times C$ 有序多分类反应变量表格中的频数为 n_{ij} ($i=1, 2; j=1, \cdots, C$)，记第 i 行的频数合计数为 n_{i+}，第 j 列的频数合计数为 n_{+j}。总的样本量为 N，记 $\mu = \sum_{j=1}^{C} a_j n_{+j}/N$，第 i 行的平均分为 $\bar{f}_i = \sum_{j=1}^{C} a_j n_{ij}/n_{i+}$。则行平均分的统计检验方法如下。

H_0：两行的总体平均分均相同；H_1：两行的总体平均分不同。

$\alpha = 0.05$

检验统计量为

$$Q = \frac{MS_{组间}}{MS_{Total}} \tag{5-13}$$

其中，
$$MS_{Total}=\frac{\sum_{j=1}^{C}n_{+j}(a_j-\mu)^2}{N-1} \tag{5-14}$$

$$MS_{组间}=n_{1+}(\bar{f}_1-\mu)^2+n_{2+}(\bar{f}_2-\mu)^2 \tag{5-15}$$

上式亦可以表示为
$$MS_{组间}=\frac{(\bar{f}_{1+}-\bar{f}_{2+})^2}{\dfrac{1}{n_{1+}}+\dfrac{1}{n_{2+}}} \tag{5-16}$$

当 H_0 为真时，Q 在一般情况下较小并且 Q 近似服从自由度为 1 的 χ^2 分布，当 H_0 不成立时，Q 在一般情况下较大或很大。因此，当 $Q_s>\chi^2_{0.05,1}$，可以拒绝 H_0，推断两行的总体平均分不相同。

本例设症状完全缓解为 1 分，显效为 2 分，进步为 3 分，无效为 4 分，故由此可知平均分越低说明疗效越好。按照上述评分定义计算，得到 $\bar{f}_1=2.40$，$\bar{f}_2=2.75$，$\mu=2.575$，并根据式(5-13) 进行计算，$Q=6.8141$，$\chi^2_{0.05,1}=3.84$，由 $Q_s>\chi^2_{0.05,1}$ 可知拒绝 H_0，由 $\bar{f}_1<\bar{f}_2$ 可以推断试验组所用的环孢素眼凝胶治疗干眼症的疗效优于对照药(人工泪眼)。本例也可以用 SAS 程序实现如下。

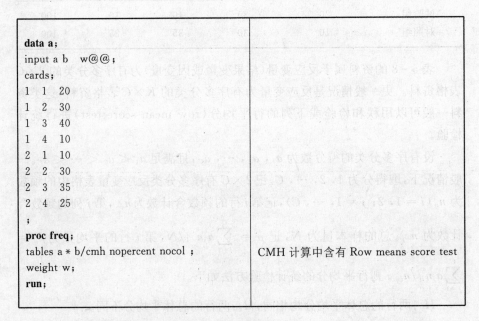

data a; input a b　w@@; cards; 1　1　20 1　2　30 1　3　40 1　4　10 2　1　10 2　2　30 2　3　35 2　4　25 ; **proc freq;** tables a * b/cmh nopercent nocol ; weight w; **run;**	 CMH 计算中含有 Row means score test

SAS 主要相关的统计检验输出结果如下：

```
              Summary Statistics for a by b

   Cochran-Mantel-Haenszel Statistics (Based on Table Scores)

Statistic    Alternative Hypothesis      DF      Value      Prob
-----------------------------------------------------------------
    1        Nonzero Correlation          1      6.8141    0.0090
    2        Row Mean Scores Differ       1      6.8141    0.0090
    3        General Association          3     10.0448    0.0182

                  Total Sample Size=200
```

由SAS输出结果可以知道，$Q_s = 6.8141$(Row Mean Scores Differ)，$P = 0.009 < 0.05$，结果与结论与上述分析相同。另外，行平均分检验属于Cochran-Mantel-Haenszel统计，所以亦称行平均分检验统计量Q为CMH χ^2或称行平均分检验为CMH χ^2检验。但在后面的章节中可以知道CMH χ^2检验还包含其他许多检验，行平均分检验只是CMH χ^2检验中的一个内容。

例5-7　为了研究低出生体重儿发生率的影响因素，某研究者收集了某地区34 300活产数资料进行整理，得到以下与低出生体重相关的资料如表5-9所示，试分析低出生体重与胎数的关联性。

表5-9　低出生体重与胎数的资料

	例数(%)			合计
	单胎	双胎	三胎	
低出生体重	1 450(4.30)	286(52.09)	4(66.67)	1 740
正常出生体重	32 295(95.70)	263(47.91)	2(33.33)	32 560
合计	33 745	549	6	34 300

本例虽然为有序多分类资料，但根据本研究目的与背景可知，反应变量为是否为低出生体重，因此这个反应变量是两分类变量，胎数虽然是多分类有序变量，但该变量是描述胎数，该因素只是一个可能的影响因素。本例的研究问题可以归结为随着胎数增加而出现低出生体重的机会是否会增加。因此，这是一个趋势分析的问题，需要用趋势卡方进行统计检验。

按照常规，定义有序分类变量取值为实际的胎数，本例的检验假设为

H_0：随着胎数增加，低出生体重的平均人数未呈现线性增加趋势；

H_1：随着胎数增加，低出生体重的平均人数呈现线性增加趋势。

$\alpha = 0.05$

$$Z=\frac{\sum_{i=1}^{3}n_{1i}(x_i-\bar{x})}{\sqrt{p_{1+}(1-p_{1+})s^2}}$$

其中，n_{1i}为第 1 行第 i 列的频数，x_i 为第 i 列的评分，本例 $x_i=i$，$i=1$，2，…；$\bar{x}=\frac{\sum n_{+i}x_i}{\sum n_{+i}}$，$n_{+i}$ 为第 i 列的合计数，$p_{1+}=\frac{\sum n_{1i}}{\sum n_{+i}}$，$s^2=\sum n_{+i}(x_i-\bar{x})^2$。

如果 H_0 为真时，大多数情况下，统计量 Z 在 0 附近随机波动，并且服从标准正态分布，当 H_1 为真时，$|Z|$一般较大或很大，因此当 $|Z|>Z_{\alpha/2}$ 时，可以拒绝 H_0。

本例 $\bar{x}=\frac{33\,745\times1+549\times2+6\times3}{34\,300}=1.016$，$p_{1+}=\frac{1\,740}{34\,300}=0.051$

$$s^2=33\,745(1-1.016)^2+549(2-1.016)^2+6(3-1.016)^2=563.83$$

$$Z=\frac{\sum_{i=1}^{3}n_{1i}(x_i-\bar{x})}{\sqrt{p_{1+}(1-p_{1+})s^2}}=\frac{265.54}{\sqrt{0.051(1-0.051)563.83}}=50.69$$

因为 $Z>1.96$，因此可以拒绝 H_0，可以推断低出生的平均人数随着胎数增加而呈线性增加趋势。本例也可以用 SAS 程序实现如下。

```
data a;                                    proc freq;
input a b w@@;                             tables a * b/norow nopercent trend;
cards;                                     weight w;
1  1  1450    1  2  286   1  3  4          run;
2  1  32295   2  2  263   2  3  2
;
```

第四节　多个 2×C 表格有序分类资料的统计分析

例 5-8　为了评价某试验药治疗功能性消化不良上腹痛综合征的有效性，采用多中心随机对照临床试验，共有 4 个中心，收集了 320 例符合功能性消化不良上腹痛综合征的患者，采用按中心分层随机分为两组，试验组服用试验药，对照组服用某缓解症状药物，通过 14 天服药治疗后，停止服用治疗药一周，但可以根据症状按需服用对照药缓解症状，根据停止治疗一周期间的发病次数，定义疗效指标为临床控制、显效、好转和无效。具体资料见表5-10。

表 5-10　多中心的功能性消化不良上腹痛综合征临床试验的有效性结果(例,括号内占比,%)

中心	组别	无效	好转	显效	临床控制	合计	$\bar{f}_{hi}$	μ_h
中心 1	试验组	1(2.50)	1(2.50)	8(20.00)	30(75.00)	40	3.675	3.462 5
	对照组	3(7.50)	4(10.00)	13(32.50)	20(50.00)	40	3.250	
中心 2	试验组	2(5.00)	3(7.50)	5(12.50)	30(75.00)	40	3.575	3.475
	对照组	2(5.00)	3(7.50)	13(32.50)	22(55.00)	40	3.375	
中心 3	试验组	3(7.50)	2(5.00)	4(10.00)	31(77.50)	40	3.575	3.537 5
	对照组	2(5.00)	2(5.00)	10(25.00)	26(65.00)	40	3.5	
中心 4	试验组	1(2.50)	2(5.00)	9(22.50)	28(70.00)	40	3.6	3.387 5
	对照组	3(7.50)	5(12.50)	14(35.00)	18(45.00)	40	3.175	

本例的反应变量为疗效指标并且是有序多分类变量,可以定义临床控制为 4 分,显效为 3 分,好转为 2 分和无效为 1 分。由于这是多中心研究,故本例资料属于多个 $2\times C$ 有序多分类表格资料,可以用校正多层因素影响的行平均分检验,亦称校正中心效应的两组 CMH χ^2 检验。

H_0:每个中心的两组总体行平均分相同;H_1:每个中心的两组总体行平均分不同。

$\alpha = 0.05$

记第 h 个中心的试验组平均分为 $\bar{f}_{h1} = \dfrac{\sum_{j=1}^{C}\alpha_j n_{h1j}}{n_{h1+}}$　(5-17)

其中,α_1, α_2, …, α_C 为各列的分值。

记第 h 个中心的对照组平均分为 $\bar{f}_{h2} = \dfrac{\sum_{j=1}^{C}\alpha_j n_{h2j}}{n_{h2+}}$　(5-18)

记第 h 个中心的期望平均分(H_0 为真)为 $\mu_h = \dfrac{\sum_{j=1}^{C}\alpha_j n_{h+j}}{n_h}$　(5-19)

记第 h 个中心的均方 $MS_{hTotal} = \dfrac{\sum_{j=1}^{C} n_{h+j}(a_j - \mu_h)^2}{n_h - 1}$　(5-20)

权重 $w_h = \dfrac{n_{h1+}n_{h2+}}{n_h}$　(5-21)

则检验统计量 $Q_s = \dfrac{\left[\sum\limits_{h=1}^{q} w_h(\bar{f}_{h1} - \bar{f}_{h2})\right]^2}{\sum\limits_{h=1}^{q} w_h MS_{hTotal}}$ (5-22)

当 H_0 为真时，检验统计量 Q_s 一般较小，并且近似服从自由度为 1 的 χ^2 分布，但当 H_1 为真时，检验统计量 Q_s 一般较大或很大。所以，当 $Q_s > \chi^2_{0.05,1}$ 时，可以拒绝 H_0，推断 H_1 成立。

在本例中，$C=4$，$\sum\limits_{h=1}^{4} w_h(\bar{f}_{h1} - \bar{f}_{h2}) = 22.5$，$\sum\limits_{h=1}^{4} w_h MS_{hTotal} = 56.889$

$Q_s = \dfrac{\left[\sum\limits_{h=1}^{4} w_h(\bar{f}_{h1} - \bar{f}_{h2})\right]^2}{\sum\limits_{h=1}^{4} w_h MS_{hTotal}} = \dfrac{22.5^2}{56.889} = 8.8989 > \chi^2_{0.05,1} = 3.84$，$P < 0.05$。因此，可以拒绝 H_0，根据 $\bar{f}_{h1} > \bar{f}_{h2}$，$h=1, 2, 3, 4$，可以推断试验药的总体行平均分大于对照药，即试验药的平均疗效优于对照药。本例也可以用 SAS 程序实现如下。

```data a; input center group effective w@@; cards; 1 1 0 3 1 2 0 4 1 3 0 13 1 4 0 20 1 1 1 1 1 2 1 1 1 3 1 8 1 4 1 30 2 1 0 2 2 2 0 3 2 3 0 13 2 4 0 22 2 1 1 2 2 2 1 3 2 3 1 5 2 4 1 30 3 1 0 2 3 2 0 2 3 3 0 10 3 4 0 26 3 1 1 3 3 2 1 2 3 3 1 4 3 4 1 31 4 1 0 3 4 2 0 5 4 3 0 14 4 4 0 18 4 1 1 1 4 2 1 2 4 3 1 9 4 4 1 28 ; proc freq; tables center * group * effective/cmh nopercent nocol ; weight w; run;```	CMH 计算中含有 Row means score test

SAS 主要相关的输出结果如下：

```
                    Summary Statistics for g by y
                        Controlling for center
     Cochran-Mantel-Haenszel Statistics (Based on Table Scores)
Statistic   Alternative Hypothesis      DF      Value      Prob
-----------------------------------------------------------------
    1       Nonzero Correlation          1      8.8989     0.0029
    2       Row Mean Scores Differ       1      8.8989     0.0029
    3       General Association          3     15.0489     0.0018
```

由 SAS 输出结果可以知道，$Q_s = 8.8989$(Row Mean Scores Differ)，$P = 0.0029 < 0.05$，SAS 输出结果与上述分析相同。对于行平均分的 CMH χ^2 检验一般要求每行的总样本量大于 20，这样两行的加权行平均分差值 $\sum_{h=1}^{q} w_h(\bar{f}_{h1} - \bar{f}_{h2})$ 可以较好地近似正态分布。

第五节　$R \times C$ 表格分类资料的统计分析

例 5-9　为了研究胆结石所患位置与胆结石类型的关联性，某医院肝胆外科在手术中，收集了 400 例胆结石手术患者的胆结石所在部位及其胆结石类型的资料如表 5-11，试分析两者的关联性。

表 5-11　400 例胆结石手术患者的胆结石所在部位及其类型的资料

胆结石位置	例数(%)			合计
	胆固醇结石	胆色素结石	混合性结石	
胆囊	126(31.50)	25(6.25)	60(15.00)	211(52.75)
胆外管	21(5.25)	75(18.75)	39(9.75)	135(33.75)
肝内胆管	3(0.75)	39(9.75)	12(3.00)	54(13.50)
合计	150(37.50)	139(34.75)	111(27.75)	400(100.00)

本例的资料为双向无序分类资料，其研究问题为：行变量(胆结石位置)与列变量(胆结石的类型)的关联性，一般采用 Pearson χ^2 进行检验，其中第 i 行第 j 列的理论数 T_{ij} 为第 i 行合计数×第 j 列合计数/样本量。但需要 $R \times C$ 行列表的 RC 格子中，该理论数 $T_{ij} \leqslant 5$ 的格子数占表格总格子数的比例小于 20%，否则采用 Fisher 检验。$R \times C$ 行列表 Pearson χ^2 检验的原假设为

H_0:行因素与列因素无关联;H_1:行因素与列因素有关联。

$\alpha = 0.05$

检验统计量为 $$\chi_P^2 = \sum \frac{(a_{ij} - T_{ij})^2}{T_{ij}} \tag{5-23}$$

当 H_0 成立时,实际数 A_{ij} 与理论数 T_{ij} 的差值一般较小,因此χ_P^2 一般较小或很小,并且近似服从自由度 $\nu=$(行数-1)(列数-1)的$\chi^2(\nu)$分布;但当 H_1 为真时,实际数 A_{ij} 与理论数 T_{ij} 的相差可能较大,所以χ_P^2 一般较大或很大。因此,当$\chi_P^2 > \chi_{\nu,\alpha}^2$,则可以拒绝 H_0,并且推断行因素与列因素有关联。

由于本例最小的理论数为 $T_{33} = \frac{111 \times 54}{400} = 14.95 > 5$,即所有理论数均大于5,所以可以采用Pearson χ^2 进行统计检验。本例应用式(5-23)计算检验统计量,得到$\chi_P^2 = 130.9768$,本例Pearson χ^2 的自由度为$\nu = (3-1)(3-1) = 4$, $\chi_{0.05,4}^2 = 9.4877$,因此,检验统计量χ_P^2 大于界值,可以拒绝 H_0,推断胆结石类型与胆结石位置有关联。本例也可以用 SAS 程序实现如下。

```
data a;
input a b w@@;
cards;
1 1 126   1 2 25 1 3 60
2 1 21    2 2 75 2 3 39
3 1 3     3 2 39 3 3 12
;
```

```
proc freq;
tables a * b/chisq norow nocol;
weight w;
run;
```

SAS 主要相关的输出结果如下:

```
               a                 b
               Frequency |
               Percent   |      1|      2|      3|  Total
               ----------+-------+-------+-------+
                       1 |    126|     25|     60|   211
                         |  31.50|   6.25|  15.00| 52.75
               ----------+-------+-------+-------+
                       2 |     21|     75|     39|   135
                         |   5.25|  18.75|   9.75| 33.75
               ----------+-------+-------+-------+
                       3 |      3|     39|     12|    54
                         |   0.75|   9.75|   3.00| 13.50
               ----------+-------+-------+-------+
```

Total	150	139	111	400
	37.50	34.75	27.75	100.00

Statistics for Table of a by b

Statistic	DF	Value	Prob
Chi-Square	4	130.9768	<.0001

小　结

1. 对于成组设计的分类资料并且反应变量不是有序多分类的情况，单因素比较可以用成组统计分析方法（如：Pearson χ^2，Fisher 检验），配对设计的分类资料比较用 McNemar χ^2 或二项分布确切概率法进行统计分析。

2. 反应变量为有序多分类的组间比较一般用 CMH χ^2 进行检验；如果自变量为有序多分类，反应变量为二分类变量，则一般用趋势χ^2 进行检验。

3. 多个 $R \times C$ 表格的分类资料的统计分析一般采用 CMH χ^2 进行检验。

思考与练习

一、选择题

1. 分析 2×2 表格资料时，通常在什么情况下需用 Fisher 精确概率法（　　）。

A. $1 < T < 5$，$n > 40$　　B. $T < 5$

C. $T < 1$ 或 $n < 40$　　D. $T \leqslant 1$ 或 $n \leqslant 100$

E. $1 < T < 5$ 或 $n < 40$

2. 研究者采用病例对照研究建立 2×2 表格资料，在统计分析时选用的指标统计量是（　　）。

A. *RR*　　B. *OR*　　C. 两者均可

D. 两者均不可　　E. 无法确定

3. 以下说法正确的是（　　）。

A. 两个样本率的比较可用 *Z* 检验，也可用χ^2 检验

B. 两个样本均数的比较可用 *Z* 检验，也可用χ^2 检验

C. 对于多个率或构成比的比较，*Z* 检验可以替代χ^2 检验

D. 对于两个样本率的比较，χ^2 检验比 *Z* 检验可靠

E．用 Z 检验进行的两个率比较检验的资料，不可用 χ^2 检验

4. 对于 $R\times C$ 行列表资料的 χ^2 检验，其自由度的计算公式为(　　)。

A．$R-1$　　B．$C-1$　　C．$R+C-1$

D．$R\times C-1$　　E．$(R-1)(C-1)$

5. 当四格表的周边合计数不变时，若某格的实际频数有变化，则其相应的理论频数(　　)。

A．增大　　B．减小　　C．不变

D．不确定　　E．随该格实际频数的增减而增减

6～7 题共用备选答案：

A．配对设计四格表资料的 McNemar χ^2 检验公式

B．二项分布的确切概率法

C．成组设计四格表资料 χ^2 检验的专用公式

D．成组设计四格表资料 χ^2 检验的校正公式

E．四格表资料的确切概率法

6. 对 96 例Ⅰ期煤工尘肺患者，分别用排螺旋 CT 和 HRCT 两种 CT 方法扫描检查肺气肿患病情况，结果如表 5－12 所示。

表 5－12　两种 CT 方法检查煤工尘肺肺气肿患病结果

排螺旋CT	HRCT		合计
	有	无	
有	73	2	75
无	7	14	21
合计	80	16	96

欲比较两种 CT 方法的煤工尘肺肺气肿检出率是否有差异，宜采用(　　)。

7. 某研究欲比较 A、B 两种抗生素治疗单纯性尿路感染的疗效，将 84 例患者随机等分成两组：一组采用 A 药治疗，一组采用 B 药治疗。7 天后观察疗效，资料如表 5－13 所示，宜采用(　　)。

表 5－13　A、B 两种抗生素治疗单纯性尿路感染的疗效

组别	临床治愈	无效	合计	临床治愈率(%)
抗生素 A	37	5	42	88.10
抗生素 B	29	13	42	69.05
合计	66	18	84	78.57

二、计算与分析题

1. 表 5－14 是用两种方法检查已确诊的乳腺癌患者 120 名的检查结果，问两种方法何者为优？请做出统计分析，并写出相应的 SAS 程序和结果。

表 5－14　两种方法检查结果比较

乙法	甲法		合计
	＋	－	
＋	42	18	60
－	30	30	60
合计	72	48	120

2. 有人研究惯用手和惯用眼之间是否存在一定关系，得资料如表 5－15，试做统计分析，并写出相应的 SAS 程序和结果。

表 5－15　惯用手与惯用眼的比较

	惯用左眼	两眼并用	惯用右眼	合计
惯用左手	34	62	28	124
两手并用	27	28	20	75
惯用右手	57	105	52	214
合计	118	195	100	413

第六章 Logistic 回归

在医学研究中，经常会碰到应变量为分类变量的情况，如某研究为了解西部地区 6～24 月龄儿童贫血及喂养方式的现状，在西部 40 个贫困县的农村人口中进行概率比例规模抽样(probability proportionate to size, PPS)抽样，共抽样调查了 2 320 个家庭。调查内容主要有家庭的一般社会人口特征(如民族、母亲的受教育水平)、儿童的月龄、儿童性别、儿童目前的喂养方式等，并对母亲和儿童进行血红蛋白测查。各因素的具体赋值情况见表 6-1。

表 6-1 西部儿童贫血及喂养方式调查变量赋值表

因素	变量名	变量赋值
儿童是否贫血	Y_1	是=1,否=0
儿童贫血程度	Y_2	正常=0,轻度贫血=1,中重度贫血=2
儿童喂养方式	Y_3	纯母乳喂养=1,混合喂养=2,辅食喂养=3
母亲贫血	x_1	是=1,否=0
儿童年龄	x_2	<18 月龄=1, 18-24 月龄=2
儿童性别	x_3	男=1,女=2
民族	x_4	汉族=1,少数民族=0
母亲受教育程度	x_5	小学及以下=1,初中及以上=0

在此研究中，研究者希望了解母亲贫血、儿童性别、儿童月龄、民族及母亲的受教育程度等因素是否与儿童贫血相关，哪些因素与儿童贫血的严重程度相关，以及影响儿童喂养方式选择的主要因素又是什么。这里，"儿童是否贫血"类似于某种医学现象(如疾病或死亡等)发生与否，是二项分类反应变量；儿童贫血程度分为"正常、轻度贫血、中重度贫血"，是多项有序分类反应变量；而"纯母乳喂养、混合喂养、辅食喂养"等儿童喂养方式的选择则是多项无序分类反应变量。能比较好地分析这些分类反应变量与诸多影响因素(自变量)间的关系常用的方法是 Logistic 回归。

Logistic 回归按照反应变量的分类类型可分为：二分类反应变量的 Logistic 回归、多分类有序反应变量的 Logistic 回归、多分类无序反应变量的 Logistic 回归；按照研究设计的类型又可分为研究对象未经过匹配的非条件 Logistic 回归和研究对象经匹配的条件 Logistic 回归。下面以表 6-1 的案例资料为例介绍 3 种非条件的 Logistic 回归模型。

第一节 二分类反应变量的 Logistic 回归

一、模型介绍

表 6-1 的案例资料中，儿童是否贫血为二分类反应变量，如想了解母亲贫血、儿童性别、儿童月龄、民族及母亲的受教育程度等因素是否与儿童贫血相关，则可采用二分类反应变量的 Logistic 回归。

以 Y 表示二分类反应变量，其结果之一（如发生贫血）统称为“阳性”结果，另一相反结果（如未发生贫血）就是“阴性”结果，量化取值为

$$Y = \begin{cases} 1 & \text{出现阳性结果} \\ 0 & \text{出现阴性结果} \end{cases}$$

设对反应变量 Y 有 m 个影响因素，也称为自变量(independent variable)或解释变量(explanatory variable)，记为 $x_1, x_2, \cdots, x_m$。在 m 个自变量的作用下出现阳性结果的条件概率记为 $P = P(Y = 1 \mid x_1, x_2, \cdots, x_m)$，则称由式(6-1)所定义的模型为非条件的二分类反应变量 Logistic 回归模型。

$$P = \frac{\exp(\beta_0 + \beta_1 x_1 + \beta_2 x_2 + \cdots + \beta_m x_m)}{1 + \exp(\beta_0 + \beta_1 x_1 + \beta_2 x_2 + \cdots + \beta_m x_m)} \qquad (6-1)$$

其中，β_0 称为常数项或截距，$\beta_1, \beta_2, \cdots, \beta_m$ 称为 Logistic 回归模型的回归系数。从 Logistic 回归模型的定义式(6-1)可以看出，Logistic 回归模型是一个概率型非线性模型，当 $\beta_0 + \beta_1 x_1 + \beta_2 x_2 + \cdots + \beta_m x_m$ 从 $-\infty$ 到 $+\infty$ 变化时，P 在区间$[0, 1]$之间变化，这意味着自变量 $x_j (j = 1, 2, \cdots, m)$ 可任意取值，其类型可以是连续变量，也可以是分类变量，或哑变量(dummy variable)。

对公式(6-1)按公式(6-2)进行变换，Logistic 回归模型可以变换成下列线性形式：

$$\text{logit}(P) = \log\left(\frac{P}{1-P}\right) = \beta_0 + \beta_1 x_1 + \beta_2 x_2 + \cdots + \beta_m x_m \qquad (6-2)$$

通常将公式(6-2)称为 logit 变换。

对于具体的研究，根据样本数据就可以估计出模型(6-1)的回归系数，进而描述和分析反应变量与自变量间的关系，并可计算在不同自变量水平下阳性结果发生的概率。

二、Logistic 回归模型的参数估计和检验

(一) 回归系数的估计和检验

1. 回归系数估计

Logistic 回归模型的参数估计通常采用的是最大似然估计(maximum likelihood estimate, MLE)法,其统计原理为:对 n 例独立观察样本建立似然函数:

$$L(\boldsymbol{\beta}) = \prod_{i=1}^{n} P_i^{Y_i}(1-P_i)^{1-Y_i} \qquad i = 1, 2, \cdots, n \tag{6-3}$$

式中,$P_i = P(Y_i = 1 \mid x_1, x_2, \cdots, x_m)$ 表示第 i 例观察对象在自变量的作用下阳性结果发生的概率,如果实际出现的是阳性结果,则 $Y_i = 1$,否则$Y_i = 0$。最大似然估计就是求解模型(6-1)中的参数,使得在一次抽样中获得现有样本的概率为最大,即似然函数 $L(\boldsymbol{\beta})$达到最大值。对似然函数的取对数得对数似然函数为

$$\log L(\boldsymbol{\beta}) = \sum_{i=1}^{n} [Y_i \log P_i + (1-Y_i)\log(1-P_i)] \tag{6-4}$$

由于似然函数 $L(\boldsymbol{\beta})$与对数似然函数 $\log L(\boldsymbol{\beta})$有相同的极值。应用中一般使用对数似然函数进行估计。

当样本量较大时,Logistic 回归的最大似然估计具有相合性、渐近无偏性和渐近正态性。相合性是指当样本量较大时,模型参数估计依概率收敛于真值;渐近无偏是指随着样本量增大,参数估计的期望值收敛于真值;渐近正态性是指随着样本量增大,最大似然的参数估计值的分布趋近于正态分布。因此,可对参数进行假设检验和计算参数的可信区间。那么,样本在多大时可以保证 Logistic 回归分析的统计结果是可靠的呢?一般而言,确定样本量应依赖于模型和数据的特点,从数据的测量方式、变异大小、自变量间共线性程度、反应变量的取值分布、参数的多少等多个方面综合选定。当样本量足够时,参数最大似然估计的性质能得到较好的维持。对样本量很小的数据作 Logistic 回归分析,其结果的解释要十分谨慎。

2. 单个回归系数的检验

单个回归系数的检验亦称为 Wald 检验(Wald test)。假定模型中的其他自变量都在模型中,检验模型中的第 j 个自变量的回归系数是否为 0。假设为 $H_0:\beta_j = 0$, $H_1:\beta_j \neq 0$, $\alpha = 0.05$, 检验统计量如式(6-5)所示。

$$\chi_W^2 = \left(\frac{b_j}{se(b_j)}\right)^2 \tag{6-5}$$

H_0 成立时，统计量χ_W^2 渐近服从自由度为 1 的χ^2 分布。如果$\chi_W^2 > \chi_{0.05}^2$，则拒绝 H_0，推断 $\beta_j \neq 0$（H_1 为真）。

3. 多个参数的检验

Logistic 模型中的多个回归系数检验需要用到似然比检验（likelihood ratio test）。为了叙述方便，不妨以检验 $\beta_{p+1} = \beta_{p+2} = \cdots = \beta_m = 0$ 为例，方法表述如下。

模型 1：$\text{logit}(P) = \beta_0 + \beta_1 x_1 + \cdots + \beta_p x_p + \beta_{p+1} x_{p+1} + \cdots + \beta_m x_m$

模型 2：$\text{logit}(P) = \beta_0 + \beta_1 x_1 + \cdots + \beta_p x_p$

检验假设为

$H_0: \beta_{p+1} = \beta_{p+2} = \cdots = \beta_m = 0$；$H_1: \beta_{p+1}, \beta_{p+2}, \cdots, \beta_m$ 不全为 0。

$\alpha = 0.05$

由于似然比检验要求检验的两个模型是嵌套的，当 H_0 为真时，模型 1＝模型 2。

在模型 1 中，选择参数 $\beta_0, \beta_1, \cdots, \beta_m$ 使式（6-3）的值达到最大，这个最大值称为模型 1 的最大似然估计值，记为 L_1，相应的回归系数估计称为参数的最大似然估计，同理模型 2 的最大似然估计值记为 L_2，则似然比检验统计量如式（6-6）所示：

$$\chi^2 = -2\log\frac{L_2}{L_1} = -2\log L_2 - (-2\log L_1) \tag{6-6}$$

H_0 成立时，似然比检验统计量近似服从自由度为 $\nu = m - p$ 的χ^2 分布，即：如果$\chi^2 > \chi_{m-p}^2$，则可以推断 H_1 为真，即：$\beta_{p+1}, \beta_{p+2}, \cdots, \beta_m$ 不全为 0。

特别情况：检验假设为 $H_0: \beta_1 = \beta_2 = \cdots = \beta_m = 0$，即：检验所有的自变量回归系数为 0，$H_1$：自变量回归系数不全为 0，则：似然比检验可以称为模型检验。

（二）Logistic 回归模型参数的流行病学意义

1. 参数 β_0 的意义

当相关因素对反应变量不产生作用时，模型（6-2）中的 β_j 都为 0，则（6-2）变为：$\log\left[\frac{P}{(1-P)}\right] = \beta_0$

所以，参数 β_0 的意义为当各相关因素不存在作用时，样本中阳性比例与阴性比例之比的自然对数。如果样本是横断面抽样获得，则它反映了患病与未患病的状态，但病例对照研究抽样所的得到的样本，则参数 β_0 的一般没有太大的意义。

2. 参数 $\beta_j(j \neq 0)$ 的意义

假定其他变量的取值保持不变，设自变量 X_j 取值为 x_j 与 x_j+1，由于 $\frac{P}{1-P} = Odds$，因此 $\text{logit}(P \mid x_j) = \ln Odds_x$，$\text{logit}(P \mid x_j+1) = \ln Odds_{x+1}$，由此得到

$$
\begin{aligned}
\ln(OR_j) &= \ln\left[\frac{Odds_{x_j+1}}{Odds_{x_j}}\right] = \ln(Odds_{x_j+1}) - \ln(Odds_{x_j}) \\
&= \text{logit}(P \mid x_j+1) - \text{logit}(P \mid x_j) \\
&= \beta_0 + \beta_1 x_1 + \cdots + \beta_j(x_j+1) + \cdots + \beta_m x_m \\
&\quad - (\beta_0 + \beta_1 x_1 + \cdots + \beta_j x_j + \cdots + \beta_m x_m) = \beta_j
\end{aligned}
$$

取反对数后可得 $$OR_j = \exp(\beta_j) \tag{6-7}$$

OR_j 称调整优势比（adjusted odds ratio），表示扣除了其他自变量影响后（通常会称校正那些因素后的校正 OR），X_j 增加一个单位，因变量取值概率的优势比 $OR_j = \exp(\beta_j)$。显然，当 $\beta_j = 0$ 时，$OR_j = 1$，说明自变量 X_j 对是否出现阳性结果没有关联性；当 $\beta_j \neq 0$ 时，$OR_j \neq 1$，说明 X_j 可能是危险因子或是保护因子。在具体研究中可结合 X_j 所代表的因素作进一步的解释。由于 Logistic 回归模型中回归系数 β 与优势比 OR 的对应关系，使得 Logistic 回归分析常用于疾病相关因素的研究。另外可以证明：病例对照研究资料所估计的 Logistic 模型，其 OR 意义与上述相同，只是常数项 β_0 在病例对照研究中是没有背景意义的。

（三）横断面研究中的 Logistic 回归模型拟合优度和预测准确度的检验

对于病例对照研究而言，由于预测值不是患病率，也不是发病率，所以预测是没有意义的。

1. Logistic 回归模型的拟合优度检验

首先介绍饱和模型的概念：基于当前自变量及其取值情况下，预测效果最好的模型（预测值几乎等于观察值）定义为饱和模型。例如：Logistic 模型中仅引入一个两分类的自变量 x，则 $\text{log}it(P) = \beta_0 + \beta_1 x$ 是一个饱和模型；如果模型中引入两个两分类自变量 x_1 和 x_2，则 $\text{log}it(P) = \beta_0 + \beta_1 x_1 + \beta_2 x_2 + \beta_3 x_1 x_2$ 是基于 x_1 和 x_2 在模型中的饱和模型。

Logistic 回归模型的拟合优度是比较当前模型与饱和模型的拟合程度的差异。如果预测值与实际观测值相近，说明在现有自变量情况下，模型的拟

合效果好，统计量的值偏小。拟合优度检验：当前模型与饱和模型的预测误差。

由于饱和模型是基于模型中所引入的自变量情况下，还包含各个自变量的主效应和自变量之间可能的交互作用项，因此拟合优度检验的意义为检验是否存在某些自变量之间的交互作用项还未引入模型。

例如：对于模型 $\text{logit}(P) = \beta_0 + \beta_1 x_1 + \beta_2 x_2$ 的拟合优度检验是检验其饱和模型 $\text{logit}(P) = \beta_0 + \beta_1 x_1 + \beta_2 x_2 + \beta_3 x_1 x_2$ 中的 β_3 是否为 0。即：基于两个自变量 x_1 和 x_2 在模型中，其拟合优度检验是检验该模型中是否存在交互作用。

(1) 偏差(deviance) 检验：统计量计算方法如式(6-8)所示：

$$\chi_D^2 = 2\sum_{i=1}^{M}\sum_{j=1}^{K} O_{ij}\log\left(\frac{O_{ij}}{n_i\hat{p}_{ij}}\right) \tag{6-8}$$

(2) 皮尔逊(Pearson)χ^2 检验：统计量计算方法如式(6-9)所示：

$$\chi_P^2 = 2\sum_{i=1}^{M}\sum_{j=1}^{K} \frac{(O_{ij} - n_i\hat{p}_{ij})^2}{n_i\hat{p}_{ij}} \tag{6-9}$$

M 是自变量不同取值的组合数，K 是反应变量分类数，O_{ij}，$\hat{p}_{ij}$ 是第 i 种组合与第 j 个分类下的实际频数和拟合概率，$n_i = \sum_{j=1}^{K} O_{ij}$。在 H_0 成立下，χ_D^2 和χ_P^2 统计量渐进服从χ^2 分布。自由度为 $M(K-1)-m$，m 为估计的参数个数。统计量小就意味着预测值与观测值之间的差别较小，如果检验统计量小于相应界值，则差异无统计学意义。

在样本量较大情况下，可以证明：偏差统计量χ_D^2 和皮尔逊统计量χ_P^2 的值较接近，得到相同的结论。

(3) Homser-Lemeshow 统计量：当自变量数量增加时，尤其是连续型自变量纳入模型之后，变量间不同取值的组合数量会很大。各组合下只有很少的观测例数，这时可选用 Homser-Lemeshow 统计量来评价 Logistic 回归模型拟合优度。Homser-Lemeshow(记为 H-L)统计量是一种类似于皮尔逊χ_P^2 的统计量，记为χ_{HL}^2，其计算公式如下：

$$\chi_{HL}^2 = \sum_{g=1}^{G} \frac{(O_g - n_g\hat{p}_g)^2}{n_g\hat{p}_g(1-\hat{p}_g)} \tag{6-10}$$

其中，G 代表分组数，且 $G \leqslant 10$；O_g 为第 g 组事件的实际数；n_g 为第 g 组中样本例数；$\hat{p}_g$ 为第 g 组的预测事件概率；$n_g\hat{p}_g$ 为事件的预测数。在 H_0 成

立下，χ_{HL}^2 统计量渐进服从自由度为 $G-2$ 的 χ^2 分布。

2. Logistic 回归模型的预测准确度

(1) 广义决定系数(generalized coefficient of determination) R^2：对于 Logistic 回归模型，结合模型似然对数值也可建立类似于线性回归模型中决定系数 R^2。常用的有：

1) Cox-Snell 广义决定系数 R^2。其计算公式为

$$R^2 = 1-\left(\frac{L(0)}{L(\hat{\beta})}\right)^{2/n} \tag{6-11}$$

2) Nagelkerke 广义决定系数 R^2。其计算公式为

$$R^2 = \frac{1-(L(0)/L(\hat{\beta}))^{2/n}}{1-(L(0))^{2/n}} \tag{6-12}$$

与线性回归分析中的决定系数 R^2 相似，这 2 个指标都在 0～1 间取值，指标越大，说明变异中被模型解释的比例越大，模型预测的准确性越高。

本例数据计算的广义决定系数为：

$$\text{Cox-Snell 广义决定系数 } R^2 = 0.067$$

$$\text{Nagelkerke 广义决定系数 } R^2 = 0.091$$

(2) 预测准确率：预测准确率是指根据各例观察的解释变量，通过所建立的 Logistic 模型，计算出相应的预测概率，以 0.5 为分界值对各例观察进行重新分类后正确者占总数的百分比。本例中引入 3 个有意义的自变量后的预测准确率为 66.1%。

对 Logistic 回归模型预测准确性还可以通过秩次相关指标(rank correlation index)作出评价。常用的评价指标有 Somers'D、Goodman-Kruskal Gamma、Kendall's Tau-a 和 c，请参考相关书籍。

(四) Logistic 回归模型中变量的选择

多因素回归分析中，可以粗略地分为两大类研究目标：①评价某个研究因素与因变量之间的相关性，并且校正其他因素的影响；②探索与因变量关联的主要影响因素。

1. 对于评价某个研究因素与因变量之间的关联性

首先做该研究因素的单因素 Logistic 回归，得到该因素的粗 *OR*(crude odds ratio)，然后在这个研究因素的基础上，模型中引入其他协变量后计算该研究因素的校正 *OR*(adjusted odds ratio)，并且评价 crude *OR* 和 adjusetd

OR 的差异。这类分析适用于任何研究设计的两分类因变量 Logistic 回归分析。

2. 探索与因变量关联的主要影响因素

一般而言，建立 Logistic 回归模型时，要求进入模型的自变量应对反应变量有解释能力，也就是说，所建立的模型应由对建立模型有贡献的变量组成。如何对 Logistic 模型中的自变量做出选择？通常研究者根据专业知识和研究的问题，首先确定要研究的反应变量与自变量，一般探索性的研究选择自变量可多一些，将数据收集起来后，可通过统计分析对拟合模型的自变量进行统计意义下的选择。拟合 Logistic 回归模型时，对自变量的选择方法主要有 3 种：前进法、后退法和逐步法。筛选时对变量所作的检验是通过似然比检验（或计分检验、Wald 检验）将回归效果显著的自变量选入模型。在统计分析的基础上，结合专业知识，从可解释性、简约性、变量的易得性等方面，最终选出"最佳"模型。通常"最佳"模型不是一次计算就可以确定的，往往是要对变量不断调整才能最终确定。

三、二分类反应变量的 Logistic 回归过程及结果解释

（一）Binary Logistic 过程

在 SPSS 软件中，二分类反应变量的 Logistic 回归分析可选择 Binary Logistic 过程来实现。

例 6-1 基于表 6-1 的案例资料数据文件采用 SPSS 数据格式，记为 example06-1.sav。之中，变量 Y_1、X_1、X_2、X_3、X_4 和 X_5 依次表示儿童是否贫血（二分类反应变量）、母亲是否贫血（二分类自变量）、儿童性别（二分类自变量）、儿童年龄（二分类自变量）、民族（二分类自变量）和母亲受教育程度（二分类自变量）。SPSS 菜单操作过程如表 6-2 所示。

表 6-2 SPSS 菜单操作过程（Binary Logistic）

运行方式	提示和操作	说明
菜单操作	Analyze	
	Regression	
	Binary Logistic	弹出二分类反应变量 Logistic 回归模型窗口
	Y1 ▶ Dependent Variable	选择儿童是否贫血为应变量
	X1 ▶ Covariates	选择母亲是否贫血为协变量
	X2 ▶ Covariates	选择儿童年龄为协变量

续 表

运行方式	提示和操作	说 明
	X3 ▶ Covariates	选择儿童性别为协变量
	X4 ▶ Covariates	选择民族为协变量
	X5 ▶ Covariates	选择母亲受教育程度为协变量
	Method	
	Forward：Wald	选择逐步向前法进行变量帅选，依据 Walds 检验结果剔除变量
	Selection Variable	选入一个筛选变量，并利用右侧的 Rules 钮建立一个选择条件，只有满足该条件的记录才会进入回归分析（本例不需要）
	Categorical	指定多分类自变量（本例不含多分类自变量）
	Save	选择保存的中间结果
	Predicted Values	保存预测值，可选择保存预测概率值(probabilities)和/或根据预测概率值判定的所属类别(group membership)
	Influence	保存反映影响强度的变量，可选择 Cook 距离值(Cook's)、杠杆值(leverage values)、Beta 系数的变化值(DfBeta(s))
	Residuals	保存各种残差值，可选择保存非标准化残差(unstandardized)、Logit 残差(Logit)、学生化残差(studentized)、标准化残差(standardized)、Deviance 残差(Deviance)
	Continue	返回 Binary Logistic 窗口
	Options	选择输出项，选择模型预测情况的描述方式
	Statistics and Plots	输出重要的统计量和统计图
	Hosmer-Lemeshow goodness-of-fit	输出 Hosmer-Lemeshow 拟合优度值
	Correlations of estimates	输出模型中参数估计值的相关系数阵
	CI for exp(B)	输出 *OR* 值的 95%可信区间
	Display	选择如何输出分析结果
	At last step	仅输出最后一个模型的详细分析结果
	Probability for Stepwise	设置模型选择变量时的进入标准和排除标准
	Classification cutoff	设置模型预测时的概率分界点
	Maximum iterations	设置最大允许迭代次数
	Include constant in model	要求模型包含常数项
	Continue	返回 Binary Logistic 窗口
	OK	

（二）输出结果及解释

1. 检查有效分析样本量及缺失值的比例

输出结果如下。

Case Processing Summary

Unweighted Cases[a]		N	Percent
Selected Cases	Included in Analysis	2321	100.0
	Missing Cases	0	.0
	Total	2321	100.0
Unselected Cases		0	.0
Total		2321	100.0

a. If weight is in effect, see classification table for the total number of cases.

本例中的有效分析样本量为 2 321，没有缺失数据。这一步骤很重要，若缺失数据太多，会大大降低结果的可信度。

2. 模型拟合结果

模型首先给出的是不含任何自变量时的模型拟合结果（Block 0：Beginning Block），此时的模型仅包含常数项，意义不大。重要的是自变量的筛选结果，Block 1 开始输出模型中引入自变量后的结果。Method = Forward Stepwise (Wald)用于说明自变量的筛选方法采用的是前进法（逐步回归），即依据 Walds 检验结果仅选入有统计学意义的自变量。

Omnibus Tests of Model Coefficients 表显示的是模型全局检验的结果，采用的是似然比检验。整个模型拟合过程经过三步完成，即共筛选出 3 个与儿童贫血相关的因素。Step 1 显示只引入一个有意义的自变量时的情况；Step 2 显示引入两个有意义的自变量时的情况；Step 3 显示引入三个有意义的自变量时的情况。全局检验共给出 3 个结果：Step 统计量为每一步与前一步相比的似然比检验结果；Block 统计量是将含自变量的模型与不含自变量的模型相比的似然比检验结果；Model 统计量则是上一个模型与现有模型的似然比检验结果。由第三步（Step 3）Model 统计量的结果来看，$\chi^2 = 160.645$，$P < 0.001$，表明有 3 个自变量的作用是有统计学意义的。

Block 1：Method = Forward Stepwise (Wald)

Omnibus Tests of Model Coefficients

		Chi-square	df	Sig.
Step 1	Step	94.625	1	.000
	Block	94.625	1	.000

续 表

		Chi-square	df	Sig.
	Model	94.625	1	.000
Step 2	Step	40.757	1	.000
	Block	135.382	2	.000
	Model	135.382	2	.000
Step 3	Step	25.263	1	.000
	Block	160.645	3	.000
	Model	160.645	3	.000

Model Summary 表显示了模型拟合总结果，给出了－2 倍的似然对数值和两个决定系数的大小。

Model Summary

Step	−2 Log likelihood	Cox & Snell R Square	Nagelkerke R Square
1	2 974.943[a]	.040	.054
2	2 934.186[a]	.057	.077
3	2 908.923[a]	.067	.091

a. Estimation terminated at iteration number 3 because parameter estimates changed by less than. 001.
b. Estimation terminated at iteration number 4 because parameter estimates changed by less than .001.

Classification Table 显示了模型对应变量的分类预测情况。本例引入 3 个有意义的自变量后的预测准确率为 66.1%。

Classification Table[a]

Observed			Predicted		
			儿童是否贫血		Percentage Correct
			否	是	
Step 1	儿童是否贫血	否	1 205	247	83.0
		是	565	304	35.0
	Overall Percentage				65.0
Step 2	儿童是否贫血	否	1 334	118	91.9
		是	691	178	20.5
	Overall Percentage				65.1

续 表

Observed			Predicted		
			儿童是否贫血		Percentage Correct
			否	是	
Step 3	儿童是否贫血	否	1 267	185	87.3
		是	601	268	30.8
	Overall Percentage				66.1

a. The cut value is .500

Variables in the Equation 和 Variables not in the Equation 是 Logistic 回归分析结果中最重要的部分。Variables in the Equation 显示了最终引入模型的变量及常数项的系数值(B),标准误(SE),Wald 卡方值(Wald),自由度(df),P 值(Sig),以及 Exp(β)(即 OR 值)和其 95%CI。由第三步结果可以看出,X_1、X_2、X_4 3 个自变量有统计学意义,即贫血母亲所养育的儿童发生贫血较健康母亲所养育的儿童更严重,前者是后者的 2.599 倍(X_1);18～24 月龄儿童发生贫血要好于"<18 月龄"的儿童,前者是后者的 0.617 倍(X_2),表明儿童贫血率随着儿童年龄的增长而下降;汉族儿童发生贫血为少数民族儿童的 0.575 倍(X_4),即少数民族儿童较汉族儿童更易患贫血。Variables not in the Equation 则显示了未引入模型的自变量的检验结果,由 Step 3 可见,X_3、X_5 的作用均无统计学意义。

Variables in the Equation

		B	S. E.	Wald	df	Sig.	Exp(B)	95.0% C.I. for EXP(B)	
								Lower	Upper
Step 1[a]	X1	.965	.100	93.714	1	.000	2.625	2.156	3.191
	Constant	−.757	.051	220.660	1	.000	.469		
Step 2[b]	X1	.933	.101	85.849	1	.000	2.541	2.086	3.096
	X4	−.563	.088	40.464	1	.000	.570	.479	.678
	Constant	−.461	.068	45.970	1	.000	.631		
Step 3[c]	X1	.955	.102	88.467	1	.000	2.599	2.130	3.171
	X2	−.483	.097	24.651	1	.000	.617	.510	.747
	X4	−.553	.089	38.692	1	.000	.575	.483	.685
	Constant	.163	.142	1.320	1	.251	1.177		

a. Variable(s) entered on step 1: X1.
b. Variable(s) entered on step 2: X4.
c. Variable(s) entered on step 3: X2

Variables not in the Equation

			Score	df	Sig.
Step 1	Variables	X2	26.592	1	.000
		X3	1.108	1	.293
		X4	40.809	1	.000
		X5	3.514	1	.061
	Overall Statistics		68.075	4	.000
Step 2	Variables	X2	24.850	1	.000
		X3	1.978	1	.160
		X5	.539	1	.463
	Overall Statistics		27.824	3	.000
Step 3	Variables	X3	2.001	1	.157
		X5	.990	1	.320
	Overall Statistics		3.009	2	.222

第二节　多分类反应变量的 Logistic 回归

当应变量 Y 是一个多分类指标时，若需进行 Logistic 回归分析，应选择多分类反应变量的 Logistic 回归模型。在 SPSS 统计软件中，可根据实际情况选择适用于无序多分类反应变量的 Multinomial Logistic 过程或适用于有序多分类反应变量的 Ordinal 过程来实现。

一、Multinomial Logistic 过程

（一）模型简介

若应变量的水平数大于 2，且水平之间不存在等级关系，即应变量 Y 为无序多分类时，所采用的 Logistic 回归模型是通过拟合一种广义 Logit 模型来进行。如应变量有 3 个水平：a、b、c，如果以 a 为参照，就可以得到两个 Logistic 函数，一个是 b 与 a 相比，另一个是 c 与 a 相比，即：

$$\operatorname{logit}P_a = \ln\left[\frac{P_a}{P_a}\right] = \ln 1 = 0$$

$$\operatorname{logit}P_b = \ln\left[\frac{P(Y=b \mid X)}{P(Y=a \mid X)}\right] = a_b + \beta_{11}X_1 + \cdots + \beta_{1p}X_P$$

$$\operatorname{logit}P_c = \ln\left[\frac{P(Y=c \mid X)}{P(Y=a \mid X)}\right] = a_c + \beta_{21}X_1 + \cdots + \beta_{2p}X_P$$

同时，$P_a + P_b + P_c = 1$

此时，$Y = a$ 是 b 和 c 的共同参照组。

（二）Multinomial Logistic 过程及结果解释

例 6－2 表 6－1 的案例资料中，研究者希望考察母亲贫血、儿童性别、儿童月龄、民族及母亲的受教育程度中，哪些因素会影响到儿童喂养方式的选择。此时的应变量为儿童喂养方式，是有 3 个水平的无序多分类反应变量。5 个自变量的设置同上。Multinomial Logistic 的 SPSS 菜单操作过程见表 6－3。

表 6－3 SPSS 菜单操作过程（Multinomial Logistic）

运行方式	提示和操作	说明
菜单操作	Analyze	
	Regression	
	Multinomial Logistic	选择无序多分类反应变量的 Logistic 回归模型
	Y3 ▶ Dependent Variable	选择儿童喂养方式为应变量
	Reference category	
	First category	指定参照组，以纯母乳喂养为参照组
	Continue	返回 Multinomial Logistic 过程
	X1 ▶ Factor(s)	选择母亲是否贫血为固定因素变量
	X2 ▶ Factor(s)	选择儿童年龄为固定因素变量
	X3 ▶ Factor(s)	选择儿童性别为固定因素变量
	X4 ▶ Factor(s)	选择民族为固定因素变量
	X5 ▶ Factor(s)	选择母亲受教育程度为固定因素变量
	Covariates	选择连续型自变量（本例不含连续型自变量）
	Model	
	Specify Model	
	Main effect	指定主效应模型
	Continue	返回 Multinomial Logistic 过程
	Statistics	选择输出的统计量
	Model	选择输出模型结果
	Pseudo R-squre	输出 Pseudo 决定系数
	Step summary	输出模型拟合简报
	Model fitting information	输出模型拟合优度分析
	Parameters	选择输出模型中的参数
	Estimates	输出模型中参数估计值和可信区间
	Likelihood ratio tests	输出似然比检验结果

续 表

运行方式	提示和操作	说 明
	Continue	返回 Multinomial Logistic 过程
	Criteria	选择模型收敛标准等(默认设置即可)
	Continue	返回 Multinomial Logistic 过程
	Options	
	Stepwise Options	设置逐步回归进入、剔除水准及检验方法(默认设置即可)
	Continue	返回 Multinomial Logistic 过程
	Save	选择存储为新变量的分析结果(默认设置即可)
	Continue	返回 Multinomial Logistic 过程
	OK	

Case Processing Summary 输出数据汇总情况,包括应变量、自变量的分类情况及每一类的例数,以及数据缺失情况。本例中没有缺失数据。

Case Processing Summary

		N	Marginal Percentage
喂养方式	纯母乳	37	1.6%
	混合喂养	1 584	68.2%
	辅食喂养	700	30.2%
母亲是否贫血	否	1 770	76.3%
	是	551	23.7%
儿童年龄	<18 月	1 562	67.3%
	18~24 月	759	32.7%
儿童性别	男	1 338	57.6%
	女	983	42.4%
民族	少数民族	1 089	46.9%
	汉族	1 232	53.1%
母亲的教育水平	初中及以上	995	42.9%
	小学及以下	1 326	57.1%
Valid		2 321	100.0%
Missing		0	
Total		2 321	
Subpopulation		32	

Model Fitting information 为整个模型的似然比检验结果。最终模型与

只含常数项的无效模型相比，−2Log Likelihood 由 784.580 下降到 224.467，似然比卡方检验结果 $P<0.001$，模型有意义。

Model Fitting Information

Model	Model Fitting Criteria	Likelihood Ratio Tests		
	−2 Log Likelihood	Chi-Square	df	Sig.
Intercept Only	784.580			
Final	224.467	560.113	10	.000

Pseudo R-squre 显示了决定系数的结果。

Pseudo R-Square

Cox and Snell	.214
Nagelkerke	.287
McFadden	.175

Likelihood Ratio Tests 是分别对每个自变量的进行似然比检验的结果。结果显示，X_2、X_4、X_5 对模型的贡献有统计学意义。

Likelihood Ratio Tests

Effect	Model Fitting Criteria	Likelihood Ratio Tests		
	−2 Log Likelihood of Reduced Model	Chi-Square	df	Sig.
Intercept	224.467[a]	.000	0	
X1	224.677	.211	2	.900
X2	739.223	514.756	2	.000
X3	230.464	5.997	2	.050
X4	238.405	13.939	2	.001
X5	259.881	35.414	2	.000

The chi-square statistic is the difference in −2 log-likelihoods between the final model and a reduced model. The reduced model is formed by omitting an effect from the final model. The null hypothesis is that all parameters of that effect are 0.

a. This reduced model is equivalent to the final model because omitting the effect does not increase the degrees of freedom.

Parameter Estimates 显示参数估计结果，以纯母乳喂养作为参照，分别给出了混合喂养和辅食喂养两个广义 logit 模型的参数估计值 。其中 $X_1=$

1、$X_2 = 2$、$X_3 = 2$、$X_4 = 1$、$X_5 = 1$ 为参照，因此其参数默认为 0。

结果显示：混合喂养与纯母乳喂养相比，少数民族更易选择混合喂养（$\chi^2 = 6.946$，$P = 0.008$）。辅食喂养与纯母乳喂养相比，年龄大的儿童更易选择辅食喂养（$\chi^2 = 24.188$，$P < 0.001$），母亲受教育程度低更易选择辅食喂养（$\chi^2 = 4.075$，$P = 0.044$）。

Parameter Estimates

喂养方式[a]		B	Std. Error	Wald	df	Sig.	Exp(B)	95% Confidence Interval for Exp(B) Lower Bound	Upper Bound
混合喂养	Intercept	4.633	.832	30.972	1	.000			
	[X1=.00]	−.173	.427	.164	1	.685	.841	.364	1.942
	[X1=1.00]	0[b]	.	.	0	.	.	.	.
	[X2=1.00]	−1.382	.731	3.573	1	.059	.251	.060	1.052
	[X2=2.00]	0[b]	.	.	0	.	.	.	.
	[X3=1]	.137	.338	.164	1	.685	1.147	.591	2.224
	[X3=2]	0[b]	.	.	0	.	.	.	.
	[X4=.00]	1.002	.380	6.946	1	.008	2.723	1.293	5.735
	[X4=1.00]	0[b]	.	.	0	.	.	.	.
	[X5=.00]	.077	.341	.051	1	.822	1.080	.553	2.109
	[X5=1.00]	0[b]	.	.	0	.	.	.	.
辅食喂养	Intercept	5.136	.838	37.588	1	.000			
	[X1=.00]	−.195	.438	.198	1	.656	.823	.349	1.941
	[X1=1.00]	0[b]	.	.	0	.	.	.	.
	[X2=1.00]	−3.606	.733	24.188	1	.000	.027	.006	.114
	[X2=2.00]	0[b]	.	.	0	.	.	.	.
	[X3=1]	−.118	.348	.116	1	.733	.888	.449	1.756
	[X3=2]	0[b]	.	.	0	.	.	.	.
	[X4=.00]	.722	.390	3.429	1	.064	2.058	.959	4.418
	[X4=1.00]	0[b]	.	.	0	.	.	.	.
	[X5=.00]	.711	.352	4.075	1	.044	2.035	1.021	4.057
	[X5=1.00]	0[b]	.	.	0	.	.	.	.

a. The reference category is：纯母乳.

b. This parameter is set to zero because it is redundant.

二、Ordinal 过程

若应变量为有序多分类反应变量，即应变量的分类水平大于 2 且水平之间有等级关系时，此时进行 Logistic 回归分析，需拟合(水平数－1)个 logit 模型，即累加 logit 模型(Cumulative logits model)。

例 6－3 表 6－1 的案例资料中，Y_2 为儿童贫血程度，为有序三分类反应变量：0 为正常，1 为轻度贫血，2 为中重度贫血。若分析母亲贫血、儿童性别、儿童月龄、民族及母亲的受教育程度 5 个因素中，哪些与儿童贫血的严重程度相关？在 SPSS 统计软件中则可以选择 Ordinal 过程进行有序多分类反应变量的 Logistic 回归分析。Ordinal 过程的 SPSS 菜单操作过程见表 6－4。

表 6－4 SPSS 菜单操作过程(Ordinal)

运行方式	提示和操作	说明
菜单操作	Analyze	
	Regression	
	Ordinal	选择有序多分类反应变量的 Logistic 回归模型
	Y2▶ Dependent	选择儿童贫血程度为应变量
	X1▶ Factor(s)	选择母亲是否贫血为固定因素变量
	X2▶ Factor(s)	选择儿童年龄为固定因素变量
	X3▶ Factor(s)	选择儿童性别为固定因素变量
	X4▶ Factor(s)	选择民族为固定因素变量
	X5▶ Factor(s)	选择母亲受教育程度为固定因素变量
	Covariate(s)	选择连续型自变量(本例不含连续型自变量)
	Options	选择模型迭代及收敛标准等(默认设置即可)
	Continue	返回 Ordianl 过程
	Output	选择模型输出结果
	Display	
	Goodness of fit statistics	选择输出拟合优度统计量
	Summary statistics	选择输出模型结果
	Parameter estimates	输出模型中参数估计值和可信区间
	Saved variables	选择存贮为新变量的分析结果(默认设置即可)
	Continue	返回 Ordianl 过程
	Location	选择输出模型中的参数
	Specify model	
	Main effects	定义主效应模型

续 表

运行方式	提示和操作	说　明
	Custome	自定义模型
	Continue	返回 Ordianl 过程
	Scale	默认设置即可
	Continue	返回 Ordianl 过程
	OK	

结果解释：Warnings 给出了警告：有 4 个单元格频数为 0。可能对模型的拟合有影响。

Warnings

There are 4 (4.2%) cells (i.e., dependent variable levels by combinations of predictor variable values) with zero frequencies.

Case Processing Summary 和 Model Fitting Information 与 Multinominial Logistic 过程类似，分别为数据汇总及对模型进行的似然比检验。结果显示，模型是有意义的。

Case Processing Summary

		N	Marginal Percentage
儿童贫血程度	正常	1 452	62.6%
	轻度贫血	749	32.3%
	中重度贫血	120	5.2%
母亲是否贫血	否	1 770	76.3%
	是	551	23.7%
儿童年龄	<18 月	1 562	67.3%
	18～24 月	759	32.7%
儿童性别	男	1 338	57.6%
	女	983	42.4%
民族	少数民族	1 089	46.9%
	汉族	1 232	53.1%
母亲的教育水平	初中及以上	995	42.9%
	小学及以下	1 326	57.1%
Valid		2 321	100.0%
Missing		0	
Total		2 321	

Model Fitting Information

Model	−2 Log Likelihood	Chi-Square	df	Sig.
Intercept Only	440.829			
Final	274.783	166.045	5	.000

Link function：Logit.

Parameter Estimates 输出参数估计结果。前两行为常数项，$\alpha_1 = 0.441$，$\alpha_2 = 2.951$。接下来分别给出了 5 个自变量的参数和 Wald 检验。结果显示：有 3 个自变量（X_1、X_2、X_4）对儿童贫血程度的影响有统计学意义（均有 $P < 0.001$）。

Parameter Estimates

		Estimate	Std. Error	Wald	df	Sig.	95% Confidence Interval	
							Lower Bound	Upper Bound
Threshold	[Y2=.00]	.441	.134	10.879	1	.001	.179	.703
	[Y2=1.00]	2.951	.157	353.592	1	.000	2.643	3.258
Location	[X1=.00]	−.935	.098	90.635	1	.000	−1.127	−.742
	[X1=1.00]	0[a]	.	.	0	.	.	.
	[X2=1.00]	.487	.096	25.817	1	.000	.299	.675
	[X2=2.00]	0[a]	.	.	0	.	.	.
	[X3=1]	.135	.088	2.312	1	.128	−.039	.308
	[X3=2]	0[a]	.	.	0	.	.	.
	[X4=.00]	.517	.089	33.871	1	.000	.343	.691
	[X4=1.00]	0[a]	.	.	0	.	.	.
	[X5=.00]	−.094	.090	1.084	1	.298	−.270	.083
	[X5=1.00]	0[a]	.	.	0	.	.	.

Link function：Logit.

a. This parameter is set to zero because it is redundant.

第三节 1：M 条件 Logistic 回归

实验设计中，研究者常通过配对/配伍的方法控制影响实验效应的主要非处理因素，在检验效能上要比成组设计（完全随机设计）高。如流行病学的病例-对照研究中采用1∶1配对的方法进行设计,使病例与对照在一个或多个混杂因素方面尽可能一致。若结局变量为分类资料,亦可采用Logistic回归模型来分析。此时,称为条件Logistic回归模型。

一、模型简介

以1∶M病例对照研究为例建立条件Logistic回归模型。有n个匹配组,每一组中有1个病例和M个对照,用$X_{ij}=(X_{ij1}, X_{ij2}, \cdots, X_{ijm})$表示第$i$层内第$j$个观察对象研究因素向量,用$X_{ijk}$表示第$i$层第$j$个观察对象的第$k$个研究因素的观察值。假定每个研究因素在不同匹配组中对反应变量的作用相同。对n个匹配组的资料,按独立事件的概率乘法原理可得模型的条件似然函数为

$$L=\prod_{i=1}^{n}\frac{1}{1+\sum_{j=1}^{M}\exp\left[\sum_{k=1}^{m}\beta_k(X_{ijk}-X_{i0k})\right]} \tag{6-13}$$

其中$j=1, 2, \cdots, M$表示对照,$j=0$表示病例。此函数形式与非条件Logistic回归似然函数相似,不同的是没有截距项β_{i0};其协变量的值为病例和对照相应的研究变量的差值。对条件似然函数L取自然对数后,可用Newton-Raphson迭代方法求得参数的估计值$b_j(j=1, 2, \cdots, m)$及其标准误$se(b_j)$。具体分析方法与上一节的非条件Logistic回归相似。

例6-4 某研究者为了解出生缺陷的危险因素,采用病例-对照研究方法,按照年龄相同、经济及孕期营养状况相似进行1∶1配对,病例组为生育过出生缺陷儿的妇女,对照组为生育正常儿的妇女。对39对妇女在孕期是否吸烟、是否有污染工业接触史、是否有过不良孕产史以及孕期叶酸服用情况等进行回顾性调查。分析:孕期吸烟、污染工业接触史以及不良孕产史是否为出生缺陷的危险因素?孕期服用叶酸能否减少出生缺陷的发生?数据见example06-2.sav。变量赋值见表6-5。

表6-5 出生缺陷1∶1病例对照研究变量赋值表

因素	变量名	变量赋值
有无出生缺陷	Defect	是=1,否=0
污染工业接触	Mine	是=1,否=0
吸烟	Smoke	是=1,否=0
异常生育史	Reproduct	是=1,否=0
服用叶酸	Folic	是=1,否=0

有些统计分析软件都没有为配对设计的条件 Logistic 回归模型提供直接拟合的方法，但是，将数据格式略加变换后就可以采用常用的其他方法来进行拟合。比较方便的一种方法就是用分层 Cox 模型来拟合。

作为一种半参数方法，Cox 模型在拟合时并不估计基线风险函数 $h_0(t)$，只估计各协变量的系数值 β，这与配对设计的条件 Logistic 回归模型中不关心常数项的大小，只需求出系数值 β 的思路一致，且在分层 Cox 模型中，各层的基线风险函数 $h_0(t)$ 之间完全无关，因此，可用分层 Cox 模型来拟合配对设计的条件 Logistic 回归模型。具体的拟合原理详见生存分析章节。用分层 Cox 模型来拟合配对设计的条件 Logistic 回归模型的 SPSS 菜单操作过程见表 6-6。

表 6-6 分层 Cox 模型来拟合配对设计的条件 Logistic 回归模型的 SPSS 菜单操作过程

运行方式	提示和操作	说明
菜单操作	Analyze	
	Survival	
	Cox Regression	选择 Cox 模型拟合配对 Logistic 回归模型
	time▶ Time	选择 time 为 Time 变量
	defect▶ Status	选择 defect 为反应变量
	Define Event	定义死亡事件赋值
	Single value：1	指定数字 1 为死亡事件
	Continue	返回 Cox Regression 过程
	mine▶ Covariates	选择 mine 为协变量
	smoke▶ Covariates	选择 smoke 为协变量
	reproduct▶ Covariates	选择 reproduct 为协变量
	Folic▶ Covariates	选择 folic 为协变量
	pair▶ Strata	
	Forward：LR ▶ Method	选择前进法进行模型拟合
	Categorical	指定分类协变量
	mine▶ Categorical Covariates	指定 mine 为分类协变量
	smoke▶ Categorical Covariates	指定 smoke 为分类协变量
	reproduct▶ Categorical Covariates	指定 reproduct 为分类协变量
	Folic▶ Categorical Covariates	指定 Folic 为分类协变量
	Change Contrast	
	Reference Category	指定参照组
	First	指定第一类为参照
	Continue	返回 Cox Regression 过程

续 表

运行方式	提示和操作	说　明
	Save	默认设置即可
	Options	
	Model Statistics	选择输出的统计量
	CI for exp(B)	输出参数的95%可信区间
	Display model information	
	At last step	只输出模型拟合的最后结果
	Continue	返回 Cox Regression 过程
	OK	

模型共筛选出2个有统计学意义的自变量。异常生育史可增加出生缺陷的风险，而孕期服用叶酸则减少出生缺陷的风险。

Omnibus Tests of Model Coefficients

Step	−2 Log Likelihood	Overall (score)			Change From Previous Step			Change From Previous Block		
		Chi-square	df	Sig.	Chi-square	df	Sig.	Chi-square	df	Sig.
1[a]	43.095	9.308	1	.002	10.971	1	.001	10.971	1	.001
2[b]	34.884	15.156	2	.001	8.210	1	.004	19.181	2	.000

a. Variable(s) Entered at Step Number 1: Folic
b. Variable(s) Entered at Step Number 2: reprodect
c. Beginning Block Number 0, initial Log Likelihood function: −2 Log likelihood: 54.065
d. Beginning Block Number 1. Method = Forward Stepwise (Likelihood Ratio)

Variables in the Equation

		B	SE	Wald	df	Sig.	Exp(B)
Step 1	Folic	2.485	1.041	5.700	1	.017	12.000
Step 2	reprodect	−1.989	.846	5.521	1	.019	.137
	Folic	2.532	1.121	5.101	1	.024	12.573

此外，也可采用变量差值拟合的方法来实现配对设计的条件 Logistic 回归分析。

小　结

因变量为分类变量的回归分析通常可以考虑用 Logistic 模型，Logistic

模型可以分为二分类 Logistic 模型，多分类无序 Logistic 模型和有序 Logistic 模型，其中二分类 Logistic 模型又分为无条件 Logistic 模型（通常简称为 Logistic 模型）和条件 Logistic 模型。除条件 Logistic 模型外，其他类型的 Logistic 模型都要求每个研究对象的因变量仅有一次取值并且不同研究对象的因变量取值是相互独立的。

二分类 Logistic 模型应用最广泛，该模型要求因变量各个取值之间是独立的，其自变量 x_i 的回归系数 β_i 的意义是自变量变化一个单位，因变量对应的 Odds 所变化的 Odds ratio 为 $OR_i = e^{\beta_i}$。在模型中只有 1 个自变量 x_i 时，则对应的 OR_i 称为 crude OR，对于除 x_i 外，还有其他 m 个自变量在模型中，则 x_i 对应的 OR_i 称为校正了其他 m 个自变量的 OR_i。

条件 Logistic 模型是适用于配对病例对照研究，故亦称为配对 Logistic 模型，其回归系数的意义与非条件 Logistic 模型的回归系数的意义相同。配对病例对照研究的资料一般是不独立的，不可以用非条件 Logistic 模型进行分析。

如果因变量是无序多分类变量，则可以考虑用无序多分类 Logistic 模型，虽然回归系数与二分类 Logistic 模型的回归系数的意义相同，但对于 k 个多分类因变量对应有 $k-1$ 个 Logit 表达式，对于结果解释要谨慎。

如果因变量是有序多分类变量，则可以考虑用有序多分类 Logistic 模型，其本质上是 k 个有序因变量取值作为截断点，对于一个二分类变量的 logistic 模型，自变量的回归系数与截断点无关，$k-1$ 个截断点对应 $k-1$ 个常数项，其本质上是 $k-1$ 个截断点的累积 Logistic 模型，其回归系数与二分类 Logistic 模型的回归系数的意义相同。

习 题

1. 如果样本中的研究对象的因变量有多次取值（称为重复测量资料），请问：能否选用上述某个类型 Logistic 模型进行分析。

2. 上述类型的 Logistic 模型对自变量有没有特殊的要求？如果自变量之间高度相关，会发生何种情况？

3. 病例对照研究的资料能否用非条件 Logistic 模型进行分析？如果可以，其预测值是不是患病率的估计？发病率估计？还是没有任何意义？

4. 对于两个独立样本的四格表资料对应可以得到两个 OR，请叙述：如何用 Logistic 回归模型拟合两个独立样本的四格表资料检验：两个总体 OR 是否相等。

第七章　对数线性模型在分类资料中的应用

分类资料的基本统计分析方法主要是针对二维列联表(即由行变量和列变量组成的列联表)资料,其中包括四格表、配对列联表和 $R \times C$ 列联表的检验方法,其主要目的是检验样本所代表的总体率或构成比在不同组别之间有无差异。此外,医学中还经常会遇到具有多个分类变量的多维列联表资料,如:在抑郁症相关因素研究中,要研究抑郁症的发生是否与精神状况和性格之间存在一定的关系;在高血压危险因素中,要研究血糖浓度是否正常和不同年龄层次究竟哪个对高血压的发病影响更大等。无论是对于简单的二维列联表或是复杂的高维列联表资料,如果要分析不同变量之间的交互作用都可以采用对数线性模型(log linear model)。

第一节　二维列联表的对数线性模型

一、不同研究背景中的对数线性模型的参数意义

为了便于学习和理解对数线性模型,先举 3 种不同研究背景的例子来考察对数线性模型的参数意义。

例 7-1　为了评价某药物治疗干眼症的疗效,研究者收集了 200 例干眼症患者,随机分成试验组和对照组。试验组的患者滴用该试验药,对照组滴用人工泪液。经过两周治疗后,停药一周,盲态评价两组患者的疗效治疗如表 7-1 所示。

表 7-1　随机对照试验的干眼症疗效评价资料

组别	有效	无效	合计
试验组	82(82.0%)	18(18.0%)	100
对照组	63(63.0%)	37(37.0%)	100

本例可以用 Pearson 卡方检验两组有效率的差异是否有统计学意义,但也可以用对数线性模型进行统计分析。本节将借用这个简单的例子初步说明对数线性模型的相关参数的意义。

根据这个研究设计，表 7-1 中的两行合计数不是随机试验的结果，而是研究者决定的样本量，故称这类行列表为行固定的行列表(fixed row table)，试验组和对照组的理论频数分布和对数模型的参数形式由表 7-2a 和表 7-2b 表述。

表 7-2a　干眼症随机对照试验的理论分布

组别	有效	无效	合计
试验组	$n_1\pi_1$	$n_1(1-\pi_1)$	n_1
对照组	$n_2\pi_2$	$n_2(1-\pi_2)$	n_2

表 7-2b　四格表资料的对数模型的角参数形式

组别	有效	无效
试验组	μ_0	$\mu_0+\beta_2$
对照组	$\mu_0+\alpha_2$	$\mu_0+\alpha_2+\beta_2+(\alpha\beta)_{22}$

$$\ln(n_1\pi_1)=\mu_0,\ \ln(n_1(1-\pi_1))=\mu_0+\beta_2$$

$$Odds_{试验组}=\frac{\pi_1}{1-\pi_1}=\frac{n_1\pi_1}{n_1(1-\pi_1)}$$

因此，$\ln(Odds_{试验组})=\ln(n_1\pi_1)-\ln(n_1(1-\pi_1))=\mu_0-(\mu_0+\beta_2)=-\beta_2$

$$\ln(n_2\pi_2)=\mu_0+\alpha_2,\ \ln(n_2(1-\pi_1))=\mu_0+\alpha_2+\beta_2+(\alpha\beta)_{22}$$

$$Odds_{对照组}=\frac{\pi_2}{1-\pi_2}=\frac{n_2\pi_2}{n_2(1-\pi_2)}$$

$$\begin{aligned}\ln(Odds_{对照组})&=\ln(n_2\pi_2)-\ln(n_2(1-\pi_2))\\&=\mu_0+\alpha_2-(\mu_0+\alpha_2+\beta_2+(\alpha\beta)_{22})\\&=-\beta_2-(\alpha\beta)_{22}\end{aligned}$$

由 $OR=\dfrac{Odds_{试验组}}{Odds_{对照组}}$，有 $\ln(OR)=\ln(Odds_{试验组})-\ln(Odds_{对照组})$

由此得到：$\ln(OR)=-\beta_2-(-\beta_2-(\alpha\beta)_{22})=(\alpha\beta)_{22}$，$OR=e^{(\alpha\beta)_{22}}$

本例的资料可以 SAS 程序实现对数线性模型的统计分析如下。

程序	说明
data ex71; input a b y@@; cards; 1 1 82 1 0 18 0 1 63 0 0 37 ;	a=1 表示试验组，a=0 表示对照组，b=1 表示有效，b=0 表示无效，y 为频数。

proc freq; tables a * b/nocol nopercent; weight y; **run**;	proc freq 是输出表格，nocol 和 nopercent 的组合表示按行计算百分比。
proc genmod; model y=a b a * b/dist=poisson link=log; estimate 'lnOR=' a * b 1 -1/exp; **run**;	genmod 表示广义线性模型，dist = poisson 表示选择 poisson 回归，link=log 表示连接函数为对数函数。estimate 'lnOR=' a * b 1 -1/exp; 表示计算 a * b 的 OR 及其 95% 可信区间

主要输出结果如下：

```
     Table of a by b
a              b
Frequency |
Row Pct   |      0|     1|  Total
-------+------+----+
      0|     37 |  63 |   100
       |  37.00 |63.00 |
-------+------+----+
      1|     18 |  82 |   100
       |  18.00 |82.00 |
-------+------+----+
  Total      55    145     200
```

```
              Analysis Of Parameter Estimates
                                Standard     Chi-
Parameter  DF  Estimate         Error        Square   Pr>ChiSq
Intercept  1   3.6109           0.1644       482.43   <.0001
a          1   -0.7205          0.2874       6.29     0.0122
b          1   0.5322           0.2071       6.60     0.0102
a*b        1   0.9841           0.3326       8.75     0.0031
                           Standard
Label          Estimate    Error     Alpha   Confidence Limits
lnOR=          0.9841      0.3326    0.05    0.3322    1.6361
Exp(lnOR=)     2.6755      0.8900    0.05    1.3940    5.1351
```

由上述 SAS 输出结果可以得到 $(\alpha\beta)_{22}=0.9841$，$OR=e^{0.9841}=2.6755$，其 95% 可信区间为 $\exp(0.9841\pm1.96\times0.3326)=(1.39,\ 5.14)$，因此该试验药治疗干眼症的有效率优于对照药。另外，可以验证：用对数线性模型计算的 OR 与用样本 OR 公式 $OR=\frac{ad}{bc}$ 计算的结果是相同的，由此可以看到对数线性模型的关联性是根据交互作用的统计结果进行统计推断的。

例 7-2 为了研究家族史与患肺癌的关联性，某研究者采用病例对照研究设计，在某地区收集到 232 例病例和 232 例对照，具体资料见表 7-3。

表 7-3 例 7-2 病例对照的样本资料

组别	有肿瘤家族史(%)	无肿瘤家族史(%)	合计
病例组	146(62.93)	86(37.07)	232
对照组	95(40.95)	137(59.05)	232

根据这个研究设计，表 7-3 中的两行合计数不是随机抽样的结果，而是

研究者决定的样本量，故也是行固定的行列表(fixed row table)，病例组和对照组的理论频数分布和对数模型的参数形式由表 7-4a 和表 7-4b 表述。

表 7-4a　肺癌的病例对照研究的理论分布

组别	有家族史	无家族史	合计
病例组	$n_1\pi_1$	$n_1(1-\pi_1)$	n_1
对照组	$n_2\pi_2$	$n_2(1-\pi_2)$	n_2

表 7-4b　四格表资料的对数模型的角参数形式

组别	有家族史	无家族史
病例组	η_0	$\eta_0+\beta_2$
对照组	$\eta_0+\alpha_2$	$\eta_0+\alpha_2+\beta_2+(\alpha\beta)_{22}$

$$Odds_{\text{病例组}}=\frac{\pi_1}{1-\pi_1}=\frac{n_1\pi_1}{n_1(1-\pi_1)}$$

因此，$\ln(Odds_{\text{病例组}})=\ln(n_1\pi_1)-\ln(n_1(1-\pi_1))=\eta_0-(\eta_0+\beta_2)=-\beta_2$

$$Odds_{\text{对照组}}=\frac{\pi_2}{1-\pi_2}=\frac{n_2\pi_2}{n_2(1-\pi_2)}$$

$$\begin{aligned}\ln(Odds_{\text{对照组}})&=\ln(n_2\pi_2)\ln(n_2(1-\pi_2))\\&=\eta_0+\alpha_2-(\eta_0+\alpha_2+\beta_2+(\alpha\beta)_{22})\\&=-\beta_2-(\alpha\beta)_{22}\end{aligned}$$

由 $OR=\dfrac{Odds_{\text{病例组}}}{Odds_{\text{对照组}}}$ 有：$\ln(OR)=\ln(Odds_{\text{病例组}})-\ln(Odds_{\text{对照组}})=(\alpha\beta)_{22}$ 因此，$OR=e^{(\alpha\beta)_{22}}$

在上例的 SAS 程序中，把上例的数据替换为例 7-2 的数据，程序中的其他内容不变，运行该程序后就可以得到下列结果：

```
Frequency |                            Analysis Of Parameter Estimates
Row Pct   |      0|      1| Total                                Standard   Chi-
------+------+----+                                                        Pr>ChiSq
                                      Parameter  DF  Estimate   Error      Square
       0|   137|    95|   232        Intercept   1   4.920 0    0.085 4    3 316.25  <0.000 1
        |  59.05| 40.95|             a           1   -0.465 6   0.137 6    11.46     0.000 7
------+------+----+                   b           1   -0.366 1   0.133 5    7.52      0.006 1
       1|    86|   146|   232        a * b       1   0.895 4    0.190 5    22.08     <0.000 1
        |  37.07| 62.93|                                          Standard
------+------+----+                   Label            Estimate  Error    Alpha  Confidence Limits
  Total    223    241    464          lnOR=            0.895 4   0.190 5  0.05   0.521 9   1.268 8
                                      Exp(lnOR=)       2.448 2   0.466 5  0.05   1.685 3   3.556 6
```

由上述 SAS 输出结果可以得到 $(\alpha\beta)_{22}=0.895\,4$，$OR=e^{0.895\,4}=2.448\,2$，其 95% 可信区间为(1.69, 3.56)，可以推断家族史与患肿瘤是有关联的。

在病例对照研究中，由于随机抽样是在患病人群和对照人群中进行的，所以患病与对照的比例是研究者确定的，所以不能估计患病率，只能分别计算病例组和对照组的暴露与不暴露之比 $Odds$，由此计算 $OR_{病例对照}=\frac{Odds_{病例组}}{Odds_{对照组}}$。在人群中可以按暴露人群(本例为有家族史人群)和非暴露人群(本例为无家族史人群)分别进行抽样和统计，可以得到暴露组的患病率和非暴露组的患病率，以此计算暴露组的患病率与不患病率之比作为 $Odds_{暴露组}$；同理也可以计算非暴露组的 $Odds_{非暴露组}$，由此可以得到 $OR_{暴露}=\frac{Odds_{暴露组}}{Odds_{非暴露组}}$。虽然 $OR_{病例对照}$ 与 $OR_{暴露}$ 是基于两种不同的随机抽样方法以及两类的 $Odds$ 也是不同的，但可以严格证明：总体的 $OR_{病例对照}$ 和总体的 $OR_{暴露}$ 是相等的，所以在应用上是不区分或注明何种抽样获得的 OR。特别在病例对照研究中，如果患者是在暴露期间新发病的对象，则 OR 可以理解为发病率的 *Odds ratio*，因此当发病率很低的情况下，$OR \approx RR$。

例 7-3 某医生为了研究抑郁症的发生与性格是否有关，采用横断面调查的方式，对接受精神病学治疗的患者按照有无患抑郁症记录了患者的性格(内向型、外向型)，结果如表 7-5 所示。

表 7-5 抑郁症与性格关系的横断面调查资料

性格	抑郁症		合计
	无	有	
外向型	35	15	50
内向型	64	96	160
合 计	99	111	210

对于横断面调查所获得的四格表资料(表 7-6a，表 7-6b)，我们可以计算 $OR=35\times 96/(64\times 15)=3.5$，$Var(\ln(OR))=\frac{1}{64}+\frac{1}{15}+\frac{1}{96}+\frac{1}{35}=0.121$，95%可信区间为$3.5e^{\pm 1.96\sqrt{0.121}}=(1.770, 6.921)$，基于 OR 的 95%可信区间的下限大于 1，结合题意我们能够得到如下结论：抑郁症患病率与性格类型有关联，内向型的对象更容易发生抑郁症。本例也可以用对数线性模型进行统计分析。

表 7-6a 性格与抑郁症的理论分布

组别	无抑郁症	有抑郁症	合计
外向型	$N\pi_{11}$	$N\pi_{12}$	$N\pi_{1+}$
内向型	$N\pi_{21}$	$N\pi_{22}$	$N\pi_{2+}$
合计	$N\pi_{+1}$	$N\pi_{+2}$	N

表 7-6b 四格表资料的对数模型的角参数形式

组别	无抑郁症	有抑郁症
外向型	η_0	$\eta_0+\beta_2$
内向型	$\eta_0+\alpha_2$	$\eta_0+\alpha_2+\beta_2+(\alpha\beta)_{22}$

由 $\ln(N\pi_{11})=\eta_0$，$\ln(N\pi_{12})=\eta_0+\beta_2$，得到 $\beta_2=\ln(\pi_{12}/\pi_{11})$；由 $\ln(N\pi_{21})=\eta_0+\alpha_2$，得到 $\alpha_2=\ln(\pi_{21}/\pi_{11})$；由 $\ln(N\pi_{22})=\eta_0+\alpha_2+\beta_2+(\alpha\beta)_{22}$，得到 $\ln\left(\frac{\pi_{11}\pi_{22}}{\pi_{12}\pi_{21}}\right)=(\alpha\beta)_{22}$。由于横断面调查的 $OR=\frac{\pi_{11}\pi_{22}}{\pi_{21}\pi_{12}}$，因此 $OR=e^{(\alpha\beta)_{22}}$。同样，在上例的 SAS 程序中，把上例的数据替换为例 7－3 的数据，程序中的其他内容不变，运行该程序后就可以得到下列结果。

Frequency / Row Pct	0	1	Total
0	35	15	50
	70.00	30.00	
1	64	96	160
	40.00	60.00	
Total	99	111	210

Analysis Of Parameter Estimates

Parameter	DF	Estimate	Standard Error	Chi-Square	Pr>ChiSq
Intercept	1	3.555 3	0.169 0	442.42	<.000 1
a	1	0.603 5	0.210 2	8.24	0.004 1
b	1	−0.847 3	0.308 6	7.54	0.006 0
a * b	1	1.252 8	0.348 3	12.94	0.000 3

Label	Estimate	Standard Error	Alpha	Confidence	Limits
lnOR=	1.252 8	0.348 3	0.05	0.570 2	1.935 3
Exp(lnOR=)	3.500 0	1.218 9	0.05	1.768 6	6.926 3

由上述 SAS 输出结果可以得到 $(\alpha\beta)_{22}=1.252\,8$，$OR=e^{1.252\,8}=3.500\,0$，其 95％可信区间为(1.77，6.93)，基于 95％可信区间的下限>1，可以推断内向型的对象更容易患抑郁症。

由此可知：上述 3 种抽样方式所获得的资料，均可以用对数线性模型分析关联性，并且 OR 均为 $e^{(\alpha\beta)_{22}}$，在理论上可以证明：无论上述何种抽样，列联表资料都用对数线性模型进行分析，其对数线性模型的形式与抽样方式无关，并且均可借助 Poisson 回归实现，所以在 SAS 编程中，模型的分布选择 Poisson。

二、*R*×*C* 列联表对数线性模型的一般形式

一般的二维列联表($R\times C$ 表)可以认为是由行变量和列变量(两个因素)组成的列联表，即二维 $I\times J$ 列联表，现假设有 n 个观察对象，按照一定的概率 π_{ij} 出现在各单元格中，可以证明：各个单元上出现的频数可以用 Poisson 概率回归模型表述，并且可以用对数线性模型拟合。如果每个格子的理论频数记为 μ_{ij}，则 μ_{ij} 的自然对数可以表达为行变量和列变量的主效应及其交互作用，其概率回归模型表示为：

$$\ln(\mu_{ij})=\eta_0+\alpha_i+\beta_j+(\alpha\beta)_{ij} \tag{7-1}$$

式(7-1)即为二维列联表的对数线性模型的一般形式，其中，i 为因素 X 的各不同水平($i=1, 2, 3 \cdots\cdots R$)；j 为因素 Y 的各不同水平($j=1, 2, 3 \cdots\cdots C$)；模型中的参数 α_i，β_j 分别为因素 X 和因素 Y 的主效应；参数 $(\alpha\beta)_{ij}$ 为两因素的交互作用，它反映的是 X 和 Y 之间关联性的强度。如果参数满足下列约束条件 $\sum_{i=1}^{R}\alpha_i=0$，$\sum_{j=1}^{C}\beta_j=0$，$\sum_{i=1}^{R}(\alpha\beta)_{ij}=0$，$j=1, 2, \cdots, J$，且 $\sum_{j=1}^{C}(\alpha\beta)_{ij}=0$，$i=1, 2, \cdots, I$，则称为模型是平衡参数形式。如果设 $\alpha_1=0$，$\beta_1=0$，$(\alpha\beta)_{i1}=0$，$i=1, 2, \cdots, R$，且 $(\alpha\beta)_{1j}=0$，$j=1, 2, \cdots, C$，则称模型是角参数化形式。由于角参数形式的模型对结果比较容易解释，本章将采用角参数形式的模型。

例 7-4　为了研究冠心病与血清总胆固醇的关联性，在某体检中心收集到 93 名初次诊断为冠心病患者和 1 237 名非冠心病患者(对照组)，这些对象均未患糖尿病，并且测得血清总胆固醇，汇总这些对象的资料如表 7-7 所示，请作分析。

表 7-7　冠心病与血清总胆固醇关联性研究资料

组别	血清总胆固醇(mmol/L)				合计
	≤5.17	5.18～5.66	5.67～6.47	>6.471	
对照组	388	527	204	118	1 237
冠心病组	20	28	21	24	93
合计	408	555	225	142	1 330

这是 2×4 列联表，可以用下列对数线性模型。

$$\ln(\mu_{ij}) = \eta_0 + \alpha_i + \beta_j + (\alpha\beta)_{ij} \tag{7-2}$$

其中，$\alpha_1=0$，$\beta_1=0$，$(\alpha\beta)_{1j}=0$　$j=1, 2, 3, 4$；$i=1, 2$。由此可以用表 7-8 表述模型(7-2)。

表 7-8　冠心病与血清总胆固醇对数线性模型表达式

组别	血清总胆固醇(mmol/L)			
	≤5.17 (a=0)	5.18～5.66 (a=1)	5.67～6.47 (a=2)	>6.471 (a=3)
对照组(b=0)	η_0	$\eta_0+\beta_2$	$\eta_0+\beta_3$	$\eta_0+\beta_4$
冠心病组(b=1)	$\eta_0+\alpha_2$	$\eta_0+\alpha_2+\beta_2+(\alpha\beta)_{22}$	$\eta_0+\alpha_2+\beta_3+(\alpha\beta)_{23}$	$\eta_0+\alpha_2+\beta_4+(\alpha\beta)_{24}$

胆固醇水平 2 与胆固醇水平 1 比较的患冠心病的 $OR_{2:1}=e^{(\alpha\beta)_{22}}$，胆固醇水平 3 与胆固醇水平 1 比较的患冠心病的 $OR_{3:1}=e^{(\alpha\beta)_{23}}$，胆固醇水平 4 与胆固醇水平 1 比较的患冠心病的 $OR_{4:1}=e^{(\alpha\beta)_{24}}$。$OR_{2:1}$，$OR_{3:1}$ 和 $OR_{4:1}$ 均称为 local Odds ratio。

<pre>data ex74;
input a b y@@;
a2=0;
a3=0;
a4=0;
if a=1 then a2=1;
if a=2 then a3=1;
if a=3 then a4=1;
a2b=a2 * b;
a3b=a3 * b;
a4b=a4 * b;
ab=a * b;
cards;
0 0 388
1 0 527
2 0 204
3 0 118
0 1 20
1 1 28
2 1 21
3 1 24
;</pre>
	a=1 表示血清胆固醇<127mmHg，a=0 表示对照组，b=1 表示患冠心病，b=0 表示未患冠心病，y 为频数。

<pre>proc freq;
tables a * b/nocol nopercent;
weight y;
run;
 	
proc genmod;
model y = a2 a3 a4 b a2b a3b a4b/dist=
poisson link=log;
estimate 'log(OR12)' a2b 1 -1/exp;
estimate 'log(OR13)' a3b 1 -1/exp;
estimate 'log(OR14)' a4b 1 -1/exp;
run;</pre>
	proc freq 是输出表格，nocol 和 nopercent 的组合表示按行计算百分比。genmod 表示广义线性模型，dist=poisson 表示选择 poisson 回归，link=log 表示连接函数为对数函数。

主要输出结果如下：

```
        Table of a by b
a        b
Frequency |
Row Pct   |      0|     1| Total
------+------+---+
      0|    388|   20 | 408
       |  95.10 | 4.90 |
------+------+---+
      1|    527|   28 | 555
       |  94.95 | 5.05 |
------+------+---+
      2|    204|   21 | 225
       |  90.67 | 9.33 |
------+------+---+
    3  |    118|   24 | 142
       |  83.10 |16.90 |
------+------+---+
  Total    1 237     93   1 330
```

```
最大对数似然函数(Log Likelihood)为 6 226.946 7
                Analysis Of Parameter Estimates
                          Standard      Chi-
Parameter   DF   Estimate     Error      Square    Pr>ChiSq
Intercept    1    5.961 0    0.050 8   13 787.0    <.000 1
a2           1    0.306 2    0.066 9     20.95     <.000 1
a3           1   -0.642 9    0.086 5     55.26     <.000 1
a4           1   -1.190 3    0.105 1    128.20     <.000 1
b            1   -2.965 3    0.229 3    167.24     <.000 1
a2b          1    0.030 3    0.300 3      0.01      0.919 7
a3b          1    0.691 7    0.324 2      4.55      0.032 9
a4b          1    1.372 6    0.320 5     18.34     <.000 1
                                  Standard
       Label           Estimate    Error     95% Confidence Limits
log(OR12)              0.030 3    0.300 3    -0.558 3    0.618 9
Exp(log(OR12))         1.030 7    0.309 5     0.572 2    1.856 9
log(OR13)              0.691 7    0.324 2     0.056 3    1.327 1
Exp(log(OR13))         1.997 1    0.647 4     1.057 9    3.770 0
log(OR14)              1.372 6    0.320 5     0.744 5    2.000 8
Exp(log(OR14))         3.945 8    1.264 6     2.105 3    7.395 0
```

由上述 SAS 输出结果可以得到 $(\alpha\beta)_{22}=0.0303$，$OR=1.0307$，其 95% 可信区间为(0.572，1.857)，$(\alpha\beta)_{23}=0.692$，$OR=1.997$，其 95% 可信区间为(1.058，3.770)，$(\alpha\beta)_{24}=1.373$，$OR=3.946$，其 95% 可信区间为(2.105，7.395)，最大对数似然函数值为 6 226.946 7。

由于总胆固醇水平是有序 4 分类变量，所以可以考虑冠心病患病的 ln(*OR*)与胆固醇水平呈线性趋势变化，因此可以用下列对数线性模型表示。

$$\ln(\mu_{ij})=\eta_0+\alpha_i+\beta_j+(j-1)(\alpha\beta) \tag{7-3}$$

其中 $\alpha_1=0$，$\beta_1=0$，$j=1,2,3,4$；$i=1,2$。由此可以用表 7-9 表述模型(7-3)。

表 7-9　冠心病与血清总胆固醇对数线性模型表达式(对数 *OR* 趋势模型)

组别	血清总胆固醇(mmol/L)			
	≤5.17 (a=0)	5.18～5.66 (a=1)	5.67～6.47 (a=2)	>6.47 (a=3)
对照组(b=0)	η_0	$\eta_0+\beta_2$	$\eta_0+\beta_3$	$\eta_0+\beta_4$
冠心病组(b=1)	$\eta_0+\alpha_2$	$\eta_0+\alpha_2+\beta_2+(\alpha\beta)$	$\eta_0+\alpha_2+\beta_3+2(\alpha\beta)$	$\eta_0+\alpha_2+\beta_4+3(\alpha\beta)$

data ex74; input a b y@@; a2＝0;a3＝0;a4＝0; if a＝1 then a2＝1; if a＝2 then a3＝1; if a＝3 then a4＝1; cards; 0 0 388 1 0 527 2 0 204 3 0 118 0 1 20 1 1 28 2 1 21 3 1 24 ; **proc freq**; tables a * b/nocol nopercent; weight y; **run**; **proc genmod**; model y＝a2 a3 a4 b a * b/dist＝poisson link ＝log; **run**;	a＝1 表示血清胆固醇＜127mmHg，a＝0 表示对照组，b＝1 表示患冠心病，b＝0 表示未患冠心病，y 为频数。 proc freq 是输出表格，nocol 和 nopercent 的组合表示按行计算百分比。genmod 表示广义线性模型，dist＝poisson 表示选择 poisson 回归，link＝log 表示连接函数为对数函数。

主要输出结果：

Parameter	DF	Estimate	Standard Error	Chi-Square	Pr>ChiSq	
Intercept	1	5.972 2	0.050 13	14 238.0	＜.000 1	最大似然函数值（Log Likelihood）为 6 225.536 0
a2	1	0.283 3	0.065 3	18.81	＜.000 1	
a3	1	－0.658 4	0.084 1	61.34	＜.000 1	
a4	1	－1.179 5	0.102 8	131.63	＜.000 1	
b	1	－3.223 2	0.192 0	281.69	＜.000 1	
a * b	1	0.497 5	0.106 9	21.68	＜.000 1	

表 7－9 所表述的模型是表 7－8 表述模型的特殊情况，因此可以用似然比检验对数 *OR* 是否存在线性趋势。

$H_0:(\alpha\beta)=(\alpha\beta)_{22}=(\alpha\beta)_{23}/2=(\alpha\beta)_{24}/3$

$H_1:(\alpha\beta)=(\alpha\beta)_{22}=(\alpha\beta)_{23}/2=(\alpha\beta)_{24}/3$ 等式不全成立

$\alpha=0.05$

当 H_0 为真时，$G^2=2$（模型 1 对数似然函数$_1$ -模型 2 对数似然函数）近似服从自由度为 2 的卡方分布。

本例 $G^2=2(6\ 226.946\ 7-6\ 225.536\ 0)=2.821\ 4<\chi^2_{0.05,2}=5.98$，$P=0.244$，两个模型的差异无统计学意义，可以认为表 7-9 所表述的模型对例 7-4 的资料是合适的，因此可以推断冠心病患病的 ln(*OR*)与总胆固醇水平呈线性趋势变化，并且对应的 *OR* 为 $\exp((\alpha\beta)\times b)$，*OR* 的估计表达式为 $\exp((\alpha\beta)\times b)$，及其 95% 可信区间为 $\exp(((\alpha\beta)\pm1.96se((\alpha\beta)))\times b)$，$b=1, 2, 3$。在本例中，与正常总胆固醇水平比较，总胆固醇在 5.18～5.66 mmol/L，患冠心病的 local *OR* = 1.645，95% 可信区间为(1.334，2.028)；总胆固醇在 5.67～6.47 mmol/L，患冠心病的 local *OR* = 2.705，95% 可信区间为(1.779，4.113)；总胆固醇 > 6.471 mmol/L，患冠心病的 local *OR* = 4.448，95% 可信区间为(2.372，8.340)，这个结果说明随着总胆固醇增高，患冠心病的风险也呈指数上升。

第二节 三维列联表的对数线性模型

例 7-5 在例 7-3 中我们了解到内向型的患者发生抑郁症的比例更高一些，但进一步研究发现，抑郁症的发生不仅与患者的性格有关，还可能与受试对象的精神状况有关，因此将表 7-5 进一步细分为表 7-10。

表 7-10 抑郁症与性格、精神状况的关系资料

性格	抑郁症 无(d=0) 精神衰弱(b=0)	抑郁症 无(d=0) 精力旺盛(b=1)	抑郁症 有(d=1) 精神衰弱(b=0)	抑郁症 有(d=1) 精力旺盛(b=1)	合计
外向型(a=0)	15	20	5	10	50
内向型(a=1)	45	19	59	37	160
合计	60	39	64	47	210

此时，研究的因素变成了 3 个，即是否发生抑郁症、患者的性格、患者的精神状况，显然采用 Pearson χ^2 检验已经不合适了。欲研究抑郁症的发生与受试对象的性格和精神状态三者之间的相互关系，可以采用对数线性模型进行

分析。

一、三维列联表对数线性模型的一般形式

当列联表中包括了3个及3个以上的因素(变量)时,我们称之为高维列联表。由于分析的方法类似,本节仅以三维列联表为例进行解释和说明。

设3个变量为X、Y、Z,每个变量有I、J、K个类别,把样本含量为n的样本按照一定概率π_{ijk}(服从多项分布)分配到一个$I \times J \times K$的三维列联表中,记每个单元格的理论频数为μ_{ijk},则三维列联表的对数线性模型表达式为:

$$\ln(\mu_{ijk}) = \eta_0 + \alpha_i + \beta_j + \gamma_k + (\alpha\beta)_{ij} + (\alpha\gamma)_{ik} + (\beta\gamma)_{jk} + (\alpha\beta\gamma)_{ijk} \tag{7-4}$$

与二维列联表的对数线性模型类似,模型可以将各单元格理论频数的对数分解成常数项μ,3个因素的主效应α_i,β_j,γ_k,3个因素两两组合的一阶交互作用$(\alpha\beta)_{ij}$,$(\alpha\gamma)_{ik}$,$(\beta\gamma)_{jk}$,以及3个因素的二阶交互作用$(\alpha\beta\gamma)_{ijk}$。主效应的自由度为各因素的水平数减1,不同因素交互作用的自由度为相应各主效应自由度的乘积。模型(7-4)包含了3个因素的主效应和所有交互效应,其自由度$df = 1 + (I-1) + (J-1) + (K-1) + (I-1)(J-1) + (I-1)(K-1) + (J-1)(K-1) + (I-1)(J-1)(K-1) = IJK$,即模型中参数的自由度等于列联表的单元格数,因此是一个饱和模型。其中,主效应只与3个因素不同水平的行合计和列合计有关,交互项与单元格的数据有关。通常情况下,我们使用的是非饱和模型(分层模型),即模型中只保留部分感兴趣的交互项,将无统计学意义的交互项剔出模型。

二、三维列联表对数线性模型中各因素的关系

模型中3个变量X、Y、Z,每个变量有I、J、K个类别,各因素之间的关系可以分为以下3种情形。

(1) 完全相互独立:X、Y、Z三个变量互不相关,对于任意水平有:

$$\Pr(X=i, Y=j, Z=k) = \Pr(X=i)\Pr(Y=j)\Pr(Z=k)$$

(2) 联合独立:两变量不独立,但与第三个变量独立。如X、Y之间不独立,但都与Z独立,这时有:

$$\Pr(X=i, Y=j, Z=k) = \Pr(X=i, Y=j)\Pr(Z=k)$$

(3) 条件独立：如在 Z 成立的条件下，X 与 Y 之间相互独立。其关系可表达为：

$$\Pr(X=i, Y=j \mid Z=k)=\Pr(X=i \mid Z=k)\Pr(Y=j \mid Z=k)$$

上述 3 种情况用对数线性模型的表示方法见表 7－11。

表 7－11 对数线性模型中各因素间的关系及符号表示方法

独立的类型	符号表示方法	对数线性模型 $\ln(\mu_{ijk})$ 表达式
完全相互独立	(X, Y, Z)	$\eta_0+\alpha_i+\beta_j+\gamma_k$
两变量联合，并且与第三个变量独立	(X, YZ)	$\eta_0+\alpha_i+\beta_j+\gamma_k+(\beta\gamma)_{jk}$
	(Y, XZ)	$\eta_0+\alpha_i+\beta_j+\gamma_k+(\alpha\gamma)_{ik}$
	(Z, XY)	$\eta_0+\alpha_i+\beta_j+\gamma_k+(\alpha\beta)_{ij}$
条件独立	(XZ, YZ)	$\eta_0+\alpha_i+\beta_j+\gamma_k+(\alpha\gamma)_{ik}+(\beta\gamma)_{jk}$
	(XY, YZ)	$\eta_0+\alpha_i+\beta_j+\gamma_k+(\alpha\beta)_{ij}+(\beta\gamma)_{jk}$
	(XY, XZ)	$\eta_0+\alpha_i+\beta_j+\gamma_k+(\alpha\beta)_{ij}+(\alpha\gamma)_{ik}$
无二级交互因素	(XY, XZ, YZ)	$\eta_0+\alpha_i+\beta_j+\gamma_k+(\alpha\beta)_{ij}+(\alpha\gamma)_{ik}+(\beta\gamma)_{jk}$

若模型中包含了所有的主效应以及交互作用项，则称为全模型或饱和模型(saturated model，如模型 7－4)，若将某些没有实际意义的交互作用项从全模型中删除，则称为不饱和模型或简约模型(reduced model，如表 7－11 中的模型)。表 7－11 列举出的模型为三维列联表对数线性模型的所有 8 种不饱和模型，这些不饱和模型都是层次模型(hierarchical model)，即如果模型中包含高级交互项，则一定包含它的低级作用项。例如，模型中包含$(\alpha\beta)_{ij}$，则一定要包含它的两个低级项 α_i，β_j。

对于对数线性模型而言，饱和模型的拟合结果必然是最优的。饱和模型的自由度为 0，拟合优度 $\chi^2=0$，必定得到实际频数完全等于理论频数。不饱和模型的自由度则为相对于全模型而言的剔除项的自由度之和。例如，三维列联表的 3 个变量为 X、Y、Z，每个变量有 I、J、K 个类别，若模型为 $\ln(\mu_{ijk})=\eta_0+\alpha_i+\beta_j+\gamma_k+(\alpha\gamma)_{ik}+(\beta\gamma)_{jk}$，则该模型相对于全模型而言缺少了$(\alpha\beta)_{ij}$，$(\alpha\beta\gamma)_{ijk}$两项，$(\alpha\beta)_{ij}$ 项共有$(I-1)(J-1)$独立变异水平，$(\alpha\beta\gamma)_{ijk}$ 项共有$(I-1)(J-1)(K-1)$独立变异水平，因此该模型的自由度为 $df=(I-1)(J-1)(K-1)+(I-1)(J-1)=K(I-1)(J-1)$。

三、对数线性模型的选择

选择实际上包括了两个方面的含义：一是对提出的模型进行评价；二是需要根据一定的标准找到一个合适的模型去解释各个因素间的关系。评价的指标应该结合拟合优度以及实际意义两方面来考虑。对于饱和模型而言，虽然可以完全拟合数据，但在实际工作中简约模型反而应用较多。这一方面是由于全模型的多级交互作用往往不容易解释，另一方面是由于简约模型能够更为直接地揭示变异产生的主要原因。例如，对表 7-10 的数据所描述的抑郁症，性格和精神状况，除了调查对象性格是否内向的因素(β)可能与患抑郁症(γ)有关联外，受试对象的精神状况(α)也可能与患抑郁症有关联，并且精神状况也可能与性格是否内向有关联。对于例 7-5 的饱和模型用两水平的模型(7-4)，但这个饱和模型的二级交互作用项的意义是任何两个因素之间的关联性(OR)大小与第三个因素水平有关，在应用饱和模型时需要检验二级交互作用是否真实存在。如果仅仅性格因素与患抑郁症有关联，则可以用简约对数线性模型 $\ln(\mu_{jk}) = \eta_0 + \beta_j + \gamma_k + (\beta\gamma)_{jk}$ 表述这种相关性；如果精神状况(α)与性格因素(β)有关联，而性格因素与患抑郁症(γ)有关联，则可以用简约对数线性模型 $\ln(\mu_{ijk}) = \eta_0 + \alpha_i + \beta_j + \gamma_k + (\alpha\beta)_{ij} + (\beta\gamma)_{jk}$，这个模型也可以解释为对于相同性格的人而言，精神状况(α)与患抑郁症(γ)是没有关联的(即条件独立)。由此不同的对数线性模型针对不同的背景诠释关联性。

对于这类研究问题，一般的分析策略是根据专业背景，将感兴趣变量的交互项引入模型，然后计算模型的拟合优度，即似然比χ^2统计量(其值为饱和模型的似然比χ^2值与选择模型的似然比χ^2值之差)；变量之间是否相关(独立)可以通过对相应交互项的检验完成。对于例 7-5 的表 7-11 的数据，主要关注个体的精神状况和性格会影响抑郁症的发生，以及性格也会影响精神状况的评价，因此提出了一个假设模型 $\ln(\mu_{ijk}) = \eta_0 + \alpha_i + \beta_j + \gamma_k + (\alpha\beta)_{ij} + (\alpha\gamma)_{ik} + (\beta\gamma)_{jk}$，其中 $i = 0, 1$; $j = 0, 1$; $k = 0, 1$；且 $\alpha_0 = \beta_0 = \gamma_0 = (\alpha\beta)_{i0} = (\alpha\beta)_{0j} = (\alpha\gamma)_{i0} = (\alpha\gamma)_{0k} = (\beta\gamma)_{j0} = (\beta\gamma)_{0k} = 0$。并且，考察与饱和模型的关系以及其他因素之间的关联性。可以用 SAS 软件中的 genmod 过程进行统计分析，具体程序代码如下。

data ex75;
input y d b a@@;
ab=a*b;
ad=a*d;
	输入数据
	d=1 表示患抑郁症
	d=0 表示未患抑郁症
	a=1 表示性格内向

bd=b * d;
abd=a * b * d;
cards;
15　0　0　0
20　0　1　0
45　0　0　1
19　0　1　1
5　1　0　0
10　1　1　0
59　1　0　1
37　1　1　1
;
proc freq;
tables a * b * d/nocol nopercent;
weight y;
run;
proc genmod;
model y=a b d ab ad bd abd/dist=poisson link=log;
run;
proc genmod;
model y = a b d ab ad bd/dist = poisson link=log;
run;
proc genmod;
model y = a b d ab ad/dist = poisson link=log;
estimate 'log(ORab)' ab 1 -1/exp;
estimate 'log(ORad)' ad 1 -1/exp;
run;
	a=0 表示性格外向
	b=1 表示精力旺盛
	b=0 表示精神衰弱
	
	第一个 genmod 的过程是饱和模型。
	第二个 genmod 的过程是简约模型中三个因素两两有关联的模型。
	第三个 genmod 的过程是简约模型中，性格与患抑郁症有关联、且性格与精神状况有关联的条件独立模型。

饱和模型的主要结果：

Parameter	Estimate	Standard Error	Chi-Square	Pr>ChiSq
Intercept	2.708 1	0.258 2	110.00	<.000 1
a	1.098 6	0.298 1	13.58	0.000 2
b	0.287 7	0.341 6	0.71	0.399 6
d	−1.098 6	0.516 4	4.53	0.033 4
ab	−1.149 9	0.437 6	6.90	0.008 6
ad	1.369 5	0.553 0	6.13	0.013 3
bd	0.405 5	0.645 5	0.39	0.529 9
abd	−0.009 9	0.731 8	0.00	0.989 2
Log Likelihood(对数似然函数值)			523.031 3	

简约模型 1 的主要结果：

Parameter	Estimate	Standard Error	Chi-Square	Pr>ChiSq
Intercept	2.706 8	0.241 7	125.42	<0.000 1
a	1.100 2	0.272 3	16.32	<0.000 1
b	0.289 8	0.302 1	0.92	0.337 3
d	−1.093 7	0.365 7	8.94	0.002 8
ab	−1.153 4	0.350 7	10.82	0.001 0
ad	1.363 9	0.362 1	14.19	0.000 2
bd	0.397 8	0.304 1	1.71	0.190 8
Log Likelihood(对数似然函数值)			523.031 2	

简约模型 1 与饱和模型的差异检验：

$G = 2(Loglikelihood_{饱和} - Loglikelihood_{简约1}) = 0.0002$，$df = 1$，$P = 0.999$，简约模型 1 与饱和模型之间的异常无统计学意义。

简约模型 2 的主要结果：

Parameter	Estimate	Standard Error	Chi-Square	Pr>ChiSq
Intercept	2.639 1	0.242 0	118.91	<0.000 1
a	1.089 0	0.278 5	15.29	<0.000 1
b	0.405 5	0.288 7	1.97	0.160 1
d	−0.847 3	0.308 6	7.54	0.006 0
ab	−1.024 5	0.332 9	9.47	0.002 1
ad	1.252 8	0.348 3	12.94	0.000 3
Log Likelihood(对数似然函数值)			522.161 8	

Label	Estimate	Standard Error	95% Confidence Limits	
log(ORab)	−1.024 5	0.332 9	−1.676 9	−0.372 1
Exp(log(ORab))	0.359 0	0.119 5	0.186 9	0.689 3
log(ORad)	1.252 8	0.348 3	0.570 2	1.935 3
Exp(log(ORad))	3.500 0	1.218 9	1.768 6	6.926 3

简约模型 2 与饱和模型的差异检验：

$G = 2(Loglikelihood_{饱和} - Loglikelihood_{简约2}) = 1.739$，$df = 2$，$P = 0.419$，简约模型 2 与饱和模型之间的异常无统计学意义。

精力是否旺盛与性格是否内向的 $OR = 0.359 < 1$，95% 可信区间为

(0.186 9，0.689 3)，差异有统计学意义，即呈负相关，说明性格内向的对象往往表现为精力旺盛程度不同。

性格是否内向与患抑郁症的 $OR=3.500>1$，95％ 可信区间为(1.768 6，6.926 3)，差异有统计学意义，即呈正相关，说明性格内向的对象更容易患抑郁症。

事实上，在某些情形下，如对模型中各因素之间的联系及作用不是十分明确，或者假设检验的结果是拒绝了 H_0，最优模型的选择还需要采用递归的方法。SAS 软件的 genmod 过程没有提供类似于多元线性回归的 stepwise 选项，不能够自动选择进入模型变量或交互作用项，这时可以采用后退法进行手动选择。

第三节　对数线性模型与 Logistic 模型的关系

对数线性模型不区分变量之间的关系，注重研究各变量之间的相互关系及交互作用；而 Logistic 模型注重解释一个应变量与多个自变量之间的关系。两者之间的联系可以从以下一个简单的推导中看出：

假设一个三因素的对数线性模型(XY, XZ, YZ)，当 Y 是二分类变量时，有：

$$\ln\frac{P(Y=1\mid X=i,\ Z=k)}{P(Y=0\mid X=i,\ Z=k)}=\ln\frac{\mu_{i1k}}{\mu_{i0k}}=\ln\mu_{i1k}-\ln\mu_{i0k}$$
$$=(\eta_0+\alpha_i+\beta_1+\gamma_k+(\alpha\beta)_{i1}+(\alpha\gamma)_{ik}+(\beta\gamma)_{1k})-(\eta_0+\alpha_i+\beta_0+\gamma_k+(\alpha\beta)_{i0}$$
$$+(\alpha\gamma)_{ik}+(\beta\gamma)_{0k})$$
$$=(\beta_1-\beta_0)+((\alpha\beta)_{i1}-(\alpha\beta)_{i0})+((\beta\gamma)_{1k}-(\beta\gamma)_{0k})$$

等式的右边可以分为 3 个部分：第一部分是一个与变量 X、Z 取值无关的常数($\beta_1-\beta_0$)；第二部分与 X 取值(i)水平有关；第三部分与 Z 取值(k)水平有关。也就是说，上式可以化为：

$$\text{logit}P=\alpha+\beta_X+\gamma_Z$$

采用 Logistic 回归模型的符号表达式为($X+Z$)。类似地，可以得到三维列联表对数线性模型和 Logistic 模型的等价表达式如表 7－12 所示。

表 7－12　三维列联表对数线性模型与 Logistic 模型等价表达式

对数线性模型表达式	Logistic 模型	Logistic 模型表达式
(Y, XZ)	α	—
(XY, XZ)	$\alpha+\beta_X$	(X)

续　表

对数线性模型表达式	Logistic 模型	Logistic 模型表达式
(YZ, XZ)	$\alpha+\gamma_Z$	(Z)
(XY, XZ, YZ)	$\alpha+\beta_X+\gamma_Z$	$(X+Z)$
(XYZ)	$\alpha+\beta_X+\gamma_Z+(\alpha\gamma)_{XZ}$	$(X\times Z)$

例 7－6　美国健康和营养调查(NHANES)是由美国健康统计中心(NCHS)进行的一项旨在评估美国健康成年人及儿童的营养状况的重要调查。这里选取了2005～2006年调查数据的一部分。由于实验室检测的指标均为连续性资料，对数线性模型比较适合处理分类资料，因此根据相应的参考界值将指标化为分类资料。

白人发生高血压(收缩压 SBP $\geqslant$ 140 mmHg) 以及高空腹血糖($\geqslant$ 7 mmol/L)的情况如表7－13。发现在高血压组与正常组中高空腹血糖患者的频数分布有差别($\chi^2=6.908$, $P=0.009$)。

表 7－13　美国白人高血糖、高血压调查研究结果

高血压(X)	高血糖(D) 否	是	合计
否	515	34	549
是	81	13	94
合计	596	47	643

那么能否据此认为高血压与高血糖之间存在一定的联系呢？进一步研究发现在原分析中没有考虑年龄对发病的影响。将年龄作为分层因素考虑，其资料见表7－14。

表 7－14　美国白人高血糖、高血压调查研究结果

高血压(X)	年龄(age)	高血糖(D) 否	是	合计
否	～20	124	1	125
	20～40	130	2	132
	40～60	142	8	150
	60～	119	23	142
是	～20	1	0	1
	20～40	7	0	7

续 表

高血压(X)	年龄(age)	高血糖(D)		合计
		否	是	
	40～60	18	2	20
	60～	55	11	66
	合计	596	47	643

设高血压的变量为 X(SBP $\geqslant$ 140 mmHg 时 $X=1$,否则 $X=0$),空腹血糖的变量为 D(空腹血糖 $\geqslant$ 7 mmol/L 时 $D=1$,否则 $D=0$),年龄的变量为 age,取值为 0, 1, 2, 3 依次对应 4 个年龄组。首先,年龄在模型中作为分类变量(亚元变量为 $age1$, $age2$, $age3$ 为 1 时分别对应 $age=1, 2, 3$,其他情况下,亚元变量 $age1$, $age2$, $age3$ 为 0)。当基本确定模型中 3 个因素的关系后,再考虑能否在模型中用作为有序变量,作模型比较的似然比检验。

由于研究最关心的问题是高血糖与高血压之间是否存在一定关联性,以分析高血糖与高血压关联性作为主要研究目的,结合逐步回归的前进法作为分析策略,因此考虑如下分析步骤:

根据研究问题,首先拟合模型 1 作为最简约模型模型 1: $\ln(\mu_{ijk})=\eta_0+\alpha_X+\beta_D+(\alpha\beta)_{XD}$

然后,考虑模型中增加引入年龄变量与高血糖变量关联性的变量组合如下。

模型 2: $\ln(\mu_{XDage})=\eta_0+\alpha_X+\beta_D+\gamma_{age}+(\alpha\beta)_{XD}+(\alpha\gamma)_{Xage}$

如果年龄变量与高血糖变量的交互作用项没有统计学意义,则考虑模型 3,否则考虑模型 4。

模型 3: $\ln(\mu_{XDage})=\eta_0+\alpha_X+\beta_D+\gamma_{age}+(\alpha\beta)_{XD}$

模型 4: $\ln(\mu_{XDage})=\eta_0+\alpha_X+\beta_D+\gamma_{age}+(\alpha\beta)_{XD}+(\beta\gamma)_{Dage}+(\alpha\gamma)_{Xage}$

然后考虑上述最佳模型与饱和模型(模型 5)比较如下。

模型 5: $\ln(\mu_{XDage})=\eta_0+\alpha_X+\beta_D+\gamma_{age}+(\alpha\beta)_{XD}+(\beta\gamma)_{Dage}+(\alpha\gamma)_{Xage}+(\alpha\beta\gamma)_{XDage}$

上述模型可以 SAS 程序实现如下。

程序	说明
data ex7_5; input y age D X@@; cards; 124 0 0 0 130 1 0 0 142 2 0 0 119 3 0 0 1 0 1 0 7 1 1 0	输入数据 y 为频数;年龄变量 age 取值为 0, 1, 2, 3 对应 4 个年龄组;变量 D=1 表示高空腹血糖,D=0 表示不是高空腹血糖;变量 X=1 表示高血压,X=0 表示不是高血压。

```
  18  2  1  0   55  3  1  0
   1  0  0  1    2  1  0  1
   8  2  0  1   23  3  0  1
   0  0  1  1    0  1  1  1
   2  2  1  1   11  3  1  1
;
```

```
/ * 模型 1 的 SAS 程序 * /
proc genmod;
class x(ordinal) d(ordinal);
model y=x d x * d/dist=poisson link=log;
run;
```

得到下列主要结果：

Parameter	变量取值	Estimate	Standard Error	Chi-Square	Pr>ChiSq	X 和 D 的主效应，所以每行只有一个变量取值；交互作用项，两个变量取值均为1
Intercept		4.857 9	0.044 1	12 153.4	<0.000 1	
x	1	−2.717 8	0.177 1	235.59	<0.000 1	
d	1	−1.849 7	0.119 5	239.47	<0.000 1	
x * d	1　1	0.888 3	0.347 3	6.54	0.010 5	
Log Likelihood(对数似然函数值)		2 190.549 7				

X 与 D 的交互作用项的 $P=0.010\,5$，所以可以初步推断高血压与高空腹血糖有关联，并且有统计学意义。由于年龄也可能与高空腹血糖有关联，所以借助模型 2 可以初步评价年龄与高空腹血糖的关系。

模型 2 的 SAS 程序如下：

```
/ * 模型 2 的程序 * /
proc genmod;
class x(param=ordinal) d(param=ordinal) age(param=ordinal);
model y=x d x * d age * d/dist=poisson link=log;
run;
```

模型 2 的主要结果如下：

Parameter	变量取值	Estimate	Standard Error	Chi-Square	Pr>ChiSq	X，D 和 age 的主效应，所以每行只有一个变量取值；由于 age 是分类变量，
Intercept		4.764 4	0.090 1	2 795.40	<.000 1	
x	1	−2.717 8	0.177 1	235.59	<0.000 1	

d	1		−4.913 2	1.004 9	23.90	<.000 1	以 age = 0 为参照水平，age = 1，2，3 为主效应；X与D交互作用项，各有一个取值为 1；由于 age是分类变量，以 age = 0 为参照水平，age =1，2，3与D的交互作用项
age	1		0.054 5	0.124 8	0.19	0.662 4	
age	2		0.127 8	0.119 3	1.15	0.284 1	
age	3		−0.054 8	0.117 1	0.22	0.639 7	
x * d	1	1	0.888 3	0.347 3	6.54	0.010 5	
d * age	1	1	1.891 4	1.076 3	3.09	0.078 9	
d * age	1	2	0.922 0	0.455 1	4.10	0.042 8	
d * age	1	3	1.248 7	0.280 8	19.77	<.000 1	
Log Likelihood（对数似然函数值）					2 245.166 2		

X 与 D 的交互作用项的 $P = 0.0105$，所以可以初步推断高血压与高空腹血糖有关联，并且有统计学意义。age = 2 水平与高空腹血糖交互作用项的 $P = 0.0428$，age = 3 水平与高空腹血糖交互作用项的 $P < 0.0001$，所以可以初步推断年龄与高空腹血糖有关联，并且有统计学意义。由于年龄往往与高血压和高空腹血糖都可能有关联，一般需要在模型中引入年龄与高血压交互作用项，以校正年龄的混杂作用，因此需要借助模型 4，评价年龄与高血压和高空腹血糖之间两两的关联性，模型如下。

```
/ * 模型 4 的程序 * /
proc genmod;
class x(param=ordinal) d(param=ordinal) age(param=ordinal);
model y=x d x * d age * d x * age/dist=poisson link=log;
run;
```

模型 4 的主要结果如下：

Parameter	变量取值		Estimate	Standard Error	Chi-Square	Pr>ChiSq	
Intercept			4.820 4	0.089 8	2 881.65	<.000 1	X，D 和 age 的主效应，所以每行只有一个变量取值，由于 age 是分类变量，以 age=0 为参照水平，age=1，2，3 的主效应；X 与 D 交互作用项，各有一个取值为 1；由于 age 是分类变量，以 age = 0 为参照水平，age = 1，2，3 与 D 的交互作用项
x	1		−4.829 4	1.004 0	23.14	<.000 1	
d	1		−4.829 4	1.004 0	23.14	<.000 1	
age	1		0.048 1	0.125 5	0.15	0.701 7	
age	2		0.082 5	0.121 3	0.46	0.496 3	
age	3		−0.167 0	0.123 4	1.83	0.175 9	
x * d	1	1	0.125 5	0.364 8	0.12	0.730 7	
d * age	1	1	1.890 6	1.076 3	3.09	0.079 0	
d * age	1	2	0.916 2	0.455 4	4.05	0.044 3	
d * age	1	3	1.235 5	0.283 5	19.00	<.000 1	

x * age	1	1	0.595 8	1.231 1	0.23	0.628 4	由于 age 是分类变量，以 age＝0 为参照水平，age＝1，2，3 与高血压变量 X 的交互作用项
x * age	1	2	1.445 4	0.783 8	3.40	0.065 1	
x * age	1	3	1.114 4	0.383 5	8.44	0.003 7	
Log Likelihood(对数似然函数值)				2 263.534 9			

由于模型 4 引入了高空腹血糖 D 与年龄的交互作用项，可以发现 age＝3 水平与高空腹血糖的交互作用项的 $P=0.044\,3$，所以继续可以推断年龄与高空腹血糖有关联；同样可以发现 age＝3 水平与高血压的交互作用项的 $P=0.044\,3$，所以可以初步推断年龄与高血压有关联，关联性均有统计学意义。但是，高血压与高空腹血糖之间的交互作用项的 $P=0.730\,7>0.05$，两者之间的关联性无统计学意义，这个结果表明，在相同年龄情况下，没有足够证据可以推断高血压与高空腹血糖存在关联性。注意到模型 1 和模型 3 的高血压与高空腹血糖的交互作用项系数估计值均为 0.888 3，但模型 4 中的高血压与高空腹血糖的交互作用项系数估计值为 0.125 5，系数变化了 4 倍以上，并且高血压与高空腹血糖的交互作用项的 $P=0.730\,7$，远离 0.05，上述证据可以推测在模型 1 和模型 3 中的高血压与高空腹血糖的呈现的关联性可能是年龄与高血压和高空腹血糖的关联性造成的混杂效应。从模型拟合的角度，需要评价模型 4 拟合情况是否可以进一步改善，需要拟合饱和模型，比较模型 4 与饱和模型之间的差异，模型如下。

```
/ * 饱和模型的程序 * /
proc genmod;
class x(param=ordinal) d(param=ordinal) age(param=ordinal);
model y=x d x * d age * d x * age x * d * age/dist=poisson link=log;
run;
```

得到饱和模型的 Log Likelihood(对数似然函数值)为 2 263.890 3，对饱和模型与模型 4 进行似然比检验。

$G=2(Loglikelihood_{饱和}-Loglikelihood_{模型4})=2(2\,263.890\,3-2\,263.534\,9)=0.710\,8$，$df=3$，$P=0.870\,7$，模型 4 与饱和模型之间的异常无统计学意义。

由于模型 4 中的年龄是有序分类变量，进一步考察模型 4 是否可以用有序变量取代，以提高检验效能(Power)，故需要用下列模型实现。

```
/*年龄为有序变量的对数线性模型的程序*/
proc genmod;
model y=x d x*d age*d x*age /dist=poisson link=log;
run;
```

应用年龄为有序变量的对数线性模型，得到下列主要结果。

Parameter	Estimate	Standard Error	Chi-Square	Pr>ChiSq
Intercept	4.860 4	0.073 6	4 359.58	<0.000 1
x	−5.007 0	0.592 6	71.40	<0.000 1
d	−4.215 3	0.405 4	108.13	<0.000 1
age	−0.001 7	0.039 4	0.00	0.965 9
x*d	0.162 6	0.361 4	0.20	0.652 7
d*age	1.123 9	0.154 3	53.03	<0.000 1
x*age	1.094 0	0.224 1	23.84	<0.000 1
Log Likelihood（对数似然函数值）			2 261.954 0	

x、d、age 分别为高血压、高空腹血糖和年龄的主效应；x*d、d*age 和 x*age 分别为高血压与高空腹血糖，高空腹血糖与年龄和高血压与年龄的交互作用项

得到年龄为有序变量的对数线性模型的 Log Likelihood（对数似然函数值）为 2 261.954 0，对模型 4 与年龄为有序变量的对数线性模型进行似然比检验。

$G = 2(Loglikelihood_{模型4} - Loglikelihood_{有序模型}) = 2(2\,263.534\,9 - 2\,261.954\,0) = 3.161\,8$，模型 4 的参数个数为 13，年龄为有序的模型的参数个数为 7，$df = 13 - 7 = 6$，$P = 0.788\,3$，模型 4 与年龄为有序变量的对数线性模型之间的异常无统计学意义。特别在上述模型中，高血压与高空腹血糖的交互作用项的 $P = 0.652\,7$，仍远远大于 0.05。因此，不能认为在相同的年龄情况下，高血压与高空腹血糖有关联性。相反，这个模型可以进一步说明年龄与高血压和高空腹血糖均有关联性，并且年龄越大（$age = 0, 1, 2, 3$），出现高血压的风险就越大，$OR = e^{1.094\,0age}$，其 95% 可信区间为 $e^{(1.094\,0\pm1.96\times0.224\,1)age} = (1.924\,8^{age}, 4.633\,2^{age})$，出现高空腹血糖的风险也越大 $OR = e^{1.123\,9age}$，其 95% 可信区间为 $e^{(1.123\,9\pm1.96\times0.1543)age} = (2.273\,7^{age}, 4.163\,8^{age})$，由于 95% 可信区间的下限均大于 1，关联性均有统计学意义。

小　结

1. 对数线性模型是广义线性模型（GLM）对于频数服从 Possion 分布数

据的一个特例，虽然可以用来分析二维列联表，但通常是用作分析高维列联表数据。模型中的变量均为分类变量，如果有连续性变量应谨慎处理。

2. 对数线性模型研究变量之间的关系，不区分“应变量”与“自变量”。如果变量中有明确的应变量与自变量的关系，采用 Logistic 或 Logit 回归模型也可以获得相同的结果。

3. 对于有序分类变量不作为分类变量引入模型需要谨慎，一般应用似然比检验作为分类变量和不作为分类变量引入模型的差异是否有统计学意义，作为有序变量直接引入模型的 95% 可信区间与该变量的取值大小有关。

思考与练习

一、选择题

1. $\ln(\mu_{ij})=\eta_0+\alpha_i+\beta_j+(\alpha\beta)_{ij}$ 是（　　）列联表的对数线性模型。

A. 2×2　　B. $2\times C$　　C. $R\times C$

D. $R\times R$　　E. 以上均不是

2. 利用 SAS 对对数线性模型进行统计分析时，采用的是（　　）过程语句。

A. *anova*　　B. *glm*　　C. *genmod*

D. *reg*　　E. 以上均不是

3. 对于无二阶效应模型，如果有两个变量的一阶交互效应不存在，而这两个变量与第三个变量的一阶交互效应均存在时，则被称为（　　）模型。

A. 条件独立　　B. 联合独立　　C. 部分独立

D. 完全独立　　E. 以上均不是

4～5 题共用备选答案：

A. 线性模型　　B. 对数线性模型

C. 线性回归模型　　D. Logistic 回归模型

E. 方差分析模型

目前用于分析类别变量的模型有很多，其中：

4. （　　）中的列联表中网格频数对数用类别变量的效应来解释。

5. （　　）中因变量边际概率用连续自变量来解释。

6. 为研究产前护理量多少对婴儿死亡率的影响，收集了甲乙两个诊所的资料，分别用对数线性模型分析和 Logistic 回归分析来分析这组数据，结果如表 7－15 和表 7－16（A 表示护理地点，B 表示护理量，C 表示婴儿存活情况）。

表 7－15　对数线性模型分析结果

Source	DF	Chi-square	Prob
A	1	1.80	0.179 1
B	1	9.62	0.001 9
C	1	193.24	0.000 0
A * *B*	1	128.07	0.000 0
A * *C*	1	10.26	0.001 4
B * *C*	1	0.04	0.844 0
Likelihood ratio	1	0.04	0.835 2

表 7－16　Logistic 线性回归模型分析结果

Source	DF	Estimates	Chi-square	Prob	OR
A	1	1.851 5	1.85	0.038 1	6.370
B	1	0.007 6	0.008	0.992 2	1.008
A * *B*	1	0.229 6	0.229 6	0.833 9	1.258
−2 *Likelihood ratio*	3		17.828	0.005	

下面说法错误的是（　　）。

A．两个模型拟合数据均很好

B．两个模型均能得出婴儿存活与护理地点有关，与护理量无关的结论

C．从对数线性模型结果可以发现护理量与护理地点有关

D．Logistic 回归分析模型结果能反映出甲诊所的婴儿存活率是乙诊所的 6.37 倍

E．本题使用对数线性模型分析比 Logistic 回归分析更有效

二、计算与分析题

一起食物中毒暴发的流行病调查研究资料列在表 7－17，试用对数模型分析这组资料。

表 7－17　食物中毒暴发的流行病调查研究资料

吃蟹肉与否	吃土豆沙拉与否	患病人数	未患病人数
1	1	120	80
1	0	4	31
0	1	22	24
0	0	1	23

注：1＝吃，0＝未吃。

第八章　生存分析

在医学研究中，当研究目的是为探讨某种疾病的预后、评价治疗方法的优劣或观察疾病预防控制措施的效果时，常常需要对研究对象进行追踪观察，以获得必要的前瞻性观察数据，如病人的生存时间、治疗后病情缓解的时间、安放宫内节育器的妇女其节育器的保留时间以及实施某种干预措施后随访观察的社区内肿瘤发病情况等，这类资料称为随访资料。随访资料是对一批研究对象进行追踪观察所获得的有关其结局以及出现这种结局所经历的时间等方面的资料。随访资料常因失访等原因造成某些数据不完全，需要用专门的统计分析方法进行处理，即生存分析的方法。

第一节　生存分析的基本概念

生存分析所需的原始资料必须经过随访获得，由于随访资料的分析最初起源于对寿命资料的统计分析，故称为生存分析。随着此类方法的不断发展，生存分析逐渐被应用于医学各个领域，如现场追踪研究、临床疗效试验、疾病预后分析、疾病预警预报等。生存时间的含义也随之扩展到更广义的范围，又称为时间-事件分析(time to event analysis)。因生存分析有其独特性，目前已成为医学统计学的重要分支之一。

生存分析的研究内容主要包括以下3个方面：①对生存状况进行统计描述(生存概率、生存率、中位生存期等)和推断(生存率比较等)；②寻找影响生存时间和生存率的“危险因素”和“保护因素”；③估计生存率和生存时间，进行预后评价、预警预报等。

一、生存分析中的基本概念

(一) 终点事件(event)和生存时间(survival time)

为了帮助读者了解生存时间的基本概念，特以例8-1为例，说明生存分析中的生存时间概念。

例8-1　胃癌是一种预后很差的恶性肿瘤，为了了解胃癌术后的生存时间，某医师从2000年1月1日起对普外科的胃癌手术病人进行随访，其中6

名患者的随访记录如表 8－1 所示。

表 8－1　6 例胃癌患者随访记录

研究号 (1)	姓名 (2)	手术时间 (3)	终止随访时间 (4)	结局 (5)	生存时间(天) (6)
1	王××	2000－1－5	2000－2－14	失去联系	40^+
2	李××	2000－1－12	2000－2－29	局部复发死亡	48
3	孙××	2000－2－5	2001－3－11	车祸死亡	400^+
4	张××	2000－2－19	2000－11－25	研究终止	280^+
5	王××	2000－3－7	2000－9－23	局部复发死亡	200
6	刘××	2000－3－20	2000－10－16	伴发心肌梗死死亡	210^+

在生存分析中，终点事件可以是死亡，也可以是肿瘤的复发，或者某疾病症状的缓解等研究者所定义的一个所关注的事件。在生存分析的研究中还需要定义一个起点时间：对象开始观察的时间，为了使研究对象具有同质性，一般需要定义对象的某个事件发生或某个干预处理的时间作为起点时间。在生存分析中，如果研究对象的终点事件发生，则终止该对象的观察并且定义终点事件发生的时间为该对象的终止观察时间，但如果研究对象发生失访或因其他原因而没有观察到终点事件发生（包括研究结束时终点事件还没有发生），则最后一次联系到这个对象的时间为终止观察时间。在生存分析中，从起点时间至终止观察时间的时间间隔定义为生存时间，也称失效时间(failure time)。对于终点事件发生的生存时间称为完全数据(complete data)；没有看到终点事件发生的生存时间称为删失数据(censor)，亦称为截尾数据，删失的生存时间常常用上标"＋"表示。如例 8－1 中：以研究对象的手术时间为起点时间，也可以肿瘤患者手术切除时间作为起点时间，以肿瘤复发而死亡作为终点事件，因此 2 号对象和 5 号对象的生存时间为实际生存时间，故为完全数据；3 号对象和 6 号对象是因其他原因死亡而没有观察到因肿瘤复发而死亡的时间，1 号对象因失访没有观察到终点事件和 4 号对象因研究结束时仍没有观察到终点事件，所以这 4 个对象的生存分析资料都是删失数据，他们的生存时间都是用上标"＋"表示。

生存时间数据有以下特征：

(1) 分布类型不易确定。一般不服从正态分布，少数情况下近似服从指数分布、Weibull 分布、Gompertz 分布等，多数情况下分布类型不清。

(2) 生存时间的影响因素多而复杂，且不易控制。

(3) 根据研究对象的终点事件（亦称为结局），生存时间数据可分为完全数据和不完全数据(删失数据),删失数据可以分为 3 种类型: ①失访:指观察期内由于搬迁或观察对象不配合等原因失去联系而造成失访; ②退出:指退出研究,如观察期内研究对象意外身亡、死于其他疾病、临时改变治疗方案等而中途退出研究; ③终止:指观察期结束时仍未出现结局。

完全数据可以提供研究对象确切的生存时间,是生存分析的主要信息来源;截尾数据也能提供部分信息,即该研究对象实际的生存时间长于观察到的时间。

(二) 死亡概率、死亡率

死亡概率(mortality probability):某单位时段期初的观察对象在该单位时段内死亡的可能性大小。

$$q = \frac{\text{某单位时段内死亡数}}{\text{该时段期初观察人数}} \tag{8-1}$$

若该时段内有截尾,则分母用校正人口数:

$$\text{校正人口数} = \text{期初观察人数} - 1/2\ \text{截尾值}$$

死亡率(mortality rate):单位时间内研究对象的死亡频率或强度,即单位人群(每千人、每万人、每十万人等)内平均死亡人数。例如,

$$m = \frac{\text{某单位时段内死亡数}}{\text{该时段平均人口数}} \times 1\,000‰ \tag{8-2}$$

$$\text{平均人口数} = 1/2 \times (\text{该时段期初人口数} + \text{期末人口数})$$

(三) 生存概率、生存率、生存函数、生存率曲线

1. **生存概率**(survival probability)

表示某单位时段开始时存活的个体到该时段结束时仍存活的可能性大小,用 p 表示,计算公式如式(8-3)所示:

$$p = \frac{\text{活满某时段的人数}}{\text{该时段期初观察人数}} = 1 - q \tag{8-3}$$

若该时段内有截尾,则分母用校正人口数。

2. **生存率**(survival rate) **和生存函数**(survival function)

研究对象经历 t 个时段后仍存活的概率,即生存时间大于等于 t 的概率,用 $P(T \geqslant t)$ 表示。显然,生存率随时间 t 的变化而变化,即生存率是相对于时间 t 的函数,称为生存函数(survival function),记为 $S(t)$。生存函数在某时点的函数值就是生存率。例如,t 的单位为年,$P(\text{生存时间 } T \geqslant 5 \text{ 年}) = S(5) =$

0.183 2，习惯上称5年生存率为18.32%。显然$S(0)=1$，$S(\infty)=0$。生存函数或生存率计算如下。

（1）若t个时段没有截尾值：

$$S(t)=P(T\geqslant t)=\frac{t\text{ 时段结束时仍存活的人数}}{\text{研究期初观察人口数}} \tag{8-4}$$

例如：$n\text{ 年生存率}=\dfrac{\text{活满 }n\text{ 年的人数}}{\text{研究期初观察人数}}\times 100\%$

（2）若研究期内有截尾：假定观察对象在各个单位时段内是否生存的事件相互独立的，其生存概率分别为p_1，p_2，p_3，…，p_t，则根据概率乘法原理得：

$$S(t)=p_1\cdot p_2\cdot p_3,\ \cdots,\ p_t=\prod_{j\leqslant t}p_j \tag{8-5}$$

生存函数又称累积生存概率（cumulative probability of survival），即将时刻t尚存活看成是前t个时段一直存活的累积结果。例如：每个时间段为年，则

$$n\text{ 年生存率}=p_1\cdot p_2,\ \cdots,\ p_n=\prod_{j\leqslant n}p_j$$

3. 生存率曲线

生存率曲线（survival curve）是以时间为横轴、生存率为纵轴绘制的曲线（图8-1）。

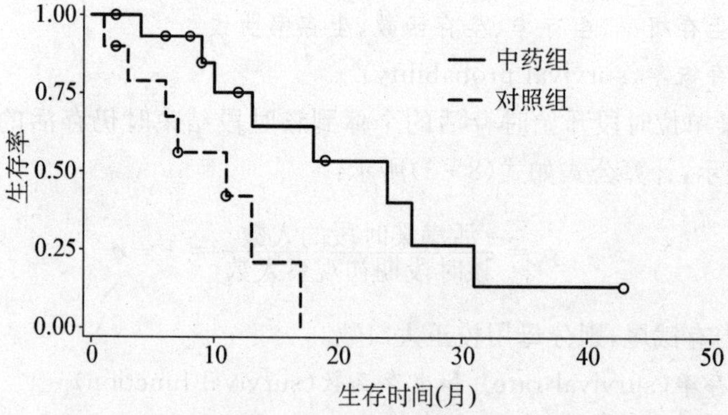

图8-1 两种疗法治疗后白血病患者的生存率曲线

（四）中位生存期

中位生存期（median survival time）也称半数生存期，即生存时间的中位

数，表示生存率等于50%时的时间。该指标反映生存时间的平均水平。

（五）风险函数

风险函数(hazard function)指 t 时刻尚存活的研究对象死于 t 时刻之后一瞬间的概率，为条件概率，即活到了 t 时刻的条件下在 $t \sim t+\Delta t$ 这一微小时段内死亡的概率，用 $h(t)$ 表示：

$$h(t) = \lim_{\Delta t \to 0} \frac{P(t < T < t + \Delta t)}{\Delta t} = \lim_{\Delta t \to 0} \frac{n(t) - n(t + \Delta t)}{n(t) \cdot \Delta t} \tag{8-6}$$

式中，T 为研究对象的生存时间，$n(t)$ 为 t 时刻的生存人数，$n(t+\Delta t)$ 为 $t+\Delta t$ 时刻的生存人数。

风险函数又称为死亡力(force of mortality)、瞬时死亡率(instantaneous failure rate)等。风险函数是生存分析的基本函数，它反映研究对象在某时点死亡的风险大小。生存函数与风险函数的关系为：

$$S(t) = \exp\left[-\int_0^t h(z)\mathrm{d}t\right] \tag{8-7}$$

不同人群的风险模型不同，风险函数可以表现为递增、递减、恒定或其他波动形式。例如，急性白血病患者治疗无效，其风险函数随时间呈增加趋势；意外事故造成的外伤经有效治疗后死亡的风险性逐渐减小；某些慢性病患者在稳定期，其风险基本不变，是一种稳定的风险函数。

二、生存分析对资料的基本要求

(1) 样本由随机抽样方法获得，要有一定的数量。

(2) 完全数据所占的比例不能太少，即截尾值不宜太多。

(3) 截尾值出现的原因无偏性。为防止偏性，常需对被截尾的研究对象的年龄、职业、地区、病情轻重等情况进行分析。

三、生存分析的基本方法

与传统数据的分析思路类似，分析生存数据的方法有多种，也包括统计描述和统计推断两个重要方面。

1. 统计描述方法

基本方法是根据样本观察值提供的信息，用相应的估计公式计算出每一时间点或每一个生存区间上的生存函数、死亡率以及计算出生存时间的百分位数、平均数、半数生存期等，并应用统计表或统计图的形式显示生存时间的分布规律。

2. 统计推断方法

根据生存数据的分布特点、已知条件等,可选用非参数法、参数法和半参数法等。

(1) 非参数法:估计生存函数时对生存时间的分布没有要求,并且检验危险因素对生存时间的影响时采用的是非参数检验方法。常用的非参数生存分析法有两种:①乘积极限法(product-limit method),也称为 Kaplan-Meier 法或简称 K-M;②寿命表法(life-table method),简称 LT 方法。

(2) 参数法:如果已知生存时间服从某种特定的分布,可以应用参数法拟合特定的模型,以更准确地反映生存时间的变化规律。用参数法进行生存分析的基本方法是根据样本观测值估计假定分布下的模型参数,获得生存时间的概率分布模型。生存时间经常服从的分布有指数分布、Weibull 分布、对数正态分布、对数 Logistic 分布、Gamma 分布等,因此参数法常用这些模型进行生存分析。

(3) 半参数法:半参数法不需要对生存时间的分布作出假定,但却可以通过一个模型来分析生存时间的分布规律,以及危险因素对生存时间的影响。此类方法的代表是 Cox 比例风险回归分析法,其兼有非参数法和参数法的优点,是生存分析中最重要的模型分析方法。

由于生存时间的概率分布类型往往难以确定,所以本章主要介绍常用的非参数法和半参数法。

第二节 生存率的估计与生存曲线

一、乘积极限法

乘积极限法(product-limit method) 是由 Kaplan 和 Meier 在 1958 年首先提出的,故又称 Kaplan-Meier 法(K-M 法),适用于样本含量较小的资料。以例 8-2 说明计算步骤。

例 8-2 用某中药+化疗(中药组)和化疗(对照组)两种疗法治疗白血病后,随访记录患者死前存活月数,结果如下。试分别估计两组的生存率并绘制生存率曲线。

中药组:10 2^+ 12^+ 13 18 6^+ 19^+ 26 9^+ 8^+ 6^+ 43^+ 9 4 31 24

对照组:2^+ 13 7^+ 11^+ 6 1 11 3 17 7

以中药组为例,说明分析步骤:

(1) 将样本含量为 n 的样本观测值(生存时间 t)由小到大排列,秩次 $i = 1, 2, \cdots, n$。如遇到非截尾值与截尾值相同时,将非截尾值放在前面。见表 8-2第(1)列。

(2) 列出各时点(实为一段的时间单位)开始时的存活数,即期初观察单位数 n_0 和死亡人数 d。见表 8-2 第(3)列和第(4)列。

(3) 计算各时点的死亡概率 q 以及生存概率 p($p = 1 -$ 死亡概率)。见表 8-2 的第(5) 列和第(6) 列,其中(5) = (4)/(3), (6) = 1 - (5)。

(4) 求各活过各时点的生存率 $S(t_i)$,等于从开始观察时点到 t_i 时点各生存概率的连乘积。见表 8-1 第(7)列。

(5) 按下式计算生存率的标准误,见表 8-2 第(8)列。

$$SE[S(t_i)] = S(t_i)\sqrt{\sum_{j=1}^{i}\left[\frac{d_j}{(n-j)(n-j+1)}\right]} \quad (8-8)$$

表 8-2 中药组生存率计算

秩次 i (1)	观察月数 t (2)	期初病例数 n_0 (3)	死亡人数 d (4)	死亡概率 q (5)	生存概率 p (6)	活过该月的生存率 $S(t_i)$ (7)	生存率的标准误 $SE[S(t_i)]$ (8)
1	2^+	16	0	0.000 0	1.000 0	1.000 0	—
2	4	15	1	0.066 7	0.933 3	0.933 3	0.064 4
3	6^+	14	0	0.000 0	1.000 0	0.933 3	0
4	6^+	13	0	0.000 0	1.000 0	0.933 3	0
5	8^+	12	0	0.000 0	1.000 0	0.933 3	0
6	9	11	1	0.090 9	0.919 1	0.848 5	0.099 9
7	9^+	10	0	0.000 0	1.000 0	0.848 5	—
8	10	9	1	0.111 1	0.888 9	0.754 2	0.125 6
9	12^+	8	0	0.000 0	1.000 0	0.754 2	—
10	13	7	1	0.142 9	0.857 1	0.646 5	0.146 8
11	18	6	1	0.166 7	0.833 3	0.538 7	0.157 0
12	19^+	5	0	0.000 0	1.000 0	0.538 7	—
13	24	4	1	0.250 0	0.750 0	0.404 0	0.165 7
14	26	3	1	0.333 3	0.666 7	0.269 4	0.155 9
15	31	2	1	0.500 0	0.500 0	0.134 7	0.123 1
16	43^+	1	0	0.000 0	1.000 0	0.134 7	—

式中 i 为秩次，$\sum_{j=1}^{i}\left[\frac{d_j}{(n-j)(n-j+1)}\right]$ 表示 $\leqslant t$ 的各个非截尾值所对应的 $\frac{1}{(n-j)(n-j+1)}$ 加起来求和。

(6) 绘制生存率曲线。由于样本量较小，生存时间不连续，在各时间点上生存率不是连续变化的，因此用 K－M 法计算的生存率绘制生存率曲线时，常绘制成梯形的曲线。方法是将各非截尾值及其对应的生存率标在直角坐标系上，然后将各点垂直向下再水平向右连成梯形见图 8－1。

(7) 必要时可按正态近似法估计总体生存率的可信区间。某时点 t_i 的总体生存率 $(1-\alpha)\%$ 的可信区间为：

$$S(t_i) \pm u_{\alpha/2} SE[S(t_i)] \tag{8-9}$$

同理，可计算对照组的生存率(表 8－3)和绘制对照组的生存曲线(图 8－1)。

表 8－3　对照组生存率计算

秩次 i (1)	观察月数 t (2)	期初病例数 n_0 (3)	死亡人数 d (4)	死亡概率 q (5)	生存概率 p (6)	活过该月的生存率 $S(t_i)$ (7)	生存率的标准误 $SE[S(t_i)]$ (8)
1	1	10	1	0.100 0	0.900 0	0.900 0	0.094 9
2	2^+	9	0	0.000 0	1.000 0	0.900 0	—
3	3	8	1	0.125 0	0.875 0	0.787 5	0.134 0
4	6	7	1	0.142 9	0.857 1	0.675 0	0.155 1
5	7	6	1	0.166 7	0.833 3	0.562 5	0.165 1
6	7^+	5	0	0.000 0	1.000 0	0.562 5	—
7	11	4	1	0.250 0	0.750 0	0.421 9	0.173 7
8	11^+	3	0	0.000 0	1.000 0	0.421 9	—
9	13	2	1	0.500 0	0.500 0	0.210 9	0.172 6
10	17	1	1	1.000 0	0.000 0	0.000 0	0

由表 8－2、表 8－3 和图 8－1 可见，在各时间点上中药组的生存率均高于对照的生存率。但是，这种生存率的差异是否有统计学意义，要进一步进行两组曲线比较的假设检验，见第三节生存曲线的 Log-rank 检验。

二、寿命表法

当样本量较大时，通常将资料先整理成频数表的形式，把生存时间划分为若干个连续的组段。根据观察结果汇总各组段的期初观察人数、死亡人数和截尾人数，此时 K－M 法不适用，需用寿命表法计算样本资料的生存率及生存率的标准误。寿命表法(life table method)是采用编制定群寿命表的原理来计算生存率，首先求出随访各时期的生存概率，然后根据概率的乘法法则，将各时期的生存概率相乘，即可得到自观察开始到各时点的生存率。以例 8－3 说明计算步骤。

例 8－3 某医院对食管癌患者手术后随访的资料如表 8－4 中的(1)～(4)栏，用寿命表法估计生存率的步骤如下。

(1) 列出生存率计算表，逐步计算出生存率及其标准误。

表中各栏符号的意义及计算方法如下：

第(1)栏，术后年数 t：以术后为观察起点，按术后年数划分组段，如“0～”组段指术后不满 1 年。

第(2)栏，期内死亡人数 d：表示相应时段内出现结局事件(如死亡)的人数。

第(3)栏，期内截尾人数 c：表示相应时段内出现截尾(失访、死于它病或研究结束时尚存活等)的人数。

第(4)栏，年初观察人数 n_0：表示各组段下限对应时点的观察人数。

第(5)栏，校正期初观察人数 n：按下式计算校正期初观察人数：

$$n = n_0 - c/2 \tag{8-10}$$

第(6)栏，死亡概率 q：根据死亡概率的定义，按下式计算相应时段内的死亡概率：

$$q = d/n \tag{8-11}$$

第(7)栏，生存概率 p：$p = 1 - q$

第(8)栏，生存率 $S(t+1)$：表示各组段上限对应时点的生存率，即研究对象活满 $t+1$ 年的概率。

$$S(t+1) = p_0 \cdot p_1 \cdot p_2 \cdots p_{t+1} \tag{8-12}$$

第(9)栏，生存率的标准误 $SE[S(t+1)]$：$t+1$ 年生存率的标准误，计算公式为：

$$SE[S(t+1)] = S(t+1)\sqrt{\sum_{i=1}^{t+1}\frac{q_i}{p_i n_i}} \tag{8-13}$$

也可以按照公式 8－9，用正态近似法估计总体生存率的置信区间。例如,本例手术后 5 年生存率的 95%可信区间为 0.117 9 ± 1.96 × 0.022 6 = (0.073 6, 0.162 2)。

(2) 绘制生存曲线:用寿命表法计算频数表资料的生存率,绘制生存率曲线时应绘制成线图,即相邻两个时点的生存率之间用线段连接。例 8-2 的生存率曲线见图 8-2。

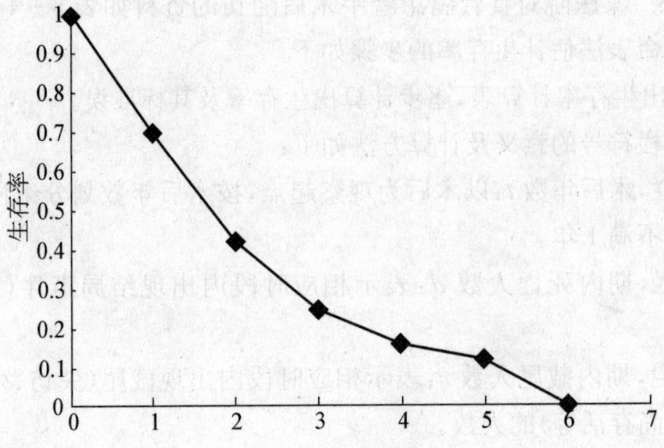

图 8-2 233 例食管癌患者术后生存曲线

(3) 结果解释:从表 8-4 死亡概率一列看,前 3 年死亡危险性逐年增加,而后呈下降趋势,生存概率从反面说明了这一结果。从表 8-4 第(9)列可以看出,生存率的标准误都很小,说明生存率具有代表性;从第(8)列的生存率可以看出,半数以上的病人术后活不到 2 年,提示食管癌对生命威胁大。

表 8-4 寿命表法估计食管癌患者的生存率计算表

术后年数 t (1)	期内死亡人数 d (2)	期内删失人数 c (3)	年初观察人数 n_0 (4)	校正期初观察人数 n (5)	死亡概率 $q=d/n$ (6)	生存概率 $p=1-q$ (7)	$t+1$ 年生存率 $S(t+1)$ (8)	生存率标准误 $SE[S(t+1)]$ (9)
0～	68	8	233	229	0.296 9	0.703 1	0.703 1	0.030 2
1～	61	7	157	153.5	0.397 4	0.602 6	0.423 7	0.033 2
2～	38	3	89	87.5	0.434 3	0.565 7	0.239 7	0.029 3
3～	16	1	48	47.5	0.336 8	0.663 2	0.158 9	0.025 4
4～	8	0	31	31.0	0.258 1	0.741 9	0.117 9	0.022 6
5～6	23	0	23	23.0	1.000 0	0.000 0	0.000 0	0.000 0

第三节　生存曲线的 Log-rank 检验

应用上节所介绍的方法估计出不同样本的生存率等统计量之后，可绘制生存曲线来直观地比较不同样本的生存情况。然而，样本率不同也可能是由于抽样误差所致，因而需要进一步比较总体生存率之间有无差别。生存率比较的假设检验方法有参数法和非参数法，因医学研究中的生存时间资料大多为不规则分布或分布未知，常采用非参数法进行假设检验。非参数法是将生存率曲线作为整体进行曲线与曲线之间的比较，其零假设为各总体生存率曲线相同。常用的非参数检验方法有 Log-rank 检验（时序检验）、Gehan 比分检验和 Breslow 检验等。本节仅介绍 Log-rank 检验。

Log-rank 检验由 Mantel 等人于 1966 年提出，其基本思想是比较实际死亡数与期望死亡数之间有无差别。该方法可用于两组或多组生存率的比较。下面以两组生存率之间的比较为例，介绍 Log-rank 检验的计算步骤。

例 8－4　试比较例 8－2 中的中药组与对照组总体生存率之间差异有无统计学意义。

步骤如下：

(1) 建立假设，确定检验水准

H_0：中药组与对照组两组总体生存率曲线相同；

H_1：中药组与对照组两组总体生存率曲线不同。

$\alpha = 0.05$

(2) 计算统计量

1) 将两组资料的生存时间混合后统一排序，并按 K－M 法计算合并的死亡概率[见表 8－5 中的第(6)栏]。

2) 分别统计两组在各时点的期初观察人数[见表 8－5 中的第(7)栏和第(9)栏]。

3) 分别计算各单位时段内，H_0 假设成立下两组的预期死亡人数[见表 8－5 中的第(8)栏和第(10)栏]，即用合并的死亡概率乘以相应的期初观察人数。

4) 求各组的期望死亡人数之和，将第(8)栏和第(10)栏的数据分别求和。

5) 计算检验统计量：

用公式 $\chi^2 = \sum \frac{(A-T)^2}{T}$ 计算 χ^2 值，在 H_0 假设成立时，χ^2 服从自由度 $v = k-1$（k 为比较组数）的 χ^2 分布。

表 8-5 两种疗法治疗白血病患者的生存率比较的计算表

两组合并						对照组	对照组	中药组	中药组
月数	期初观察人数	死亡人数	失访人数	组别	合并死亡概率	期初观察人数	预期死亡人数	期初观察人数	预期死亡人数
(1)	(2)	(3)	(4)	(5)	(6)	(7)	(8)	(9)	(10)
1	26	1	0	C	0.038 46	10	0.384 6	16	0.615 4
2**	25	0	2	C、T	0	9	0	16	0
3	23	1	0	C	0.043 48	8	0.347 8	15	0.652 2
4	22	1	0	T	0.045 45	7	0.318 2	15	0.681 8
6	21	1	0	C	0.047 62	7	0.333 3	14	0.666 7
6**	20	0	2	T、T	0	6	0	14	0
7	18	1	0	C	0.055 56	6	0.333 3	12	0.666 7
7*	17	0	1	C	0	5	0	12	0
8*	16	0	1	T	0	4	0	12	0
9	15	1	0	T	0.066 67	4	0.266 7	11	0.733 3
9*	14	0	1	T	0	4	0	10	0
10	13	1	0	T	0.076 92	4	0.307 7	9	0.692 3
11	12	1	0	C	0.083 33	4	0.333 3	8	0.666 7
11*	11	0	1	C	0	3	0	8	0
12*	10	0	1	T	0	2	0	8	0
13	9	2	0	T、C	0.222 22	2	0.444 4	7	1.555 6
17	7	1	0	C	0.142 86	1	0.142 9	6	0.857 1
18	6	1	0	T	0.166 67	0	0	6	1
19*	5	0	1	T	0	0	0	5	0
24	4	1	0	T	0.25	0	0	4	1
26	3	1	0	T	0.333 33	0	0	3	1
31	2	1	0	T	0.5	0	0	2	1
43*	1	0	1	T	0	0	0	1	0
合计	—	—	—	—	—	—	3.212 3	—	11.787 7

$$本例\ \chi^2 = \sum \frac{(A-T)^2}{T} = \frac{(7-3.212\,3)^2}{3.212\,3} + \frac{(8-11.787\,7)^2}{11.787\,7} = 5.683\,3,$$

$v = 2 - 1 = 1$

(3) 确定 P 值，做出推断结论。按检验水准 α，若 $P < \alpha$，则认为两组总体生存率之间的差别具有统计学意义，否则认为两组总体生存率之间的差别不具有统计学意义。对于本例，由于 $P < 0.05$，按 $\alpha = 0.05$ 水准拒绝 H_0，接受 H_1，即认为两组生存率曲线不同，即两种疗法的疗效不同。

对于生存率比较的时序检验，计算方法有近似法和精确法两种，上述检验统计量的方法为近似法，精确法计算χ^2时的分母是对应的方差估计量，两种方法的结果在样本数较小时略有不同。

用 Log-rank 检验对样本的生存率进行比较时，要求各组生存率曲线不能交叉，若生存率曲线交叉则提示存在某种混杂因素，此时应采用分层的方法或多因素的办法来校正混杂因素。另外，当假设检验推断各组总体生存率曲线不同时，可以通过生存率曲线的高低、半数生存期的长短及相对危险度等指标来评价其效果。

第四节　Cox 比例风险模型

在生存分析中，生存时间的长短不仅与干预措施有关，还受一些协变量的影响。例如，某病的疗效不仅与治疗方法有关，还受病人的年龄、性别、病情、心理、环境、社会等协变量的影响。如果要确切地显示治疗措施的效果，所有的病人除了治疗措施不同以外，其他影响因素必须相同（或相近），但这在实际上是不可能做到的。因此，最好能采用多变量统计分析方法，即分析包括治疗措施在内的可能因素对生存时间的影响（大小和方向）。但是，生存时间的分布往往不服从正态分布（大多为正偏态分布），有时不知道它的分布类型，这样就不能用普通的线性回归或 Logistic 回归方法来分析。传统的非参数生存分析方法只能进行单因素分析。1972 年，英国生物统计学家 D. R. Cox 提出了一种比例风险回归模型（Cox's proportional hazard regression model），简称 Cox 模型。它可以分析多种因素对生存时间的影响，而且允许有"截尾"存在，是生存分析中最重要的多因素分析方法之一。

例 8-5　为研究急性淋巴细胞性白血病病人的生存时间与其预后因素的关系，某课题组测得 50 例急性淋巴细胞性白血病病人的生存时间（月）及有关预后因素资料，x_1 为入院时白细胞数（$\times 10^9$/L），x_2 为淋巴结浸润度（分为 0、1、2 三级），x_3 为缓解出院后的巩固治疗（有巩固治疗时 $x_3=1$，否则 $x_3=0$），随访的终点事件是死于白血病，原始数据的整理格式见表 8-6。试做 Cox 回归分析。

本节将以此为例，结合 SPSS13.0 软件说明有关 Cox 线性回归分析的模型构建、分析步骤、实际应用等。

一、Cox 比例风险回归分析的基本原理

（一）基本概念

生存分析中一个很重要的内容是探索影响生存时间或生存率的危险因

素，这些危险因素通过影响各时刻的死亡风险（即风险率）而影响生存率，不同特征的人群在不同时刻的风险率函数不同，通常将风险率函数表达为基准风险率函数与相应协变量函数的乘积，即

$$h(t) = h_0(t) \cdot f(X) \qquad (8-14)$$

对于协变量函数 $f(X)$，最常用的是对数线性模型，即 $f(X) = \exp(\sum_{j=1}^{m} \beta_j X_j)$，$j = 1, 2, \cdots, m$ 为模型中协变量的个数。当基准风险函数 $h_0(t)$ 已知时，$h(t) = h_0(t) \cdot f(X)$ 为参数模型。例如，当 $h_0(t) = \lambda$ 时，为指数回归模型；当 $h_0(t) = \lambda t^{\gamma-1}$ 时，为 Weibull 回归模型；当 $h_0(t) = \lambda e^{\alpha t}$ 时，为 Gompertz 模型。由于 Cox 模型的参数估计不依赖于基准风险率的分布类型，属于半参数模型。

（二）Cox 比例风险回归模型的基本形式

生存分析的主要目的在于研究协变量 X 与观察结果即生存函数 $S(t)$ 之间的关系，当 $S(t)$ 受到协变量的影响时，传统的方法是考虑回归分析，即各协变量对 $S(t)$ 的影响，由于生存分析研究的数据中包含有截尾数据，用一般的方法难以解决上述问题。

Cox 模型不直接考察生存函数 $S(t)$ 与协变量的关系，而是用风险率函数 $h(t)$ 作为因变量，并假定：

$$h(t, X) = h_0(t)\exp(BX) = h_0(t)\exp(\beta_1 x_1 + \beta_2 x_2 + \cdots + \beta_m x_m) \qquad (8-15)$$

然后，利用生存率函数 $S(t, X)$ 与风险函数 $h(t, X)$ 的关系，可以导出 $S(t, X) = [S_0(t)]^{\exp(BX)}$，该式反映了协变量 X 与生存函数的关系，但由于引入了公式(8-15)，其偏回归系数 $B = (\beta_1 \quad \beta_2 \quad \cdots \quad \beta_m)'$ 可通过式(8-15)得到，通过这种方式估计的 B 可以较好地解决截尾值问题。式(8-15)称为 Cox 模型的基本形式，其中 $h(t, X)$ 表示具有协变量 X 的个体在时刻 t 的风险函数，又称为瞬时死亡率；t 为生存时间，$X = (x_1, x_2, \cdots, x_m)$ 表示与生存时间可能有关的协变量或交互项，其中的因素可能是定量的或定性的，但假定在整个观察期间内它不随时间的变化而变化；$h_0(t)$ 是所有危险因素为 0 时的基础风险函数，它是未知的，但假定它与 $h(t, X)$ 是呈比例的；$B = (\beta_1, \beta_2, \cdots, \beta_m)'$ 为 Cox 模型的偏回归系数，是一组未知的参数，需要根据实际的数据来估计。

式(8-15)的右侧可分为两部分：$h_0(t)$ 没有明确的定义，其分布无明确的

假定，其参数也是无法估计的，这是非参数部分；另一部分是参数部分，其参数是可以通过样本的实际观察值来估计的，正因为 Cox 模型有非参数和参数两部分组成，故又称为半参数模型。式(8－15)可以转换为：

$$[h(t,\ X)/h_0(t)] = \exp(\beta_1 x_1 + \beta_2 x_2 + \cdots + \beta_m x_m) \tag{8-16}$$

因此，Cox 回归模型与一般的回归分析不同，它不是直接用生存时间作为回归方程的因变量，协变量对生存时间的影响是通过风险函数和基准风险函数的比值反映的，其中的风险函数和基础风险函数是未知的。在完成参数估计的情况下，可对基础风险函数和风险函数做出估计，并可计算每一个时刻的生存率。

（三）Cox 比例风险回归模型建模假设

Cox 回归模型有两个前提假设：①比例风险假定：各危险因素的作用不随时间变化而变化，即$\dfrac{h(t)}{h_0(t)}$不随时间变化而变化；因此应注意 Cox 模型要求病人的风险函数与基础风险函数呈比例，如果这一假定不成立，则不能用 Cox 模型进行分析。②对数线性假定：对模型中的连续变量，任一个体的对数风险与协变量 X_i 呈线性关系。

（四）Cox 比例风险回归模型中偏回归系数的意义

公式(8－16)模型中偏回归系数 β_j 的意义是，当其他协变量都固定不变时，协变量 $x_j(j = 1,\ 2,\ \cdots,\ m)$ 每变化一个单位，其相对危险度的自然对数($\ln RR$)变化 β_j 个单位。若 $\beta_j > 0$，则 $RR > 1$，该因素为危险因素；若 $\beta_j < 0$，则 $RR < 1$，该因素为保护因素；若 $\beta_j = 0$，则 $RR = 1$，该因素为无关因素。

二、Cox 比例风险回归分析的步骤

（一）变量的赋值与数据准备

Cox 回归模型中的协变量可以是二分类变量、无序分类变量、有序分类变量或数值型变量，对协变量的合理赋值十分重要。其赋值方法同第四章的 Logistic 回归分析中的变量赋值方法。由于生存资料往往包括研究对象的生存时间和截尾值变量，因此在进行 Cox 回归分析时最好对数据进行整理，若用变量 t 表示生存时间，用变量 d 表示是否截尾，则可将上述例 8－5 的数据整理为表 8－6。

表 8-6 50 例急性淋巴细胞性白血病病人随访资料

编号	协变量			时间，t	结局，d
	x_1	x_2	x_3		
01	2.5	0	0	3.4	1
02	1.2	2	0	3.73	1
03	173	2	0	3.73	1
…	…	…	…	…	…
13	14.4	0	1	7.07	1
…	…	…	…	…	…
49	12.8	0	1	73.57	1
50	1.4	0	1	124.17	0

（二）参数估计

1. 偏回归系数的估计

Cox 模型中，由于其基础风险函数的分布不明确，因此不能用一般的最大似然法来估计其参数部分的参数，而是用偏似然函数（partial likelihood function）。偏似然函数估计的原理和似然函数的构造十分复杂，通常可用标准的统计学软件（如 SAS，SPSS 等）计算。

2. 相对危险度的估计

当样本含量 n 较大时，β_j 的抽样分布近似服从正态分布，若 X_j 只有暴露和非暴露 2 个水平，则相对危险度 RR_j 的 $100(1-\alpha)\%$ 可信区间为：

$$\exp(\beta_j \pm u_{\alpha/2} S_{\beta_j}) \tag{8-17}$$

其中，S_{β_j} 为 β_j 的标准误。

例如，采用 SPSS13.0 中的生存分析中的 Cox 回归模块，对例 8-5 进行参数估计的结果见表 8-7 的第(2)，(3)和(5)列，此估计结果需进一步做统计学检验。

表 8-7 Cox 回归模型计算及检验结果（$\chi^2 = 33.621$，$P < 0.001$）

变量	偏回归系数	偏回归系数标准误	Wald	P 值	RR 值	RR 值 95%可信区间	
						下限	上限
(1)	(2)	(3)	(4)	(5)	(6)	(7)	(8)
$x1$	0.001	0.002	0.360	0.548	1.001	0.997	1.005
$x2$	0.454	0.206	4.846	0.028	1.574	1.051	2.358
$x3$	−1.886	0.377	25.050	0.000	0.152	0.072	0.317

（三）假设检验

模型参数的假设检验常用似然比检验、得分检验、Wald 检验等方法。

1. 似然比检验(likelihood ratio test)

用于模型中原有不显著的变量的剔除和新变量的引入，以及包含不同变量数的各模型的比较。其检验假设是 $H_0:\beta_1=\beta_2=\cdots=\beta_m=0$，检验统计量为

$$\chi^2=2(\ln L(\hat{\mathrm{B}})-\ln L(\hat{\mathrm{B}}_0)) \tag{8-18}$$

其中，L 为定义的偏似然函数，$\hat{\mathrm{B}}=(\beta_1,\beta_2,\cdots,\beta_m)$，$\hat{\mathrm{B}}_0=(0,0,\cdots,0)$，该统计量服从自由度为 m 的 χ^2 分布，当 $\chi^2>\chi^2_{\alpha,k}$ 时，在 α 检验水准上拒绝 H_0。

2. 得分检验(score test)

用于检验一个或多个新变量能否引入模型，也可用于检验变量间的交互作用是否对生存时间产生影响。其检验统计量服从自由度为 1 的 χ^2 分布，但计算较复杂，计算公式此处省略。当 $\chi^2>\chi^2_{\alpha,1}$ 时，在 α 检验水准上拒绝 H_0。

3. Wald 检验

用于检验模型中的变量是否应从模型中剔除。检验模型中第 j 个因素对模型的贡献是否有统计学意义的 Wald 检验统计量为：

$$\chi^2_w=\left[\frac{\beta_j}{S_{\beta_j}}\right]^2 \tag{8-19}$$

在样本量较大情况下，该统计量近似服从自由度为 1 的 χ^2 分布。式中，S_{β_j} 表示偏回归系数 β_j 的标准误。当 $\chi^2_w>\chi^2_{\alpha,1}$ 时，在 α 检验水准上拒绝 H_0。

同线性回归分析和 Logistic 回归分析类似，当自变量个数较多时，可采用前进法、后退法和逐步法等方法筛选变量。

例如，采用 SPSS13.0 中生存分析的 Cox 回归模块，对例 8-5 中 Cox 模型的各参数检验。似然比检验的 $\chi^2=33.621$，$P=0.000$；Wald 检验的结果见表 8-7 第(4)、(5)列。由此可见，在 $\alpha=0.05$ 检验水准上，所建立的 Cox 回归模型成立；入院时白细胞数(x_1)的偏回归系数无统计学意义，淋巴结浸润度(x_2)和缓解出院后的巩固治疗(x_3)的偏回归系数均有统计学意义。

（四）模型评价

对于 Cox 模型拟合优度的评价，可将研究对象按个体预后指数恰当地分组，用乘积极限法估计各组的生存率曲线，并与按 Cox 模型预后指数分类的生存率曲线在同一坐标系内进行比较，若两种曲线具有一致性，说明模型拟

合较理想，有关个体预后指数的概念见后文。

(五) 模型诊断

Cox 回归模型的诊断也涉及诸多方面，但最为重要的是要考虑比例风险假设是否满足以及协变量间是否存在多重共线性，具体方法参见有关文献。

(六) Cox 回归分析结果的解释

1. Cox 回归模型偏回归系数的解释

(1) 只考虑 1 个协变量 x 时，若 x 的取值为 1 和 0，则受 x 影响与不受 x 影响的相对风险为 $RR=(h_0(t)\cdot\exp(\beta\times1))/(h_0(t)\cdot\exp(\beta\times0))=\exp(\beta)$。若 x 为分类变量或数值型变量，则 $\exp(\beta)$ 表示相邻两个影响水平的相对风险(相对风险比)。

(2) 考虑多个协变量时，$\exp(\beta_j)$ 表示在其他因素固定不变的情况下，协变量 x_j 的相邻两水平的风险率之比。例如，假定吸烟(x_1)与饮酒(x_2)对某肺癌的发病风险率的 Cox 回归模型为：$h(t, X)=h_0(t)\exp(\beta_1x_1+\beta_2x_2)$，其中，$h_0(t)$ 表示不吸烟($x_1=0$) 且不饮酒($x_2=0$) 者在时刻 t 的发病风险函数，由此，可以估计出：①吸烟但不饮酒者($x_1=1$, $x_2=0$) 相对于不吸烟也不饮酒者($x_1=0$, $x_2=0$) 的风险率之比为 $\exp(\beta_1)$；②不吸烟但饮酒者($x_1=0$, $x_2=1$) 相对于不吸烟也不饮酒者($x_1=0$, $x_2=0$) 的风险率之比为 $\exp(\beta_2)$；③吸烟且饮酒者($x_1=1$, $x_2=1$) 对于不吸烟也不饮酒者($x_1=0$, $x_2=0$) 的风险率之比为 $\exp(\beta_1+\beta_2)$。

对于例 8-5，其相对风险度及其可信区间的估计见表 8-7 中第(6)、(7)、(8)列。表中偏回归系数及相应 RR 的含义可解释为：淋巴结浸润度(x_2)和缓解出院后的巩固治疗(x_3)均对急性淋巴细胞性白血病病人的生存时间产生影响。在控制了入院时白细胞数(x_1)与缓解出院后的巩固治疗(x_3)的作用下，淋巴结浸润度每增加一个等级，死于白血病的危险性增加 57%；在控制了入院时白细胞数(x_1)与淋巴结浸润度(x_2)的作用下，接受巩固治疗者 ($x_3=1$) 死于白血病的风险性比不接受巩固治疗者死于白血病的风险性降低 84.8%。

2. 风险指数及其含义

风险指数也称为个体预后指数(prognosis index, PI)，用于对个体的预后进行评价。从 Cox 模型可以看出，病人的风险函数与该病人具有的危险因素及各因素对应的偏回归系数有关。对各变量进行标准化转换后进行模型拟合，可得到各因素对应的标准偏回归系数，此时定义第 i 个观察单位的预后指数为：

$$PI_i=b'_1x'_{1j}+b'_2x'_{2j}+\cdots+b'_mx'_{1m} \qquad (8-20)$$

公式中 b_j' 为第 j 个协变量的标准偏回归系数 $\beta_j{}'$ 的估计值 ($b'_j = b_j s_j$)，x'_{ij} 为第 i 个观察单位(个体)第 j 个协变量的标准化值。若 $PI_i = 0$，说明该个体死亡风险处于平均水平；若 $PI_i > 0$，说明该个体死亡风险高于平均水平；若 $PI_i < 0$，说明该个体死亡风险低于平均水平。

3. 生存率的估计

估计生存率的目的，是对群体定量地进行预后评价。由于生存率与基础生存率相关，故只要估计出基础生存率，再结合各因素的偏回归系数就可以估计出生存率，即

$$S(t,\ X) = [S_0(t)]^{\exp(\beta X)} \tag{8-21}$$

估计基础生存率的方法很多，此处仅介绍较常用的 Breslow 法

$$\hat{S}_0(t_i) = \exp[-H_0(t_i)] \tag{8-22}$$

公式中 $H_0(t_i)$ 为在 t_i 时刻的基础累计风险函数，其估计公式为

$$\hat{H}_0(t_i) = \sum_{t_k < t_i} \frac{d_k}{\sum\limits_{s \in R(t_I)} \exp(\beta' X_s)} \tag{8-23}$$

式中 d_k 为在 t_k 时刻的死亡人数。

三、Cox 回归模型的主要用途和应用条件

1. 主要用途

Cox 回归模型的主要用途有：①建立以多个危险因素估计生存或死亡的风险模型，并由模型估计各危险因素的相对危险度(RR)；②用已建立的模型，估计患病后随时间变化的生存率；③用已建立的模型，估计患病后的危险指数(或预后指数)；④建立疾病预警模型。

2. 应用条件

Cox 回归模型的主要应用条件有：①自变量取值不随时间变化；②自变量可以是数值变量资料或分类变量资料；③样本含量要足够大，且死亡相对数不能过小，因素各水平的例数也不能过小。

第五节　应用实例

例 8-6　某医院烧伤科计划研究影响严重烧伤患者生存时间的有关因素。观察了 136 名严重烧伤患者，记录的观测指标及观察值列在表 8-8 中。

x_1:性别,0 = 男;1 = 女。x_2:烧伤面积,0 =< 25%, 1 = 25 ~, 2 = 50 ~, 3 = > 75%。x_3:烧伤程度,0 = Ⅱ 度,1 = 深 Ⅱ 度,2 = Ⅱ + Ⅲ,3 = Ⅳ 度。x_4:烧伤性质,0 = 热,1 = 化学,2 = 热+化学。x_5:面部烧伤,0 = 无,1 = 有。x_6:呼吸道烧伤,0 = 无,1 = 轻,2 = 中,3 = 重。Y:烧伤到观察结束时的时间(天)。d:观察结束时是否死亡,0 = 未死亡, 1 = 死亡。

表 8-8 烧伤患者生存时间以及有关因素观测数据

编号	x_1	x_2	x_3	x_4	x_5	x_6	Y	d
1	1	2	2	0	0	0	256	1
2	1	1	2	0	0	1	197	1
3	1	0	2	0	0	0	252	1
4	1	0	2	0	0	2	1	0
5	1	2	2	0	0	2	58	1
6	1	2	2	0	0	3	82	0
…	…	…	…	…	…	…	…	…
134	0	2	3	0	1	1	160.00	1
135	0	0	1	0	1	1	203.00	0
136	0	1	2	0	1	0	80.00	0

【分析思路】

由上述信息可知,此资料为随访数据,故应用生存分析的方法来分析此资料。其基本思路是:①单因素分析:应用 Kaplan Meier 方法估计各变量不同组之间的生存率并绘制生存曲线,进而应用 Log-rank 检验比较各变量不同亚组之间的生存率的差别。②多因素分析:应用 Cox 比例风险模型探讨影响生存时间的危险因素和保护因素。

【分析步骤】

(1) 单因素分析:以比较不同性别的生存率分析为例,SPSS 程序及主要结果如下:

运行方式	提示和操作	说　明
菜单操作	Analyze Survival Kaplan Meier 　Time ▶ Y 　Status ▶ d 　Defineevent ▶ Single value ▶ 1	 弹出 *Cox* 回归模型主窗口 选择 Y 为生存时间变量 选择 d 为生存状态变量 "1"表示死亡

续　表

运行方式	提示和操作	说明
	Factor ▶ x1	比较不同性别的生存曲线
	Test Statistic ▶ log-rank	应用 Log rank 法比较
	Options	
	Statistics ▶ Survival table	
	▶Mean and median survival	使用 Kaplan Meier 计算生存率
	Plots ▶ Survival	平均生存时间和中位生存时间
	continue	输出生存率曲线
	OK	返回 Cox 回归模型主窗口

主要输出结果如下。

1）病例的基本概况如下。

Case Processing Summary

x1	Total N	N of Events	Censored	
			N	Percent
0	60	25	35	58.3%
1	76	31	45	59.2%
Overall	136	56	80	58.8%

2）不同性别的生存分析结果如下 。

Survival Table

x1		Time	Status	Cumulative Proportion Surviving at the Time		N of Cumulative Events	N of Remaining Cases
				Estimate	Std. Error		
0	1	3.000	1.00	.982	.018	1	54
	2	3.000	.00	.	.	1	53
	3	6.000	1.00	.963	.025	2	52
	4	6.000	.00	.	.	2	51
	5	9.000	.00	.	.	2	50
	6	10.000	.00	.	.	2	49
	7	11.000	1.00	.944	.032	3	48

续 表

x1		Time	Status	Cumulative Proportion Surviving at the Time		N of Cumulative Events	N of Remaining Cases
				Estimate	Std. Error		
0	8	12.000	1.00	.924	.037	4	47
	…	…	…	…	…	…	…
	52	160.000	1.00	.226	.093	25	3
	53	164.000	.00	.	.	25	2
	54	168.000	.00	.	.	25	1
	55	203.000	.00	.	.	25	0
1	1	26.000	1.00	.	.	1	57
	2	26.000	1.00	.966	.024	2	56
	3	28.000	.00	.	.	2	55
	4	29.000	.00	.	.	2	54
	5	32.000	1.00	.	.	3	53
	6	32.000	1.00	.930	.034	4	52
	…	…	…	…	…	…	…
	31	73.000	1.00	.675	.068	16	27
	…	…	…	…	…	…	…
	56	204.000	1.00	.127	.078	29	2
	57	252.000	1.00	.064	.060	30	1
	58	256.000	1.00	.000	.000	31	0

3）男性与女性总体生存曲线比较结果如下。

Overall Comparisons

	Chi-Square	df	Sig.
Log Rank (Mantel-Cox)	1.047	1	.306

Test of equality of survival distributions for the different levels of x1.

4）男性与女性的生存率曲线如图 8-3。

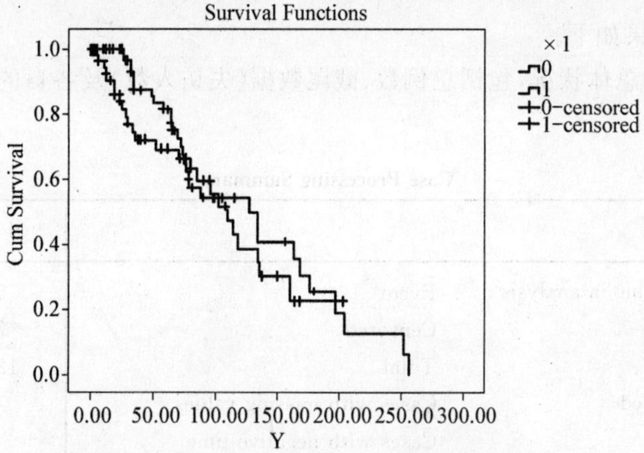

图 8-3　例 8-6 中男性与女性患者的生存曲线

以其他变量（x_2-x_6）进行分组的单因素分析结果见表 8-9。

表 8-9　以各变量进行分组的单因素生存分析的生存率检验结果

变量	Chi-Square	df	Sig.
$x1$	1.047	1	0.306
$x2$	15.163	3	0.002
$x3$	25.044	3	0.000
$x4$	0.599	1	0.439
$x5$	2.380	1	0.123
$x6$	4.200	3	0.241

(2) Cox 的多因素回归分析的 SPSS 程序及主要结果如下。

运行方式	提示和操作	说　明
菜单操作	Analyze Survival Cox Regression Time ▶ Y Status ▶ d Defineevent ▶ Single value ▶ 1 continue Covariates ▶ x1 - x7 Method ▶ Forward:LR Plot ▶ survival ▶ continue Options: CI for exp (β) Display model information ▶ at last time Continue OK	弹出 Cox 回归模型主窗口 选择 Y 为生存时间变量 选择 d 为生存状态变量 “1”表示死亡 选择 x1 - x7 为回归分析协变量 选择变量筛选方法 输出累积生存率曲线 输出 HR 值的 95%可信区间 只输出最终模型的拟合结果 返回 Cox 回归模型主窗口

主要输出结果如下。

1）病例总体状况，包括总例数、截尾数据（失访人数）及各自的百分比，结果如下。

Case Processing Summary

		N	Percent
Cases available in analysis	Event[a]	56	41.2%
	Censored	70	51.5%
	Total	126	92.6%
Cases dropped	Cases with missing values	0	.0%
	Cases with negative time	0	.0%
	Censored cases before the earliest event in a stratum	10	7.4%
	Total	10	7.4%
Total		136	100.0%

a. Dependent Variable: Y

2）回归方程的检验结果如下。

Omnibus Tests of Model Coefficients[a, b]

Step	−2 Log Likelihood	Overall (score)			Change From Previous Block		
		Chi-square	df	Sig.	Chi-square	df	Sig.
3	376.539	32.256	3	0.000	35.918	3	0.000

a. Beginning Block Number 0, initial Log Likelihood function: −2 Log likelihood: 412.457

b. Beginning Block Number 1. Method = Forward Stepwise (Likelihood Ratio)

3）模型中参数估计结果如下。

Variables in the Equation

		B	SE	Wald	df	Sig.	Exp(B)	95.0% CI for Exp(B)	
								Lower	Upper
Step 3	x1	−0.557	0.286	3.800	1	0.051	0.573	0.327	1.003
	x2	0.445	0.141	9.880	1	0.002	1.560	1.182	2.059
	x3	0.905	0.214	17.889	1	0.000	2.472	1.625	3.759

4）基于各协变量均值的生存率曲线见图 8－7。

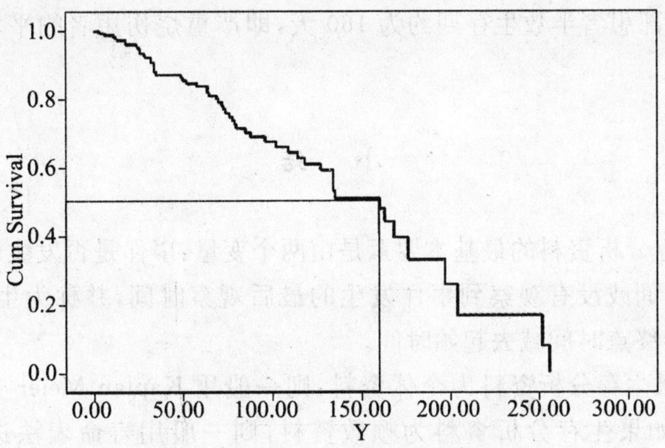

图 8-7　例 8-5 中患者的生存曲线

【结果解释】

(1) 单因素分析结果的解释：由表 8-9 可知，在 $x_1 \sim x_6$ 中，x_2、x_3 两变量不同亚组生存率之间的差别具有统计学意义。单因素分析结果表明，烧伤面积（$\chi^2 = 15.163$，$P = 0.002$）与烧伤程度（$\chi^2 = 25.044$，$P = 0.000$）不同亚组生存率之间具有差别，而其他变量各亚组之间无差别。

(2) 多因素分析结果的解释：由上述 Cox 回归的 SPSS 输出结果可见：①在 $\alpha = 0.05$ 检验水准上，所建立的 Cox 回归模型成立，检验结果具有统计学意义（$\chi^2 = 32.256$，$P < 0.001$）。② 回归系数的显著性检验结果见 spss 输出结果3)，其内容包括参数估计值、标准误、Wald-χ^2 值、P 值、相对风险比、风险比的 95% 置信区间。由表 8-9 可知，最终纳入模型的为 x_1（$\chi^2 = 3.8$，$P = 0.051$）、x_2（$\chi^2 = 9.88$，$P = 0.002$）与 x_3（$\chi^2 = 17.889$，$P < 0.001$）。③在变量筛选纳入水准为 0.05，排除标准为 0.10 的条件下，性别（x_1）、烧伤面积（x_2）和烧伤程度（x_3）的偏回归系数均有统计学意义。最终建立的 Cox 比例风险回归模型是：

$$h(t, X) = h_0(t)\exp(BX) = h_0(t)\exp(-0.557x_1 + 0.445x_2 + 0.905x_3)。$$

【专业结论】

(1) 在检验水准 $\alpha = 0.05$ 下，烧伤面积（x_2）和烧伤程度（x_3）是影响严重烧伤患者生存时间的主要危险因素。在控制了烧伤程度（x_3）等其他因素的情况下，烧伤面积（x_2）每增加一个等级（25%）患者死亡的危险性增加 56%；在控制了烧伤面积（x_2）等其他因素的情况下，烧伤程度（x_3）每增加一个等级患者死亡的危险性增加 1.47 倍。

(2) 全部患者半数生存期约为 160 天,即严重烧伤患者的平均生存时间约为 160 天。

小　结

1. 生存分析资料的最基本要素是由两个变量:事件是否发生的变量和事件发生的时间或没有观察到事件发生的最后观察时间,并称为生存时间,生存时间等于终点时间减去起始时间。

2. 如果生存分析资料为个体资料,则一般用 Kaplan Meier 方法进行生存率估计,如果生存分析资料为频数资料,则一般用寿命表法进行生存率估计。

3. 两条生存率曲线的比较一般可以用 Log-rank 检验,检验假设为 H_0:两条总体生存率曲线相同;H_1:两条总体生存率曲线不同。

4. 如果生存分析的资料满足比例风险模型,则两条生存率曲线的比较可以用单因素 Cox 回归进行分析,风险函数比为 $HR = \exp(\beta)$,β 为分组变量的回归系数,总体 $HR = 1$ 的充分必要条件是两条总体生存率曲线相同。

5. 如果多因素的生存分析资料满足比例风险模型,则可以用多因素 Cox 回归模型进行分析。

习　题

1. 请问 Cox 模型的 HR 检验与两条生存率曲线比较的关系是什么?

2. 为什么用 Kaplan Meier 所估计的生存曲线是阶梯形下降曲线,而不是折线下降曲线?

3. 为什么寿命表方法所估计的生存曲线是折线下降曲线?

4. 发病率资料能否用生存分析的方法进行统计分析?如果可以,请叙述具体实施方法。

5. 现有一肿瘤随访研究资料,根据所接受的疗法不同分为 A 方法(A 组)和 B 方法(B 组),每组 30 人,记录病情严重程度(1 = 病情轻,0 = 病情重)人,生存时间单位为"天","+" 表示"censor",请作统计分析。

A组						B组					
病情程度	生存时间	病情程度	生存时间	病情程度	生存时间	病情程度	生存时间	病情程度	生存时间	病情程度	生存时间
0	46	1	247	0	12	0	17^+	1	25	1	490
0	12	0	12^+	1	24	0	474	1	77	0	420
1	286	0	62	1	47	0	226	1	894	1	365
0	2	1	106	0	14	1	359	1	31	1	422
1	16	1	213	0	79	1	219	1	160	0	363
0	4	1	56	1	281	1	469	1	293	0	16
0	53	1	32	1	14^+	1	210	0	198	0	446
0	107	0	12	0	31	0	480	1	277	1	138
0	18	0	18	1	35	0	31	1	1 642	1	108
1	88	1	14	0	205	1	436	0	78	1	1 537

第九章 判别分析

判别分析(discriminant analysis)是在已知总体分类的基础上,根据样本资料,运用统计学方法,建立起具有定量判定事物类别的多元统计分析方法。判别分析可分为二类判别、多类判别、逐步判别和典则判别等,这里主要介绍前两种常用的判别分析方法。

第一节 二类判别分析

如果已知总体的分类为两类,则属于二类判别分析。常用的方法是由著名的统计学家 Fisher 于 1936 年提出的一种线性判别(linear discrimination)分析方法。Fisher 认为,同类内的样品其性质特征相似,表现在类内的离散程度应最小;不同类的样品其性质特征差异大,表现在类间的离散程度应最大。

一、二类判别分析的原理

设要判别的是两类。用 $g(g=1, 2)$ 表示类,用 $X_j(j=1, 2, \cdots, m)$ 表示观察指标,每一类内的样品号为 $i(i=1, 2, \cdots, n^{(g)})$。第 g 类第 i 个样品在第 j 个指标上的观察值记为 $X_{ij}^{(g)}$。则 Fisher 判别函数为:

$$Y = \sum_{j=1}^{m} \beta_j X_j \tag{9-1}$$

式中,β_j 是待定参数,称为判别系数(discriminant coefficient);Y 是对新样品进行归类判别的综合指标。判别系数的确定,要求在满足用式(9-1)来指导分类时,能保证使每一类内部的离散程度达到最小,而使两类之间的离散程度最大,这就是 Fisher 准则。

用 $\overline{Y}^{(1)}$ 作为第一类综合指标的代表,用 $\overline{Y}^{(2)}$ 作为第二类综合指标的代表,则两类之间的离散程度可用 $[\overline{Y}^{(1)} - \overline{Y}^{(2)}]^2$ 表示;而第 g 类内部的离散程度可用 $\sum_{i=1}^{n^{(g)}} [Y_i^{(g)} - \overline{Y}^{(g)}]^2$ 表示。那么,总的类内离散程度即为 $\sum_{g=1}^{2} \sum_{i=1}^{n^{(g)}} [Y_i^{(g)} - \overline{Y}^{(g)}]^2$。

令
$$I=\frac{(\overline{Y}^{(1)}-\overline{Y}^{(2)})^2}{\sum_{g=1}^{2}\sum_{i=1}^{n^{(g)}}[Y_i^{(g)}-\overline{Y}^{(g)}]^2} \tag{9-2}$$

依据 Fisher 准则，β_j 即为函数 I 的最大值点，即是下列方程组的解：

$$\frac{\partial I}{\partial \beta_j}=0 \quad (j=1,2,\cdots,m) \tag{9-3}$$

整理式(9-3)有：

$$\begin{pmatrix} s_{11} & s_{12} & \cdots & s_{1m} \\ s_{21} & s_{22} & \cdots & s_{2m} \\ \cdots & \cdots & \cdots & \cdots \\ s_{m1} & s_{m2} & \cdots & s_{mm} \end{pmatrix}\begin{pmatrix} \beta_1 \\ \beta_2 \\ \cdots \\ \beta_m \end{pmatrix}=\begin{pmatrix} d_1 \\ d_2 \\ \cdots \\ d_m \end{pmatrix} \tag{9-4}$$

从而有：

$$\begin{pmatrix} \beta_1 \\ \beta_2 \\ \cdots \\ \beta_m \end{pmatrix}=\begin{pmatrix} s_{11} & s_{12} & \cdots & s_{1m} \\ s_{21} & s_{22} & \cdots & s_{2m} \\ \cdots & \cdots & \cdots & \cdots \\ s_{m1} & s_{m2} & \cdots & s_{mm} \end{pmatrix}^{-1}\begin{pmatrix} d_1 \\ d_2 \\ \cdots \\ d_m \end{pmatrix} \tag{9-5}$$

其中，
$$s_{jk}=\sum_{g=1}^{2}\sum_{i=1}^{n^{(g)}}(X_{ij}^{(g)}-\overline{X}_j^{(g)})(X_{ik}^{(g)}-\overline{X}_k^{(g)})/(n^{(1)}+n^{(2)}-2) \tag{9-6}$$

$$d_k=\overline{X}_k^{(1)}-\overline{X}_k^{(2)} \tag{9-7}$$

这样，将所求的方程组之解代入式(9-1)便可建立判别函数了。

二、确定判别的临界值

由所建立的判别函数即可求出各类 Y 的均值：

$$\overline{Y}^{(g)}=\sum_{j=1}^{m}\beta_j\,\overline{X}_j^{(g)} \tag{9-8}$$

为此，判别的临界值 Y_c 可由下式求出：

$$Y_c=\frac{n^{(1)}\,\overline{Y}^{(1)}+n^{(2)}\,\overline{Y}^{(2)}}{n^{(1)}+n^{(2)}} \tag{9-9}$$

若假定 $\overline{Y}^{(1)}>\overline{Y}^{(2)}$，当有一个新样品需要进行判别归类时，只要把它的 P

个观测指标的取值代入判别函数式(9-1)中计算出判别函数值 Y。如果得到的 $Y > Y_c$，就把它归入第一类；如果 $Y < Y_c$，则把它归入第二类。

三、判别效果的评价

对于判别函数归类效果的评价可采用回代法，即利用所建立的判别函数式，对已知类别的所有样品重新进行判别归类。如果回代分类与实际分类的符合程度很高(即误判率低)，则表明判别函数效果好；否则，表明判别效果不好。判别符合率的计算公式为：

$$\text{判别符合率}(\%) = [\text{符合样品数} /(n^{(1)} + n^{(2)})] \times 100\% \tag{9-10}$$

当然，由于判别函数是基于全部回代样本求出的，这样按上面的方法获得的判别符合率往往会较实际结果高。另一种值得推荐的方法是刀切法(jackknife)，其做法是：先顺序剔除一个样品后建立判别函数，再利用该判别函数对所剔除的样品进行判别归类，如此重复下去，完成所有样品的判别归类，然后计算全部判别归类的误判率，而得到判别符合率。其结果要较回代法客观。

四、各指标的判别贡献率

各指标在判别分析中所起的作用是不同的，有的指标对判别起的作用大些，而有的则小些，可以利用下式计算各指标贡献率的大小。

$$X_j \text{ 的贡献率}(\%) = \frac{\beta_j d_j}{\sum_{j=1}^{m} \beta_j d_j} \times 100\% \tag{9-11}$$

第二节 多类判别分析

如果已知总体的分类在 3 类或 3 类以上，则属于多类判别分析。Fisher 准则不适合多类判别，解决这一问题的常用方法便是 Bayes 判别。其基本思想是：对于一个待归类的新样品，计算它归属于已知各类的概率，最后把这个新样品判归到概率最大的一类中去。

一、Bayes 判别的应用条件

如有 m 个判别指标，记为 $X = (x_1, x_2, \cdots, x_m)'$。Bayes 判别是以下列

假定条件为基础的。

(1) 各类近似服从 m 维正态分布，每个类别的概率密度函数是已知的，并把第 g 类的概率密度函数记为 $f_{(X)}^{(g)}$ $(g=1, 2, \cdots, k)$。

(2) 各个类别的先验概率(prior probability)是已知的，先验概率亦称为事前概率，就是根据经验知识，我们预先就已经知道的某事件发生的概率，如总体中各类别所占的比例。充分利用事前概率信息，可提高判别的效果。

设第 g 类的样品数为 $n^{(g)}$ $(g=1, 2, \cdots, k)$，则总样品数为 $n=\sum_{g=1}^{k} n^{(g)}$。那么，第 g 类的事前概率 $q^{(g)}$ 按在总体中所占的比较，可近似为：

$$q^{(g)}=n^{g}/n \tag{9-12}$$

此时，Bayes 准则是寻求一种判别规则使得属于第 s 类的样品，在第 s 类中取得最大的后验概率。由于事先我们并不知道待归类的新样品到底属于哪一类，因而应考虑来自 k 类中每一类的可能性。

由 Bayes 公式，在先验概率 $q^{(g)}$ 的条件下，个体 X 被判别为 g 类的后验概率 $P(g|X)$ 为：

$$P(g \mid X)=\frac{q^{(g)} f_{(X)}^{(g)}}{\sum_{s=1}^{k} q^{(s)} f_{(X)}^{(s)}} \quad (g=1, 2, \cdots, k) \tag{9-13}$$

如果把由于错判而产生的后果定义成一种“损失”，这样，满足 Bayes 准则的判别规则实际上是对于新样品在归类时，必须保证造成的“总损失”为最小。基于 Bayes 原理，这种“总损失”就是出现所有可能错判损失的数学期望。统计学上可以证明，只有当 $q^{(g)} f_{(X)}^{(g)}$ 为最大时，这种“总损失”才最小，获得的事后概率最大。因此，对于待归类的新样品应计算出 k 个 $q^{(g)} f_{(X)}^{(g)}$ 值，记其中最大者为 $q^{(S)} f_{(X)}^{(S)}$，即 $q^{(S)} f_{(X)}^{(S)}=\max\limits_{1 \leqslant g \leqslant k}\{q^{(g)} f_{(X)}^{(g)}\}$，则该新样品应归入第 S 类。

二、Bayers 准则下的多类判别函数

由于 $f_{(X)}^{(g)}$ 是某一已知类别总体的概率密度函数，当这 k 类的总体都服从 m 维正态分布，在具有相同的协方差矩阵 $\mathbf{V}$ 时，$f_{(X)}^{(g)}$ 可以用式(9-14)表示为：

$$f_{(X)}^{(g)}=(2\pi)^{-\frac{m}{2}} \mid V \mid^{-\frac{1}{2}} \exp\left\{-\frac{1}{2}(X-\mu^{(g)})' V^{-1}(X-\mu^{(g)})\right\} \tag{9-14}$$

其中，$\mu^{(g)}$为第 g 类的总体平均值向量，V^{-1}为 $\mathbf{V}$ 的逆矩阵。$\mu^{(g)}$及 $\mathbf{V}$ 可用样本观察值来估计。具体计算按式(9-15)进行：

$$\hat{\mu}^{(g)} = \overline{X}^{(g)} = (\overline{X}_1^{(g)},\ \overline{X}_2^{(g)},\ \cdots,\ \overline{X}_m^{(g)}) \tag{9-15}$$

而 $\overline{X}_j^{(g)} = \dfrac{1}{n^{(g)}}\sum_{i=1}^{n^{(g)}} X_{ij}^{(g)}$，$\hat{V} = S^2 = (S_{jl})$，

$$S_{jl} = \frac{\sum_{g=1}^{k}\sum_{i=1}^{n^{(g)}}(X_{ij}^{(g)} - \overline{X}_j^{(g)})(X_{il}^{(g)} - \overline{X}_l^{(g)})}{n-k}$$

这样，对 $q^{(g)} f_{(X)}^{(g)}$ 进行消除与 g 无关的项后取自然对数作简化运算，再省略与 g 无关的项并整理，可得到式(9-16)、式(9-17)和式(9-18)的 k 个线性的 Bayes 判别函数：

$$Z^{(g)} = c_0^{(g)} + C^{(g)}X + \ln q^{(g)} \quad (g = 1,\ 2,\ \cdots,\ k) \tag{9-16}$$

其中，

$$c_0^{(g)} = -\frac{1}{2}\mu^{(g)\prime}V^{-1}\mu^{(g)} \tag{9-17}$$

$$C^{(g)} = V^{-1}\mu^{(g)} \tag{9-18}$$

将新样品的指标观察值代入公式(9-16)中，便可得到 k 个 $Z^{(g)}$ 函数值。比较这 k 个 $Z^{(g)}$ 函数值，把新样品判归其中函数值最大的一类中去，式(9-16)可写为：

$$\begin{cases} Z^{(1)} = C_{01} + C_{11}X_1 + C_{21}X_2 + \cdots + C_{m1}X_m \\ Z^{(2)} = C_{02} + C_{12}X_1 + C_{22}X_2 + \cdots + C_{m2}X_m \\ \cdots \\ Z^{(k)} = C_{0k} + C_{1k}X_1 + C_{2k}X_2 + \cdots + C_{mk}X_m \end{cases} \tag{9-19}$$

其中，C_{jg} 是判别系数($j = 0,\ 1,\ 2,\ \cdots,\ m;\ g = 1,\ 2,\ \cdots,\ k$)。

由公式(9-18)，C_{jk}($j=1,\ 2,\ \cdots,\ m;\ g=1,\ 2,\ \cdots,\ k$)可由下列方程组解得：

$$\begin{cases} S_{11}C_{1g} + S_{12}C_{2g} + \cdots + S_{1m}C_{mg} = \overline{X}_1^{(g)} \\ S_{21}C_{1g} + S_{22}C_{2g} + \cdots + S_{2m}C_{mg} = \overline{X}_2^{(g)} \\ \cdots \\ S_{m1}C_{1g} + S_{m2}C_{2g} + \cdots + S_{mm}C_{mg} = \overline{X}_m^{(g)} \end{cases} \quad (g = 1,\ 2,\ \cdots,\ k) \tag{9-20}$$

由式(9-20)求出 C_{1g}, C_{2g}, …, C_{mg} ($g=1, 2, \cdots, k$) 后，结合公式(9-17)，再按式(9-12)计算 C_{0g}：

$$C_{0g}=\ln q^{(g)}-\frac{1}{2}\sum_{j=1}^{m}C_{jg}\,\overline{X}_j^{(g)}\quad(g=1,2,\cdots,k)\qquad(9-21)$$

当然，也可计算后验概率进行归类判别，即对新样品计算它属于各类的后验概率，将新样品判为后验概率值最大的那一类。这与上面线性 Bayes 判别函数的判别结果是完全一致的。式(9-22)为新样品属于第 g 类的后验概率计算方法：

$$P_g=\frac{\exp(Z^{(g)}-Z^{(c)})}{\sum_{l=1}^{k}\exp(Z^{(l)}-Z^{(c)})},\ Z^{(c)}=\max(Z^{(g)})\quad(g=1,2,\cdots,k)\qquad(9-22)$$

这里要指出的是，当各类的协方差阵不等时，得到非线性二次型 Bayes 判别函数，此时判别函数形式比较复杂，本节不作介绍。

第三节　逐步判别

前面讨论的判别分析方法，利用研究对象的全部 m 个观察指标来建立判别函数式。但是在客观上，这 m 个指标中有的对判别分类的贡献大些，有的贡献小些，有的可能没有贡献。如果观察指标很多，把它们都纳入判别函数式中去必然会加大计算量，并可能由于某些对判别贡献不大或没有贡献的指标的干扰而影响判别的效果。如何剔除这些意义不大的变量，是逐步判别分析的主要任务。

一、逐步判别的原理

逐步判别分析的基本思想与逐步回归分析相似。在建立判别函数式的过程中，对所有观察指标（变量）采用"有进有出"的方法，把对判别作用贡献大的观察指标选入判别式中，剔除那些对判别贡献不大的观察指标。对于已进入判别式、但因后来新指标的引入而失去其重要性的观察指标，也把它们剔除出去，从而使判别式保持"精炼"，便于实际应用。

为了建立精炼的判别函数式，假定已收集了一批已知类别的样品，设有 k 类。如果在第 g 类 ($g=1, 2, \cdots, k$) 中的样品例数为 $n^{(g)}$，则 $n=\sum_{g=1}^{k}n^{(g)}$ 为总例数。对每一个样品取得了 m 个观察指标的数据，每个观察指标都是服从正态分布的。不同类的平均值不同，但是方差相等。在这种条件下，设 $\boldsymbol{W}$ 是总的类内离差矩阵，$\boldsymbol{T}$ 为总离差矩阵。那么，一个具有较好判别作用的观察指标，能使每一类的个体都聚集得很紧密，表现在总的类内离差矩阵的值变化不大；而类间分离得较远，表现在总离差矩阵的值变化较大，即两者的比值 Λ 应当较小。通常式(9-23)的 Λ 被称为 Wilks 统计量。

$$\Lambda_r = \frac{|\boldsymbol{W}_r|}{|\boldsymbol{T}_r|} \tag{9-23}$$

其中，r 是指判别指标 $X_1, X_2, \cdots, X_r$ 的个数，$\boldsymbol{W}_r$ 是类内离差矩阵，$\boldsymbol{T}_r$ 是总离差矩阵，$|\cdot|$表示矩阵的行列式。$\boldsymbol{W}=(w_{jl})$、$\boldsymbol{T}=(t_{jl})$ 的元素按式(9-24)和式(9-25)计算。

$$w_{jl} = \sum_{g=1}^{k}\sum_{i=1}^{n^{(g)}}(X_{ij}^{(g)} - \overline{X}_j^{(g)})(X_{il}^{(g)} - \overline{X}_l^{(g)}) \tag{9-24}$$

$$t_{ij} = \sum_{k=1}^{g}\sum_{i=1}^{n^{(g)}}(X_{ij}^{(g)} - \overline{X}_j)(X_{il}^{(g)} - \overline{X}_l) \tag{9-25}$$

其中，$\overline{X}_j$，$\overline{X}_l$ 分别表示变量 X_j，X_l 的总均数。当 $r=1$，$|\boldsymbol{W}_r|$、$|\boldsymbol{T}_r|$ 分别是单因素方差分析中的组内离差平方和与总离差平方和。

二、纳入指标的 Wilks 统计量及 *F* 值计算公式

在逐步判别分析中，指标量的选入和剔除是以总的类内离差矩阵 $\boldsymbol{W}$ 和总的离差矩阵 $\boldsymbol{T}$ 为基础来计算 Wilks 统计量的，不过，每选入或剔除一个指标都需要对矩阵 W 和 T 作类似求逆或还原的变换（变换公式从略，有兴趣的读者可参阅其他有关的著作）。

记最初建立的包含全部 m 个判别指标的总的类内离差矩阵为 ${}_0\boldsymbol{W}=({}_0W_{ij})$ 和总的离差矩阵${}_0\boldsymbol{T}=({}_0t_{jl})$。

第一步：待筛选的指标为 m 个，按式(9-23)对每一个指标 $X_j(j=1, 2, \cdots, m)$ 计算其 **Wilks 统计量** $\Lambda_{j/0}={}_0W_{jj}/{}_0t_{jj}$。在这 m 个 $\Lambda_{j/0}$ 中取最小的，在给定的纳入水平 α 下，按后面给出的公式进行入选的统计学检验。如 $P>\alpha$，则该指标不能纳入判别函数，筛选停止；如 $P\leqslant\alpha$，则该指标纳入判别函数，并记为 $\Lambda_1=min\{\Lambda_{j/0}\}$，进入下一步入选过程。

第二步：如第一步入选了指标 X_s，则待筛选的指标为 $(m-1)$ 个，对每一个待选指标 $X_j(j=1, 2, \cdots, m$，但 $j\neq s)$ 与 X_s 进行组合，再按式(9-23) 计

算包含 X_j 与 X_s 的 **Wilks 统计量** $\Lambda_{j/1}$。在 $(m-1)\Lambda_{j/1}$ 中取最小的，在给定的纳入水平 α 下，进行入选的统计学检验。如 $P>\alpha$，则该指标不能纳入判别函数，筛选停止。如 $P\leqslant\alpha$，则该指标纳入判别函数，并记为 $\Lambda_2=min\{\Lambda_{j/1}\}$，进入下一步入选过程。

如已纳入了 2 个指标，当有第 3 个指标纳入判别函数后，则要分别对先前纳入的 2 个指标进行剔除检验。剔除因后面指标进入而导致判别作用不显著的指标。现假设筛选指标工作已进行了 d 步，且已有 r 个指标被选入了判别模型，其 Wilks 统计量 Λ_r。下面考虑再从剩下的 $(m-r)$ 个待选定指标中选入指标 X_j 的情形。将 X_j 与已纳入的 r 个指标组合，计算其 Wilks 统计量 $\Lambda_{j/r}$。显然有 $(m-r)$ 个这样的 $\Lambda_{j/r}$ 值，若记 $\Lambda_{r+1}=min\{\Lambda_{j/r}\}$，则所对应的指标 X_t 相对来讲最有可能入选判别模型，此时，应对其作入选的统计学检验，检验统计量 F 如式(9-26)所示：

$$F=\left(\frac{\Lambda_r}{\Lambda_{r+1}}-1\right)\cdot\frac{n-k-r}{k-1} \tag{9-26}$$

在无效假设(X_t 无判别作用)条件下，F 服从自由度为 $(k-1)$ 及 $(n-k-r)$ 的 F 分布。在给定的 α 水平下(一般取 0.10，最小为 0.05)，如果 $P\leqslant\alpha$，则可认为指标 X_t 的判别作用有统计学意义，纳入判别函数。否则，不应纳入判别函数。

三、剔除指标的 Wilks 统计量及 F 值计算公式

假设已有 r 个指标选入了判别函数方程，现在要考察这 r 个指标中是否有判别能力不显著而需要剔除的指标。在已入选模型的 r 个指标中，剔除指标 X_j 的 Wilks 统计量记为 $\Lambda_{-j/r}$，则根据前面的介绍，自然首先想到使 $\Lambda_{-j/r}$ 值最大的那个指标 X_s 相对来讲最有可能被剔除，记 $\Lambda_{r-1}=max\{\Lambda_{-j/r}\}$。对 X_s 作剔除的统计学检验，检验统计量 F 如式(9-27)所示：

$$F=\left(\frac{\Lambda_{r-1}}{\Lambda_r}-1\right)\cdot\frac{n-k-r+1}{k-1} \tag{9-27}$$

在无效假设(X_s 无判别作用)条件下，F 服从自由度为 $(k-1)$ 及 $(n-k-r+1)$ 的 F 分布。如果 $P>\alpha$，则认为相应的 X_s 判别作用无统计学意义，可以把它从判别函数中剔除。否则，该指标应当继续保留在判别函数中。

显然，在进行纳入和剔除指标的过程中，每选入一个新指标，都要对判别函数式中原有的指标作剔除判断，直到没有指标能被剔除后，再转入下一轮的入选指标过程。如此循环进行，直到既不能剔除又不能选入新指标

时，逐步过程即结束，并建立最终包含具有统计学意义指标的 Bayes 判别函数。

第四节 应用实例

例 9-1 某研究者从一群肝病患者中随机抽取了两种不同类型的病人共 13 例，其中急性炎症型 7 例，慢性炎症型 6 例。对这些病人分别观察了他们的谷丙转氨酶（SGPT）(X_1)、肝大指数(X_2)、硫酸锌浊度（ZnT）(X_3)和甲胎球蛋白（AFT）(X_4)，数据资料见表 9-1。试作 Fisher 判别分析。

表 9-1 13 例不同类型肝病病人的观察资料

肝病类型(g)	SGPT(X_1)	肝大指数(X_2)	ZnT(X_3)	AFT(X_4)
(1)	250	4.5	18	0
急	270	4.0	13	60
性	280	3.5	11	60
炎	180	3.5	14	40
症	220	2.5	14	30
型	140	2.0	20	20
	220	2.0	14	10
(2)	40	1.0	10	0
慢	40	1.0	19	40
性	130	2.0	30	50
炎	220	1.5	17	20
症	160	1.5	35	60
型	120	2.0	20	0

解：利用 SAS 软件包的 PROC　DISCRIM 程序进行分析。SAS 程序如下。

```
data EX9_1;
input g x1 - x4@@;
cards;
1 250      4.5          18          0
1 270      4.0          13          60
1 280      3.5          11          60
```

```
1 180    3.5    14    40
1 220    2.5    14    30
1 140    2.0    20    20
1 220    2.0    14    10
2 40     1.0    10    0
2 40     1.0    19    40
2 130    2.0    30    50
2 220    1.5    17    20
2 160    1.5    35    60
2 120    2.0    20    0
;
proc discrim MANOVA   LISTERR CROSSLIST   ERR;
  class g;
run;
```

程序说明：本程序在定义变量时加入了一个类别变量 g，因此在输入数据时对每一个病人加入了指示类别的 1(急性炎症型)、2(慢性炎症型)。过程步中 MANOVA 选项要求输出类间多变量的均值向量多元方差分析结果，其 Wilks' Lambda 值的 F 检验相当于检验判别函数的判别效果；LISTER 选项要求输出训练样本回代符合率和样品的错误分类信息；CROSSLISTERR 选项要求输出训练样本按刀切法考核的符合率和样品的错误分类信息。

输出的主要结果如下。

Multivariate Statistics and Exact *F* Statistics

		S=1	M=1	N=3	
Statistic	Value	*F* Value	Num *DF*	Den *DF*	*Pr*>*F*
Wilks' Lambda	0.326 754 64	4.12	4	8	0.042 1
Pillai's Trace	0.673 245 36	4.12	4	8	0.042 1
Hotelling-Lawley Trace	2.060 400 31	4.12	4	8	0.042 1
Roy's Greatest Root	2.060 400 31	4.12	4	8	0.042 1

由 MANOVA 选项要求输出类间多变量的均值向量多元方差分析结果。Wilks' Lambda 值的 $F = 4.12$，$P = 0.0421 < 0.05$(其他 3 种检验的结果也如此)，表明判别函数有统计学意义。

Linear Discriminant Function for g

Variable	1	2
Constant	−11.190 47	−7.159 71
x1	0.036 70	0.018 43
x2	3.454 08	1.310 46
x3	0.272 73	0.498 60
x4	−0.022 44	−0.025 19

按两类近似各占 0.50 的事前概率输出的是两类的判别函数系数，对应相减即为 Fisher 线性判别函数系数。如第 2 类减去第 1 类得：

$$Y = 4.030\ 76 - 0.018\ 27X_1 - 2.143\ 62X_2 + 0.225\ 87X_3 - 0.002\ 75X_4$$

Posterior Probability of Membership in g

Obs	From g	Classified into g	1	2
6	1	2*	0.161 3	0.838 7

由 LISTER 选项输出样品的错误分类信息。第 1 类的第 6 号个体被错误的分入了第 2 类。

Number of Observations and Percent Classified into g

Fromg	1	2	Total
1	6	1	7
	85.71	14.29	100.00
2	0	6	6
	0.00	100.00	100.00
Total	6	7	13
	46.15	53.85	100.00

由 LISTER 选项输出的训练样本回代结果。第 1 类有 1 例错判入第 2 类，错判率 14.29%，回代符合率 85.71%；第 2 类无错判，回代符合率 100.00%。

Posterior Probability of Membership in g

Obs	From g	Classified into g	1	2
6	1	2*	0.021 1	0.978 9
7	1	2*	0.319 2	0.680 8
11	2	1*	0.986 1	0.013 9

由 CROSSLISTERR 选项输出按刀切法的样品错误分类信息。第 1 类的第 6 号、第 7 号个体被错误的分入了第 2 类；第 2 类的第 11 号个体被错误的分入了第 1 类。

Number of Observations and Percent Classified into g

From g	1	2	Total
1	5	2	7
	71.43	28.57	100.00
2	1	5	6
	16.67	83.33	100.00
Total	6	7	13
	46.15	53.85	100.00

由 CROSSLISTERR 选项输出的训练样本按刀切法考核结果。第 1 类有 2 例错判入第 2 类，错判率 28.57%，符合率 71.43%；第 2 类有 1 例错判入第 1 类，错判率 16.67%，符合率 83.33%。

例 9-2　在例 9-1 的资料中增加 7 例第三种类型(原发肝癌型)，数据资料见表 9-2，试作 Bayers 判别分析。

表 9-2　20 例不同类型肝病病人的观察资料

肝病类型(g)	SGPT(X_1)	肝大(X_2)	ZnT(X_3)	AFT(X_4)
(1)	250	4.5	18	0
急	270	4.0	13	60
性	280	3.5	11	60
炎	180	3.5	14	40
症	220	2.5	14	30
型	140	2.0	20	20
	220	2.0	14	10
(2)	40	1.0	10	0
慢	40	1.0	19	40
性	130	2.0	30	50
炎	220	1.5	17	20
症	160	1.5	35	60
型	120	2.0	20	0
(3)	40	2.0	5	20
原	10	1.5	5	30

续 表

肝病类型(g)	SGPT(X_1)	肝大(X_2)	ZnT(X_3)	AFT(X_4)
发	120	3.0	13	50
肝	120	3.5	9	50
癌	10	1.5	12	50
型	170	3.0	9	60
	20	1.0	12	60

解:对于本例,由 Bayes 判别可构建三个线性判别函数。利用 SAS 软件包的 PROCDISCRIM 程序进行分析。SAS 程序如下。

```
data EX9_2;
input g x1 - x4@@;
cards;
1 250        4.5        18        0
1 270        4.0        13        60
1 280        3.5        11        60
1 180        3.5        14        40
1 220        2.5        14        30
1 140        2.0        20        20
1 220        2.0        14        10
2 40         1.0        10        0
2 40         1.0        19        40
2 130        2.0        30        50
2 220        1.5        17        20
2 160        1.5        35        60
2 120        2.0        20        0
3 40         2.0        5         20
3 10         1.5        5         30
3 120        3.0        13        50
3 120        3.5        9         50
3 10         1.5        12        50
3 170        3.0        9         60
3 20         1.0        12        60
```

```
;
proc discrim MANOVA LISTERR CROSSLISTERR;
  class g;
  priors prop;
run;
```

程序说明：priors 语句为指定事前概率，省略时表示各类事前概率相等；priors prop 表示各类事前概率等于各类样本频率；当有语句 priors 时，输出是线性判别函数中的常数项即式(9-21)，如无该语句，则输出常数项为式(9-19)，建立线性判别函数时还需增加 $\ln q^{(g)}$。其他选项同例 9-1。

输出的主要结果如下。

Multivariate Statistics and *F* Approximations

		$S=2$	$M=0.5$	$N=6$	
Statistic	Value	*F* Value	Num *DF*	Den *DF*	*Pr*>*F*
ilks' Lambda	0.115 572 38	6.80	8	28	<.000 1
Pillai's Trace	1.289 185 24	6.80	8	30	<.0001
Hotelling-Lawley Trace	4.150 385 92	7.01	8	17.83	0.000 3
Roy's Greatest Root	2.971 979 23	11.14	4	15	0.000 2

由 MANOVA 选项要求输出 3 类间多变量的均值向量多元方差分析结果。Wilks' Lambda 值的 $F=6.80$，$P<0.000\,1$(其他 3 种检验的结果也均有 $P<0.001$)，表明判别函数有统计学意义。

Linear Discriminant Function for g

Variable	1	2	3
Constant	−11.400 43	−10.198 52	−7.067 04
x1	0.030 52	0.016 83	−0.031 24
x2	2.697 76	0.969 41	4.133 61
x3	0.426 13	0.725 15	0.145 09
x4	−0.028 95	−0.045 51	0.081 39

三类的 Bayers 线性判别函数为：

$$Z^{(1)}=-11.400\,43+0.030\,52X_1+2.697\,76X_2+0.426\,13X_3-0.028\,95X_4$$

$$Z^{(2)}=-10.198\,52+0.016\,83X_1+0.969\,41X_2+0.725\,15X_3-0.045\,51X_4$$

$$Z^{(3)} = -7.06704 - 0.03124X_1 + 4.13361X_2 + 0.14509X_3 + 0.08139X_4$$

Posterior Probability of Membership in g

		Classified			
Obs	From g	into g	1	2	3
6	1	2*	0.185 4	0.813 2	0.001 4

由 LISTER 选项输出样品的错误分类信息。第 1 类的第 6 号个体被错误的分入了第 2 类。

Number of Observations and Percent Classified into g

From g	1	2	3	Total
1	6	1	0	7
	85.71	14.29	0.00	100.00
2	0	6	0	6
	0.00	100.00	0.00	100.00
3	0	0	7	7
	0.00	0.00	100.00	100.00
Total	6	7	7	20
	30.00	35.00	35.00	100.00
Priors	0.35	0.3	0.35	

由 LISTER 选项输出的训练样本回代结果。第 1 类有 1 例错判入第 2 类，错判率 14.29%，回代符合率 85.71%；其他两类无错判，回代符合率均为 100.00%。三类的事前概率分别为 0.35、0.30、0.35。

Posterior Probability of Membership in g

		Classified			
Obs	From g	into g	1	2	3
6	1	2*	0.051 1	0.947 3	0.001 7
7	1	2*	0.340 3	0.659 7	0.000 0
8	2	3*	0.169 2	0.088 0	0.742 8
11	2	1*	0.983 2	0.016 8	0.000 0

由 CROSSLISTERR 选项输出按刀切法的样品错误分类信息。第 1 类的第 6 号、第 7 号个体被错误的分入了第 2 类；第 2 类的第 8 号个体被错误的分入了第 3 类，第 11 号个体被错误的分入了第 1 类。

Number of Observations and Percent Classified into g

From g	1	2	3	Total
1	5	2	0	7
	71.43	28.57	0.00	100.00
2	1	4	1	6
	16.67	66.67	16.67	100.00
3	0	0	7	7
	0.00	0.00	100.00	100.00
Total	6	6	8	20
	30.00	30.00	40.00	100.00
Priors	0.35	0.30	0.35	

Error Count Estimates for g

	1	2	3	Total
Rate	0.285 7	0.333 3	0.000 0	0.200 0
Priors	0.350 0	0.300 0	0.350 0	

由 CROSSLISTERR 选项输出的训练样本按刀切法考核结果。第 1 类有 2 例错判入第 2 类，错判率 28.57%，符合率 71.43%；第 2 类有 1 例错判入第 1 类，有 1 例错判入第 3 类，错判率 33.33%，符合率 66.67%；第 3 类无错判，符合率 100.00%。

例 9－3 对例 9－2 中的资料进行逐步判别分析。

解：利用 SAS 软件包中的 STEPDISC 进行逐步判别分析，SAS 程序如下。

```
DATA  EX_3;
input g x1 - x4@@;
cards;
1 250        4.5        18        0
1 270        4.0        13        60
1 280        3.5        11        60
1 180        3.5        14        40
1 220        2.5        14        30
1 140        2.0        20        20
1 220        2.0        14        10
2 40         1.0        10        0
2 40         1.0        19        40
```

```
2 130     2.0    30    50
2 220     1.5    17    20
2 160     1.5    35    60
2 120     2.0    20    0
3 40      2.0    5     20
3 10      1.5    5     30
3 120     3.0    13    50
3 120     3.5    9     50
3 10      1.5    12    50
3 170     3.0    9     60
3 20      1.0    12    60
;
proc stepdisc    sle=0.10 sls=0.15;
   class g;
run;
proc discrim;
   class g;
   var x1 x3 x4;
   priors prop;
run;
```

程序说明：过程步 PROC STEPDISC 进行逐步判别分析。METHOD=选项有逐步法（SW）、向前法（FW）、向后法（BW），缺省时即为逐步法。选项"SLE="和"SLS="可指定入选和剔除的显著水平，缺省时均为 0.15。

依据最终筛选的结果（本例有 X_1、X_3、X_4 等 3 个变量被选入判别函数式）再利用过程步 proc discrim 建立最终的逐步判别函数。在 proc discrim 中也可同例 9-2 增加 LISTERR、CROSSLISTERR 等选项。

主要结果如下。

Stepwise Selection Summary

Step	Number In	Entered	Removed	Partial R-Square	F Value	Pr>F	Wilks' Lambda	Pr< Lambda	Canonical Correlation	Average Squared Pr > ASCC
1	1	x1		0.566 8	11.12	0.000 8	0.433 161 41	0.000 8	0.283 419 30	0.000 8

2	2 x3	0.473 6	7.20	0.005 9	0.228 004 32	<.000 1	0.519 669 95	<.000 1
3	3 x4	0.354 1	4.11	0.037 7	0.147 262 96	<.000 1	0.602 215 12	<.000 1

采用逐步法，在 SLE＝0.10 和 SLS＝0.15 下，经过 Step1 至 Step4 共四步的筛选，最后筛选出 X_1、X_3、X_4 等 3 个具有判别作用的变量。

Linear Discriminant Function for g

Variable	1	2	3
Constant	−9.970 01	−10.013 82	−3.708 77
x1	0.056 05	0.026 01	0.007 89
x3	0.433 55	0.727 82	0.156 46
x4	−0.034 77	−0.047 61	0.072 47

利用 proc discrim 过程步对筛选出的 X_1、X_3、X_4 建立三类的 Bayers 线性判别函数为：

$$Z^{(1)}=-9.970\,01+0.056\,05X_1+0.433\,55X_3-0.034\,77X_4$$

$$Z^{(2)}=-10.013\,82+0.026\,01X_1+0.727\,82X_3-0.047\,61X_4$$

$$Z^{(3)}=-3.708\,77+0.007\,89X_1+0.156\,46X_3+0.072\,47X_4$$

Number of Observations and Percent Classified into g

From g	1	2	3	Total
1	6	1	0	7
	85.71	14.29	0.00	100.00
2	1	5	0	6
	16.67	83.33	0.00	100.00
3	0	0	7	7
	0.00	0.00	100.00	100.00
Total	7	6	7	20
	35.00	30.00	35.00	100.00
Priors	0.35	0.3	0.35	

Error Count Estimates for g

	1	2	3	Total
Rate	0.142 9	0.166 7	0.000 0	0.100 0
Priors	0.350 0	0.300 0	0.350 0	

由 LISTER 选项（省略时）输出的训练样本回代结果。第 1 类有 1 例错判入第 2 类，错判率 14.29%，回代符合率 85.71%；第 2 类有 1 例错判入第 1

类，错判率 16.67%，回代符合率 83.33%；第 3 类无错判，回代符合率均为 100.00%。三类的事前概率分别为 0.35、0.30、0.35。

小 结

1. 判别分析是统计学上的有监督的分类方法，基于所给定的分类为评价标准，通过建立自变量表达式的判别函数并优化判别函数，使其发生的错判率达到最小。

2. 大多数情况下，对于两分类的判别分析一般用 Fisher 判别方法，多分类的判别分析一般用 Bayes 判别分析方法。

3. 由于许多情况下自变量之间存在高度相关，可以用逐步判别分析，使判别贡献最大的自变量进入判别函数，避免判别表达式的估计中发生多元共线。

4. 在实际应用时，有两个数据集：建模数据集和评价数据集，先利用建模数据集建立判别函数，然后用评价数据集的数据代入已建立的判别函数，评价判别效果，称为外部数据集判别，评价判别函数的判别效果需要对外部数据集判别的结果进行评价。

5. 在许多医学研究中，判别分析可以应用在多因素诊断研究。

习 题

1. 判别分析与线性回归有什么差别？

2. 非条件的 Logistic 回归模型能否用于判别分析？

3. 为什么要用外部数据集判别结果作为判别函数的判别效果评价？

4. 分别考察血清肌酸磷酸激酶（CPK，u/L）与乳酸脱氢酶（LDH，umol · s^{-1}/L）对急性心肌梗死的诊断价值，共收集了 79 名急性心肌梗死病人与 70 名正常人的血清中肌酸磷酸激酶与乳酸脱氢酶的资料，试对以上两种血清酶检查对急性心肌梗死进行诊断分类评价。

正常人										心肌梗死患者									
LDH	CPK	LDH	CPK	LDH	CPK	LDH	CPK	LDH	CPK	LDH	CPK	LDH	CPK	LDH	CPK	LDH	CPK	LDH	CPK
1.5	79	1.6	93	1.5	79	2.2	86	1.7	75	2.1	91	2.5	138	1.7	76	1.8	108	1.9	99
1.1	63	1.1	55	1.5	84	1.1	50	1.3	71	1.4	79	2.4	112	1.9	78	1.9	123	1.8	92
1.7	72	1	59	1.1	60	1	56	1	65	1.9	109	2.2	81	1.4	84	1.6	94	2.2	79

续 表

正常人										心肌梗死患者									
LDH	CPK	LDH	CPK	LDH	CPK	LDH	CPK	LDH	CPK	LDH	CPK	LDH	CPK	LDH	CPK	LDH	CPK	LDH	CPK
1.3	60	1.7	87	0.9	57	1	67	1.6	73	2.4	119	2.1	92	2.4	109	1.5	86	1.4	103
1.3	74	1.3	63	1.1	70	1	65	1.2	73	2.2	110	1.7	108	1.7	78	1.8	93	1.3	76
1.3	67	1.4	68	1.7	93	1.2	78	1.1	63	2.2	106	2.1	91	2.2	93	1.9	90	1.9	116
1.5	74	1.2	76	1.3	67	1.5	84	1.5	72	2.3	105	1.8	91	2.1	98	1.9	102	1.7	105
1.2	68	1.5	70	1.2	76	1.5	79	1	65	2.3	97	1.9	95	2.2	123	1.5	63	2.1	122
1.6	79	0.9	52	1.1	60	1.7	85	1.3	71	2	90	1.6	89	1.8	82	1.5	75	1.8	90
1.8	77	1.3	85	0.9	59	1.8	85	1.4	76	1.5	103	2.2	102	1.4	79	1.7	105	2.4	121
1.8	74	0.9	54	1.3	71	1.3	77	1.3	80	2	78	2.1	89	1.7	93	2.5	87	1.9	87
1.3	72	1.2	75	1.1	58	1.3	79	1.8	75	2	137	1.5	101	1.3	74	2.1	86	1.7	104
1.2	62	1.2	71	1.7	90	1.3	73	1.4	67	2.1	93	1.8	94	1.9	108	1.8	99	2	101
1.1	59	1.7	82	0.9	57	0.9	57	1.5	70	1.7	86	2.4	123	1.5	106	1.9	82	1.6	77
										2.2	82	2	91	2.3	86	2	95	2.1	84
										1.8	84	1.8	111	2.3	149	2.3	97		

第十章 主成分分析

所谓主成分分析,就是从 n 个观察对象的 p 个变量中寻找 $m(m < p)$ 个相互不相关并具有特定结构的成分,来反映 $n \times p$ 个数据所包含的信息的一种多元统计分析方法。通过主成分分析,可以简化数据结构和揭示变量间的关系。主成分分析的结果还可进一步用于回归分析、聚类分析等深入的统计学处理。

第一节 主成分分析的原理

一、主成分分析的统计学原理

设有一定相关关系且均值都为零的 $p(p \geqslant 2)$ 个研究指标(变量):X_1, X_2, …, X_p,并记 $\boldsymbol{X} = (X_1, X_2, \cdots, X_p)'$(下同)。对于 n 个观察对象测得了这 p 个指标的 n 组资料:

$$\boldsymbol{X}_{(i)} = (X_{i1}, X_{i2}, \cdots, X_{ip})$$

其中,i 为观察单位号,即 $i = 1, 2, \cdots, n$,且要求 $n > p$。那么,既能充分反映原指标的信息,且又相互独立的综合指标 Y_1, Y_2, …, Y_p,就须满足下面两个条件。

(1) $\boldsymbol{Y} = (Y_1, Y_2, \cdots, Y_p)'$ 是由 $\boldsymbol{X} = (X_1, X_2, \cdots, X_p)'$ 经正交变换得来的,即存在一个正交矩阵 $\boldsymbol{U}$,有:

$$\boldsymbol{Y} = \boldsymbol{U}\boldsymbol{X} \tag{10-1}$$

其中,$\boldsymbol{U} = \begin{pmatrix} U_{11}, & U_{12}, \cdots, & U_{1p} \\ U_{21}, & U_{22}, \cdots, & U_{2p} \\ \vdots & \vdots & \vdots \\ U_{p1}, & U_{p2}, \cdots, & U_{pp} \end{pmatrix}$

式(10-1)也可写成:

$$\begin{cases} Y_1 = U_{11}X_1 + U_{12}X_2 + \cdots + U_{1p}X_p \\ Y_2 = U_{21}X_1 + U_{22}X_2 + \cdots + U_{2p}X_p \\ \cdots \\ Y_p = U_{p1}X_1 + U_{p2}X_2 + \cdots + U_{pp}X_p \end{cases} \tag{10-2}$$

(2) 在所有形如式(10-1)或式(10-2)的线性变换中,由于$\boldsymbol{U}$是正交矩阵,数学上可以证明:$\sum_{i=1}^{p} Var(X_i) = \sum_{i=1}^{p} Var(Y_i)$,因此可以找到这样的线性变换矩阵$\boldsymbol{U}$,它使$Y_1$具有最大方差,$Y_2$次之,$Y_3$再次之,以此类推,即方差的大小顺序是$Var(Y_1) \geqslant Var(Y_2) \geqslant Var(Y_3) \geqslant \cdots \geqslant Var(Y_p)$,且$Y_1, Y_2, \cdots, Y_p$互不相关。

这样得到的$Y_1, Y_2, \cdots, Y_p$分别叫做指标变量$\boldsymbol{X}$的第一,第二,…,第p主成分(principel component)。显然,有p个原指标变量,相应的就应该有p个主成分,但只有前面的m个具有实际解释意义的主成分才是我们所要找的。

数学上可以证明,在总体协方差阵$\boldsymbol{V}(\boldsymbol{X})$已知时,通过求其特征值$\lambda_1 \geqslant \lambda_2 \geqslant \cdots \geqslant \lambda_p$后,再求出与之相应的单位特征向量$\boldsymbol{U}'_j$,其中$\boldsymbol{U}_j = (\boldsymbol{U}_{j1}, \boldsymbol{U}_{j2}, \cdots, \boldsymbol{U}_{jp})(j = 1, 2, \cdots, p)$,便可得到满足条件(1)和(2)的正交变换矩阵$\boldsymbol{U} = (\boldsymbol{U}_1, \boldsymbol{U}_2, \boldsymbol{U}_p)'$。在一般情况下,事先并不知道总体协方差阵$\boldsymbol{V}(\boldsymbol{X})$,此时,可利用样本观察数据资料转化为求相关阵$\boldsymbol{R}$的特征值$\lambda_1 \geqslant \lambda_2 \geqslant \cdots \geqslant \lambda_p$所对应的单位特征向量来构成所要求的正交变换矩阵$\boldsymbol{U}$。

第二节　主成分分析的方法与步骤

一、主成分的贡献率、累积贡献率与主成分的个数

1. *主成分的贡献率*

第i个主成分提取的信息占全部m个变量总信息的比,称为该主成分的贡献率,记为η_i。

$$\eta_i = \lambda_i / \sum_{k=1}^{p} \lambda_k \qquad (i = 1, 2, \cdots, p) \tag{10-3}$$

此时,显然有$\sum_{i=1}^{p} \eta_i = 1$,即全部主成分对$X$"总方差"的贡献率为100%。

2. *累积贡献率*

把多个主成分的贡献率由大到小累加起来,就得到式(10-4)各主成分的累积贡献率Σ_m:

$$\Sigma_m = \sum_{i=1}^{m} \lambda_i / \sum_{k=1}^{p} \lambda_k \tag{10-4}$$

这就是前 m 个主成分 $Y_1, Y_2, \cdots, Y_m$ 对 X"总方差"的累积贡献率。Σ_m 愈大，表明前 m 个主成分的方差占全部总方差的比率愈大，反映 X 的总信息就越多。当 Σ_m 接近于1时，表明前 m 个主成分已基本上综合了原指标 X 的总信息。此时剩余的$(p-m)$个主成分就可以省略，而基本不会丢失多少原数据所包含的信息。这样，就自然地达到了在较低维空间中近似表示全部样本所包含的信息的目的，亦即主成分分析的目的。

3. **主成分个数 m 的确定**

在主成分分析中，究竟取前多少个主成分为好？到目前为止，尚没有一个统一的客观标准。不过，根据以往的经验，一般可有如下两种方法来确定主成分的个数(即 m 取值)：①确定某个 m 使得 $\Sigma_m > 70\%$。②取 $m=$所有 λ_i 中大于或近似于1的个数(其中 λ_i 为相关阵 $\boldsymbol{R}$ 的特征值)。

当然，在以上两种方法的基础上，可根据研究问题的需要而具体确定主成分的个数。

二、主成分分析的计算步骤

根据研究的目的不同，主成分分析的计算步骤与内容可以有所不同。现将主要步骤总结如下。

(1) 列出 n 个研究对象 p 个变量的观测结果资料矩阵 $\boldsymbol{X}=(X_{ij})$。

(2) 计算各变量的相关系数矩阵 $\boldsymbol{R}=(\gamma_{ij})$。

(3) 计算相关矩阵 $\boldsymbol{R}$ 的特征值，并按由大到小的顺序排列：$\lambda_1 \geqslant \lambda_2 \geqslant \cdots \geqslant \lambda_p$。

(4) 计算贡献率 η_i 和累积贡献率 Σ_m，确定 m 的值(即主成分的个数)。

(5) 求出前 m 个特征值 $\lambda_1, \lambda_2, \cdots, \lambda_m$ 所对应的单位特征向量 $U'_1, U'_2, \cdots, U'_m$(其中 $U_i=(U_{i1}, U_{i2}, \cdots, U_{ip})$，并建立表达式：

$$(Y_1, Y_2, \cdots, Y_m)' = (U_1, U_2, \cdots, U_m)'(X_1, X_2, \cdots, X_p)'$$

(6) 解释各主成分的意义。

第三节 应用实例

例 10-1 对例 9-2 的数据资料作主成分分析。

解：利用 SAS 软件包的 PROC PRINCOMP 程序进行分析。SAS 程序如下。

```
data EX10_1;
input x1 - x4@@;
cards;
250     4.5     18     0
270     4.0     13     60
280     3.5     11     60
180     3.5     14     40
220     2.5     14     30
140     2.0     20     20
220     2.0     14     10
40      1.0     10     0
40      1.0     19     40
130     2.0     30     50
220     1.5     17     20
160     1.5     35     60
120     2.0     20     0
40      2.0     5      20
10      1.5     5      30
120     3.0     13     50
120     3.5     9      50
10      1.5     12     50
170     3.0     9      60
20      1.0     12     60
;
proc princomp;
run;
```

主要结果如下。

The PRINCOMP Procedure

Observations　20

Variables　4

Simple Statistics

	x1	x2	x3	x4
Mean	138.000 000 0	2.325 000 000	15.000 000 00	35.500 000 00
StD	88.887 865 5	1.054 751 155	7.419 746 06	21.878 853 04

此部分给出了 4 个指标的均数(Mean)和标准差(StD)。

Correlation Matrix

	x1	x2	x3	x4
x1	1.000 0	0.695 0	0.219 5	0.024 9
x2	0.695 0	1.000 0	−.148 0	0.135 1
x3	0.219 5	−.148 0	1.000 0	0.071 3
x4	0.024 9	0.135 1	0.071 3	1.000 0

此部分给出了 4 个指标彼此间的相关系数矩阵。

Eigenvalues of the Correlation Matrix

	Eigenvalue	Difference	Proportion	Cumulative
1	1.718 251 61	0.624 715 84	0.429 6	0.429 6
2	1.093 535 77	0.112 188 75	0.273 4	0.702 9
3	0.981 347 01	0.774 481 41	0.245 3	0.948 3
4	0.206 865 61		0.051 7	1.000 0

此部分给出了相关系数矩阵的 4 个特征值(Eigenvalue)、前后特征值之差值(Difference)、贡献率(Proportion)和累计贡献率(Cumulative)。显然,前 3 个特征值大于或近似等于 1,其累计贡献率为 94.83%。因此,可取前 3 个主成分。

Eigenvectors

	Prin1	Prin2	Prin3	Prin4
x1	0.699 964	0.095 010	−.240 049	−.665 883
x2	0.689 798	−.283 647	0.058 463	0.663 555
x3	0.087 939	0.904 159	−.270 314	0.318 895
x4	0.162 777	0.304 983	0.930 532	−.120 830

此部分给出了前 3 个特征值对应的特征向量(eigenvectors)。由此可得到用标准化变量表达的 3 个主成分 Prin1、Prin2、Prin3 分别为:

$$\text{Prin1} = 0.699\,964X_1' + 0.689\,798X_2' + 0.087\,939X_3' + 0.162\,777X_4'$$

$$\text{Prin2} = 0.095\,010X_1' - 0.283\,647X_2' + 0.904\,159X_3' + 0.304\,983X_4'$$

$$\text{Prin3} = -0.240\,049X_1' + 0.058\,463X_2' - 0.270\,314X_3' + 0.930\,532X_4'$$

从以上表达式可见,决定第一主成分 Prin1 大小的主要为 X_1' 和 X_2',即

SGPT(转氨酶含量)和肝大指数;决定第二主成分 Prin2 大小的主要是 X_3',即 ZnT(硫酸锌浓度);决定第三主要成分 Prin3 大小的主要为 X_4',即 ATP(甲胎球蛋白浓度)。这提示:第一主成分指向急性炎症;第二主成分指向慢性炎症;第三主成分指向原发性肝癌可疑因素。

由标准化变量转化为原始指标变量表达式为:

$$Z_1 = 0.0079X_1 + 0.6540X_2 + 0.0119X_3 - 0.0074X_4 - 3.0493$$

$$Z_2 = 0.0011X_1 - 0.2689X_2 + 0.1219X_3 - 0.0139X_4 - 1.8452$$

$$Z_3 = -0.0027X_1 + 0.0555X_2 - 0.0364X_3 + 0.0425X_4 - 0.7197$$

根据上面的分析结果,如果碰到一个新的病人需要确定类别时,可以直接把病人的测量结果代入上述方程,便可以计算出病人所属的类别。

如有一肝病患者,就诊时测得四项肝功能指标结果为:X_1(SGPT) = 260, X_2(肝大指数) = 305, X_3(ZnT) = 14, X_4(ATP) = 10。利用上面的3个主成分表达式,可计算得:$Z_1 = 198.7153$, $Z_2 = -81.7281$, $Z_3 = 15.4212$。由于第一主成分的值最大,因此,可以判断该肝病患者可能为急性炎症型。

小　结

1. 主成分分析是针对变量之间高度相关的情况,用原变量的线性组合表达式构造一个或一组新的变量,达到这些变量之间相互独立,并且这些新变量按其变异达到最大,变异达到第二大,变异达到第三大等依次排列,这些变异大小用这些新变量所对应的特征值大小表述。

2. 根据研究目的,确定累积贡献值的大小,根据特征值大小进行累加,得到应该选用几个主成分。

3. 对于变量之间的相关程度较小的资料,一般不适合用主成分分析。

4. 主成分分析要注意:其系数可能不一致,对主成分的解释要非常谨慎。

习　题

1. 某研究者收集 40 名高中二年级学生的作文成绩,古文成绩,地理成绩,历史成绩和智商评估得分,并且均标化为最高分为 100 分,数据如下。请试图得到一个或两个文科能力的综合评价指标。

编号	作文	古文	地理	历史	智商	编号	作文	古文	地理	历史	智商
1	80	79	81	75	77	21	84	89	89	79	83
2	94	88	95	83	88	22	79	73	75	74	71
3	86	85	85	76	80	23	82	79	79	73	76
4	90	87	88	78	80	24	92	85	89	85	83
5	85	81	83	82	76	25	78	74	77	70	71
6	79	77	79	73	77	26	76	79	79	75	77
7	84	77	79	76	74	27	83	81	86	81	81
8	87	83	87	82	83	28	80	79	80	77	74
9	87	88	92	84	89	29	83	85	87	83	84
10	85	77	84	76	80	30	91	83	90	83	87
11	87	83	86	82	79	31	90	87	89	83	84
12	82	81	83	76	81	32	81	79	79	72	71
13	88	86	89	84	86	33	89	84	90	84	84
14	83	84	85	81	83	34	80	77	79	75	77
15	75	71	75	70	70	35	86	82	85	79	78
16	79	80	82	77	76	36	82	84	85	79	81
17	76	74	77	72	72	37	85	85	88	80	85
18	82	80	86	79	81	38	81	80	83	78	76
19	91	87	90	86	84	39	78	75	76	73	70
20	83	80	83	79	78	40	86	82	86	76	81

2. 在多因素线性回归分析中，自变量出现多元共线，如果用主成分分析得到主成分取代自变量应注意哪些问题？

第十一章　因子分析

因子分析起源于心理测量学，1904 年英国精神病学家 Charles Edward Spearman (1863～1945)最早提出将大量可观测变量（例如各种精神测量中的评分）用少数几个假设的、潜在的变量来反映的构想，这是因子分析（factor analysis）的雏形，目前因子分析已广泛应用到行为科学、社会科学、产品管理学、运筹学以及其他具有大量数据的领域。

因子分析的用途有两个：数据降维和数据结构探测。数据降维的目的是减少多余（有高度相关）的变量数，通过因子分析得到一组不相关的变量取值替代原始数据，由于这组不相关的变量个数一般少于原始变量个数，故称为降维；数据结构探测的目的是探测变量间隐含的（潜在的）关系。无论哪种用途，因子分析均旨在将原始变量 Y_1，Y_2，…，Y_P 用一组不相关的随机变量 f_1，f_2，…，f_M（$M < P$）的线性组合来表示。f_1，f_2，…，f_M 称为公因子（common factor），简称因子（factor），是用来产生和解释原始变量之间的相关关系，由于公因子不能被观察和测量，故称为公因子 f_1，f_2，…，f_M 为潜变量（latent variable），但和原始变量一样，每个个体公因子的值都不同。

假设 6 个变量的相关系数矩阵如下：从变量间的相关系数可以看出，变量 Y_1，Y_2 间相关系数为 0.85，存在高度相关；变量 Y_3，Y_4，Y_5，Y_6 4 个变量间相关系数也为 0.85，存在高度相关；但 Y_1，Y_2 两变量与其余 4 个变量间相关系数仅为 0.45，相关程度较低。这提示可能存在对应于 6 个变量的两个潜在因子，Y_1 和 Y_2 对应一个因子 f_1，而 Y_3，Y_4，Y_5 和 Y_6 对应另一个因子 f_2，这 6 个原始变量可用 2 个共因子的线性组合来表示。此例为比较简单的情形，实际应用中，因子结构往往更加复杂。

$$\begin{pmatrix} 1.00 & 0.85 & 0.45 & 0.45 & 0.45 & 0.45 \\ 0.85 & 1.00 & 0.45 & 0.45 & 0.45 & 0.45 \\ 0.45 & 0.45 & 1.00 & 0.85 & 0.85 & 0.85 \\ 0.45 & 0.45 & 0.85 & 1.00 & 0.85 & 0.85 \\ 0.45 & 0.45 & 0.85 & 0.85 & 1.00 & 0.85 \\ 0.45 & 0.45 & 0.85 & 0.85 & 0.85 & 1.00 \end{pmatrix} \tag{11-1}$$

根据是否存在因子结构的先验理论，可将因子分析分为探索性因子分析

(exploratory factor analysis, EFA)和确定性因子分析(confirmatory factor analysis, CFA)两类。

第一节　探索性因子分析

探索性因子分析旨在揭示一个相对较大的变量集中隐含的本质结构。研究者对变量间的关系没有先验理论,假设每个原始变量都可能与各个因子有关联,最终研究者通过因子载荷推断数据的因子结构。这是因子分析最通常的形式。

一、因子模型

(一) 因子分析的统计模型

在心理和生活质量量表研究中,往往需要在众多条目中提炼相对少量的综合因子。这些综合因子往往在量表分析中称为维度,从条目结构分析时,往往称这些综合因子为结构因子,从可测性的角度上往往称这些综合因子为潜变量,更通俗地称为公共因子,这种提炼公共因子的分析称为因子分析。例如,在测量情商(EQ)的“艾森克健康情绪量表”包括 210 个问题,旨在从自卑感、抑郁性、焦虑感、强迫性、依赖性、脆弱性和负罪感等 7 个方面测量情商。7 个情感维度相互独立,但无法直接测量,即所谓潜在变量。从可以直接测量的 210 个不完全独立的条目(这里是变量)中提炼出少数几个公因子(情感维度)的过程即因子分析。

因子分析是假定每个原始变量 Y_I 可以用公因子 $f_1, f_2, \cdots, f_M$ 的线性组合加上误差项 ε_I 表示。也就是说,对于原始 $Y_1, Y_2, \cdots, Y_P$,其对应的总体均数为 $\mu_1, \mu_2, \cdots, \mu_P$,则原始 $Y_1, Y_2, \cdots, Y_P$ 可以用公共因子 $f_1, f_2, \cdots, f_M$ 和误差项 ε_I 表示为式(11-2):

$$
\begin{aligned}
Y_1 - \mu_1 &= \lambda_{11} f_1 + \lambda_{12} f_2 + \cdots + \lambda_{1M} f_M + \varepsilon_1 \\
Y_2 - \mu_2 &= \lambda_{21} f_1 + \lambda_{22} f_2 + \cdots + \lambda_{2M} f_M + \varepsilon_2 \\
&\cdots \\
Y_P - \mu_P &= \lambda_{P1} f_1 + \lambda_{P2} f_2 + \cdots + \lambda_{PM} f_M + \varepsilon_P
\end{aligned}
\qquad (11-2)
$$

式中,λ_{IJ} 表示第 J 个公因子 f_J 对应于第 I 个变量 Y_I 的线性组合系数,即因子载荷(factor loading);λ_{IJ} 是第 I 个变量的特殊因子(specific factor),或称单一因子(unique factor);M 表示公因子的个数。

且式中变量与因子假定满足:公因子 $f_1, f_2, \cdots, f_M$ 和误差项 ε_I 的期望值(可以理解为总体均数)均为 0,且互不相关;公因子 $f_1, f_2, \cdots, f_M$ 的方差为 1,误差项的方差为 ψ_I。公因子 $f_1, f_2, \cdots, f_M$ 和误差项 ε_I 的上述关系可以用下列式表达:

(1) 对于 $J = 1, 2, 3, \cdots, M$, $E(f_J) = 0$, $\mathrm{Var}(f_J) = 1$,且 $\mathrm{Cov}(f_J, f_K) = 0 (J \neq K)$。

(2) 对于 $I = 1, 2, 3, \cdots, P$, $E(\varepsilon_I) = 0$, $\mathrm{Var}(\varepsilon_I) = \psi_I$,且 $\mathrm{Cov}(\varepsilon_I, \varepsilon_K) = 0 (I \neq K)$。

(3) 对于所有的 I 和 J,假设 $\mathrm{Cov}(\varepsilon_I, f_J) = 0$。

满足以上 3 个表达式的因子模型称为正交因子模型(orthogonal)。结合模型中的假定,对于 Y_I,其方差 $\mathrm{Var}(Y_I)$ 可表示为式(11-3):

$$\mathrm{Var}(Y_I) = \lambda_{I1}^2 + \lambda_{I2}^2 + \cdots + \lambda_{IM}^2 + \psi_I \tag{11-3}$$

此式在因子分析中非常重要,不难看出,因子分析的重点在于对向量 Y 的方差阵或相关系数阵建模。采用矩阵 Λ 的形式,式(11-2)可简化为式(11-4)和式(11-5):

$$Y - \mu = \Lambda f + \varepsilon \tag{11-4}$$

式中:$Y = (Y_1, Y_2, \cdots, Y_P)'$; $\mu = (\mu_1, \mu_2, \cdots, \mu_P)'$; $f = (f_1, f_2, \cdots, f_P)'$; $\varepsilon = (\varepsilon_1, \varepsilon_2, \cdots, \varepsilon_P)'$,且

$$\Lambda = \begin{bmatrix} \lambda_{11} & \lambda_{12} & \cdots & \lambda_{1M} \\ \lambda_{21} & \lambda_{22} & \cdots & \lambda_{2M} \\ \vdots & \vdots & & \vdots \\ \lambda_{P1} & \lambda_{P2} & \cdots & \lambda_{PM} \end{bmatrix} \tag{11-5}$$

对于 $I = 1, 2, 3, \cdots, P$, $E(\varepsilon_I) = 0$, $\mathrm{Var}(\varepsilon_I) = \psi_I$,因此,$E(\varepsilon) = 0$,且其协方差矩阵为对角阵式(11-6)。

$$\mathrm{Var}(\varepsilon) = \psi = \begin{bmatrix} \psi_1 & 0 & 0 & 0 \\ 0 & \psi_1 & 0 & 0 \\ \vdots & \vdots & & \vdots \\ 0 & 0 & \cdots & \psi_P \end{bmatrix} \tag{11-6}$$

若向量 Y 中的变量 $Y_1, Y_2, \cdots, Y_P$ 为标准化变量,则式(11-2)和式(11-4)中的均向量 μ 为零,可以省略。正交因子模型还有以下特性:

(1) 原始变量与公因子的协方差等于因子载荷,即:

$$\mathrm{cov}(Y_I, f_J) = \lambda_{IJ}, I = 1, 2, 3, \cdots, P, J = 1, 2, 3, \cdots, M$$

(2) Y_I 的方差可以被分解为两个部分，结构如下：

$$\sigma_{II}^2 = \mathrm{Var}(Y_I) = (\lambda_{I1}^2 + \lambda_{I2}^2 + \cdots + \lambda_{IM}^2) + \psi_I = h_I^2 + \psi_I$$

Y_I 的方差前 M 项之和是 M 个因子对原始变量 Y_I 的贡献，称第 I 共同度(communality)或共性方差(common variance)，用符号 h_I^2 表示，ψ_I 称为特殊方差(specificity)，个性方差(unique variance)，或残差方差(residual variance)，为不能由公因子解释的部分。

为了更具体地说明提取公因子的思想，以下是以 5 个变量中提取两个公因子为例的情形。根据因子分析的基本原理，构造因子分析基本模型如图 11-1。

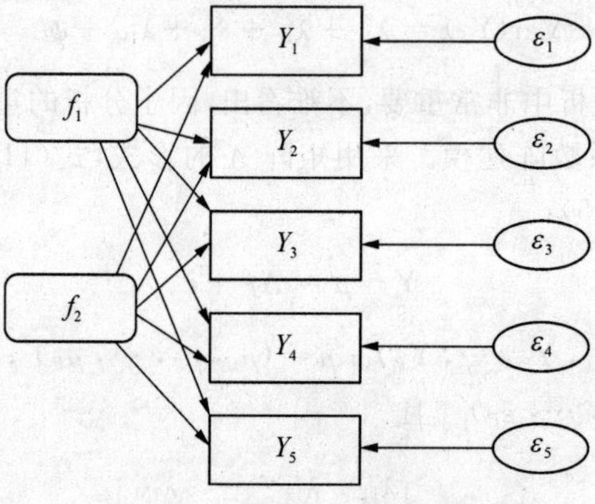

图 11-1　因子分析基本模型

不难发现，因子分析模型的式(11-2)与回归模型形式上非常相似，但回归模型中的因变量、自变量均为可观测的变量，而因子分析模型中公因子的值是抽象的、未知的。

因子分析和第十章的主成分分析一样，通常作为复杂研究的中间过程，因子分析往往是在主成分分析的基础上，找出能够代表众多变量的公共因子，将原变量反过来用公共因子来表达，以每个个体的因子得分作为新变量，结合其他统计方法，可对资料作进一步的分析。因子分析与主成分分析的不同之处在于主成分是可观测变量的线性组合，因子分析中原始变量是不可观测变量的线性组合。

(二) 几个重要概念

1. 公因子

公因子是在各个原观测变量的表达式中都共同出现的因子，和原始变量一样，随着个体的变化而变化，但公因子的值不可观测，是相互独立的理论变量。公因子的含义，必须结合具体问题的实际意义而定。

2. 因子载荷

因子载荷 λ_{IJ} 是可观测变量 Y_I 与因子 f_J 的协方差，或是 Y_I 与 f_J 的相关系数，它表示 Y_I 与 f_J 相关联的程度。可将 λ_{IJ} 看作第 I 个变量在第 J 公共因子上的权。λ_{IJ} 的绝对值越大，表明 Y_I 与 f_J 相依赖的程度越大，或称公共因子 f_J 对于 Y_I 的载荷量越大。与 Pearson 相关系数相似，因子载荷的平方表示为被因子解释的指示变量的方差所占的百分比，为了得到被某个因子解释的所有指示变量的方差所占的百分比，可将该因子对应于所有指示变量的因子载荷求平方和之后再除以指示变量的个数(因标准化变量的方差为 1，故当变量为标准化变量时，所有变量方差的和等于变量的个数)。

在确定性因子分析中，原则上因子载荷应该大于 0.7，才能证实一个指示变量被某个因子解释的先验理论成立，0.7 的因子载荷相当于方差中的约 50%被该因子解释，通常实际数据很难满足这个条件。因此，有学者建议对于主要公因子载荷定为 0.4，对其他的公因子，因子载荷可为 0.25。对于探索性的因子分析，更应如此。

3. 特殊因子

特殊因子是 Y_I 所特有的因子，各特殊因子间以及特殊因子与各公共因子之间都相互独立。针对特殊因子有两个关键假设：一是特殊因子间无相关，二是特殊因子与公共因子间无相关。

4. 共同度或公共方差

Y_I 的方差前 M 项之和是 M 个因子对原始变量 Y_I 的贡献，称第 I 共同度(communality)或共性方差(common variance)，表示公共因子所能解释的信息，记为 h_I^2，h_I^2 越接近 1，这说明 Y_I 的原始信息被所选公因子解释得越好。

5. 特征值

特征值也称特征根，用于测量因子在所有变量上的方差，也即每个因子载荷的平方和。若某个因子特征值较小，提示其对原始变量变异解释的程度较小。

二、因子提取方法

(一) 因子提取方法

因子提取的方法很多，有 5 种基本的方法：主成分法(principal components analysis，PCA)、公因子法(common factor analysis)、极大似然法

(maximum likelihood factoring，MLF)、alpha 因子法(alpha factoring)、映象因子法(image factoring)。

1. 主成分法

主成分法也称主轴法(principal axis method)，目前多数统计软件默认选用此法。主成分法分析包括公共方差和特殊方差在内的所有变异，产生正交(无相关)因子。第一主成分解释的方差最大，其他主成分解释的方差逐渐减少。

2. 公因子法

公因子法也称主因子法(principal factor analysis，PFA)或主轴因子法(principal axis factoring，PAF)。公因子法着重于寻找能解释所有变量的公共方差的最少因子数，而主成分法旨在寻找能解释包括公共方差和特殊方差在内的所有变异的因子。一般而言，主成分法和公因子法结果相似，但是当因子分析用于数据降维时，主成分法更优；当因子分析用于探测数据结构或因果模型时，公因子法更优。

3. 极大似然法

假定原变量服从正态分布，公因子和特殊因子也服从正态分布，然后采用极大似然方法估计因子载荷和特殊方差。MLF 可以进行卡方拟合优度检验，实际工作中，研究者可通过对每个公因子进行拟合优度检验来确定公因子。当样本含量较大时，即使方差很小的改进，拟合优度检验也会有统计学意义，可能导致公因子太多。当用极大似然法或主因子法而不是主成分法提取公因子时，特征根可能为负，因此累积贡献率可能高于 100%，或公因子方差大于等于 1，这称为 Heywood 现象，会给结果解释带来困难。

4. 映象因子法

Guttman 基于映象理论提出此法，也称多元回归法，基于变量的预测值而不是实测值的相关系数矩阵，变量的预测值通过其他变量的多元线性回归获得。

5. 阿尔法因子法

阿尔法因子法之外的其他因子提取方法均假设变量固定，观察单位由随机抽样得到；阿尔法因子法则不同，假设原始变量是从所有变量中抽样得到的随机变量。这种方法获得的因子的 α 信度最大。

此外，还有非加权最小二乘法(unweighted least squares，ULS)以及广义最小二乘法(generalized least squares，GLS)或加权最小二乘法(weighted least squares，WLS)等因子提取法。

公因子法和极大似然法是最成熟的两种因子提取方法，当样本含量较大时，多数因子提取方法结果一致。当样本含量较小时，Snook 和 Gorsuch(1989)等的研究提示 PCA 提取因子效果不佳。Bickel 和 Doksum(1977)认为在大样本时，极大似然法提取因子效果较好，而且，采用极大似然法可以获得因子载荷的标准误和可信区间。当资料中含有有序多分类变量时，SAS 统计软件推荐使用加权最小二乘法提取公因子。

（二）公因子个数的确定

确定公因子个数的方法有很多，多种方法联合使用可以得到理想的公共因子。

1. Kaiser 准则

Kaiser 准则即舍弃特征值小于 1 的部分。有模拟试验显示，这种方法可能高估因子数目，在 SPSS 和多数统计软件包中，Kaiser 准则都是默认的因子个数提取准则，但最好不要作为唯一的因子个数确定准则。

2. 碎石图(scree plot)

The Cattell scree test 把相关系数矩阵的特征根按从大到小的顺序排列，以公因子作为 X 轴，以相应的特征值作为 Y 轴，从左向右移动，各公因子对应的特征值逐渐减小，当公因子的特征值的下降停止，曲线出现“拐点”，表现为下降不再陡峭，而是相对平缓的下降时，根据 Cattell's scree 准则，舍弃“拐点”后所有的公因子。当曲线存在多个“拐点”或是相对平滑的曲线时，这种方法在选择哪个“拐点”作为确定公因子数目时主观性较强，研究者可能会根据自己的期望来确定拐点和因子数目。scree 准则选择的公因子数通常少于 Kaiser 准则。

3. 平行分析

平行分析(parallel analysis，PA)也称为 Humphrey-Ilgen 平行分析。2006 年 Michels 推荐此法是目前最好的确定因子数目的方法。PA 保留大于随机概率的因子，具体做法是用实际数据做因子分析，同时用相同数目变量和相同观察单位的随机数进行因子分析；根据两次因子分析的结果以因子数为 X 轴，以特征值为 Y 轴，在同一坐标下绘图，根据两次因子分析结果的交叉点来确定提取因子的个数。此法目前在 SPSS 或 SAS 中不能直接实现，但 O'Connor(2000)写出了相应的 SPSS、SAS 和 MATLAB 程序，可从网址 http://flash. lakeheadu. ca/～ boconno2/nfactors. html 下载。此外，由 Velicer 提出的最小平均偏差(minimum average partial，MAP)准则在选择公因子数目上效果与 PA 法相似，但实施更复杂，此法的程序也可在上述网址中找到。

4. 方差贡献准则

方差贡献准则(variance explained cteria)即保留的公因子足以解释 80% 或者 90% 的变异;如果研究者的目的是用尽可能少的公因子来解释方差,则可将此准则定为 50%。

5. Joliffe 准则

此法较少用,其思想与 Kaiser 准则相似,根据此准则保留特征值大于 0.7 的公因子。用此法确定公因子时,公因子的个数可能是 Kaiser 准则的 2 倍。

6. 平均特征值法

此法以特征值的平均值作为"cut-off",大于特征值平均值的公因子被保留。此法较严格,可能导致公因子太少。

7. 专业上容易理解准则

虽然这一标准不是严格意义上的数学标准,但是非常重要。譬如,研究者可以选用多种方法来确定因子数目,对于同一实例,根据 Kaiser 准则提取 3 个公因子最佳,碎石图可能建议提取 5 个公共因子,研究者在得到 3 个因子、4 个因子、5 个因子的结论之后,最终应选择专业上最易理解的因子结构。

无论采用哪种方法确定公因子个数,在舍弃任何公因子之前,应该检查公因子和指示变量之间的相关性。若一个贡献很小的公因子与指示变量间有很强的相关性,该公因子不应被舍弃。

三、因子旋转

建立因子分析模型的目的不仅是找出主因子,更重要的是知道每个主因子的意义,以便对实际问题进行分析。有时通过上述方法求出的初始因子意义不明确,为了更好地解释结果,常需对载荷进行正交变换,即旋转。旋转后的因子称为旋转因子,通过适当的旋转可得到更满意的主因子。

我们的目的要使初始因子载荷阵 Λ 经一系列旋转后结构简化,即达到以下原则:①每个公共因子只在少数几个指示变量上具有高载荷,其余载荷很小或至多中等大;②每个指示变量仅在一个公共因子上有较大载荷,而在其余公共因子上的载荷较小或至多中等大小。

旋转的目的是使每一个指示向量在新坐标轴上的射影尽可能向 0 和 1 两极分化。进行因子旋转,就是要使因子载荷矩阵中因子载荷的平方值向 0 和 1 两个方向分化,使大的载荷更大,小的载荷更小。因子旋转的方法有很多,主要分为正交旋转(orthogonal rotation)和斜交旋转(oblique rotation)两类。

因子旋转过程中，如果因子对应轴相互正交，则称正交旋转；常用的正交旋转方法是最大方差正交旋转法(varimax)、四次方最大法(quartamax)、等量最大法(equamax)。最大方差正交旋转是指各变量在各主因子上的载荷最大限度地分散，各载荷通过除以所对应原始变量的共性方差来进行校正，此种方法仍可保持各主因子间互不相关的特性。

若因子对应轴相互不正交，则称斜交旋转；常用斜交旋转方法有 Promax 法、oblimin 法和 direct quartimin 法。斜交旋转允许因子间存在相关性，使各因子尽量通过因子轴上的聚集点，因而可使各主因子的意义更易于解释。斜交旋转允许因子间存在相关性，因此在统计软件中，选择斜交旋转方法时，可得到因子相关矩阵。

特征值不受正交旋转的影响，因此不同的旋转方法解释的变异相同；但旋转会改变因子载荷和特殊因子的特征值，既然因子载荷对于因子含义的解释非常重要，不同的旋转方法最后确定的因子结构不同，故在实际应用中可以尝试不同的旋转方法，以得到更容易解释的因子结构。因为不进行因子旋转时，某个变量往往会载荷到多个因子上，结果不易解释，所以实际应用中建议采用因子旋转，最常用的是最大方差旋转。

四、因子得分

因子分析找出了公因子，构建了因子分析模型，这时，即使我们不能观测到公因子，也可以通过模型来估计每个观察单位 M 个公因子的估计值，即所谓因子得分(factor score)，因子得分可以作为进一步分析的自变量或因变量。

对于因子模型式(11-4)，我们可以估计每个观察单位的因子得分 f_1，f_2，…，f_M，此时，需将公因子表示为原始变量的线性组合，如式(11-7)：

$$
\begin{aligned}
f_1 &= \beta_{11}(Y_1-\overline{Y}_1)+\beta_{12}(Y_2-\overline{Y}_2)+\cdots+\beta_{1P}(Y_P-\overline{Y}_P)+\varepsilon_1 \\
f_2 &= \beta_{21}(Y_1-\overline{Y}_1)+\beta_{22}(Y_2-\overline{Y}_2)+\cdots+\beta_{2P}(Y_P-\overline{Y}_P)+\varepsilon_2 \\
&\cdots \\
f_M &= \beta_{M1}(Y_1-\overline{Y}_1)+\beta_{M2}(Y_2-\overline{Y}_2)+\cdots+\beta_{MP}(Y_P-\overline{Y}_P)+\varepsilon_M
\end{aligned}
\tag{11-7}
$$

其中，β 为因子得分系数(factor score coefficient)，为了与公式(11-2)中的特殊因子相区别，误差用符号 e 表示。

目前最常用的估计因子得分的方法是普通最小二乘法(ordinary least squares)、加权最小二乘法(weighted least squares)、回归估计法(regression method)；此外，另有加权最小二乘法的修正方法（Anderson-Rubin method）和 Thomson 估计法等。目前，在实际应用中哪个方法估计更好尚无定论。

1. 普通最小二乘法

如果选用主成分方法提取公因子，SAS 默认采用普通最小二乘法计算因子得分。

2. 加权最小二乘法

加权最小二乘法也称 Bartlett 法，计算方法与普通最小二乘法近似，唯一的差别是给予特殊方差较小的变量更高的权重，因为这些特殊方差较小的变量提供了更多特殊因子真值的信息。

3. 回归法

当采用最大似然法估计因子载荷时，此法被用来估计因子得分。

第二节　确定性因子分析

一、确定性因子分析的步骤

探索性因子分析是在事先不知道影响因素的基础上，完全依据资料数据，利用统计软件以一定的原则进行因子分析，最后得出因子的过程。确定性因子分析充分利用了先验信息，是在已知因子的情况下检验所搜集的数据资料是否按事先预定的结构方式产生作用。

确定性因子分析也称验证性因子分析、证实性因子分析，旨在确定因子的个数和指示变量的载荷是否与先验理论吻合。指示变量根据先验理论选择，因子分析用来证实指示变量是否承载了期望的因子个数。研究者的先验假设是每个因子与几个特定的指示变量有关联。确定性因子分析的最基本要求是模型中因子个数与期望的因子个数相吻合，其次期望验证因子与特定指示变量的关联。

不论是探索性因子分析还是验证性因子分析都是以普通因子模型为基础，考察观测变量之间的相关系数和方差协方差阵。由于其目的不一样，在实际应用中的差别主要在分析步骤上，与探索性因子分析不同，验证性因子分析包括以下 5 个步骤：①定义因子模型；②收集观测值；③获得相关系数矩阵；④根据数据拟合模型；⑤模型评价和模型修正。

其中，定义因子模型是确定性因子分析与探索性因子分析在分析方法上最重要的区别。关于定义因子模型，包括因子个数和因子载荷的选择。因子载荷可事先定为 0、可自由变化的常数或在一定约束条件下变化的数（如设置为与另一因子载荷相等)。由于探索性因子分析的因子个数和因子载荷不需要事先假定,故探索性因子分析类似于在白纸上作图,验证性因子分析类似于对原有的图进行验证、修改和完善。

模型评价是验证性因子分析的核心。当因子模型能够拟合数据时,因子载荷的选择要使模型暗含的相关阵与实际观测阵之间的差异最小。最好的参数被选择以后,差异量能被用来作为衡量模型与数据一致的程度。模型评价往往从3个方面进行:①用拟合指数对模型进行整体评价;②通过对参数的统计学检验,评价参数的意义和合理性;③通过测定系数(coefficient of determination)评价方程对数据的解释能力。最常用的模型拟合指数是卡方拟合优度检验。对于嵌套的模型,采用卡方检验较优。对于非嵌套的模型,可采用Akaike信息准则(Akaike information criterion, AIC)和期望交叉证实指数(expected cross validation index, ECVI)。

此外,还可采用近似误差均方根(root mean square error of approximation, RMSEA)、标准化残差均方根(standard root mean-square residual, SRMR)以及残差均方根(root mean-square residual, RMR)来评价模型的拟合优度。RMSEA受样本含量的影响较小,惩罚了复杂模型,是理想的指数之一。学者Steiger研究认为,RMSEA低于0.1表示拟合效果好,RMSEA低于0.05表示拟合效果非常好,RMSEA低于0.01表示拟合效果接近完美。学者Hu和Bentler推荐SRMR界值是0.08,即当SRMR小于0.08时,认为模型拟合效果较好。

再次,拟合优度指数(goodness of fit index, GFI)、调整拟合优度指数(adiusted goodness of fit index, AGFI)以及后来Steiger提出的用于校正GFI、AGFI的指数(GFI^*、$AGFI^*$)均可用来评价模型的拟合效果,这类指数越高模型拟合越好。

前述拟合指数均为绝对拟合指数,是将理论模型和饱和模型比较得到的一个统计量,另外,还可用相对拟合指数评价模型效果,常用的包括赋范拟合指数(normed fit index, NFI)、非范拟合指数(non-normed fit index, NNFI)、比较拟合指数(comparative fit index, CFI)等。

模型评价的过程其实贯穿着模型修正,以便最终得到最优模型。一般而言,当得到一个模型后,首先要考察参数值是否合理,如有不合理的参数值出现,提示模型需要修正;其次,可通过模型的拟合指数来判断模型是否需要修正。样本量不同,待估参数个数不同,拟合指数的界值也有所不同,除选择合适的拟合指数外,修正指数(modification index, MI)也非常重要。模型中某个受限制的参数(通常限制为0)，在容许其自由估计时，模型改善，此时整个模型的卡方减少的值，称为此参数的修正指数。修正指数大，则表明模型中有错误路径。故需结合拟合指数和修正指数对模型进行修正。模型的修正过程不能随意探索，应该根据科学理论和实际意义，使修正后的模型更与实际相符合。

二、确定性因子分析的软件实现

确定性因子分析可以用结构方程模型软件包AMOS或LISREL实现。确定性因子分析有两种方法，即传统方法和结构方程模型。确定性因子分析可以通过支持因子分析的软件包实现，但结构方程模型的确定性因子分析方法的因子提取只能选择公因子法而不能选择主成分法。传统方法的确定性因子分析模型允许研究者根据指示变量的因子载荷来确定是否将该因子放入模型中，比结构方程模型法提供的信息更详细，可作为结构方程模型法的分析补充。

第三节　应用实例

一项关于汶川地震灾区居民生命质量的调查研究，采用SF-12在次重灾区彭州市通济、思文两个社区调查了地震幸存者，选取其中年龄在18岁以上女性(共139人)的调查资料作为本节实例的数据。SF-12是SF-36的简化版本，其信度和效度已经在不同种族、不同地区的人群中得到证实。SF-12包含了生命质量的8个维度，最终可归纳为躯体健康和心理健康两个方面，其结构基本明确。因此，对SF-12适用不同人群结构效度的评价采用确定性因子分析最为合适，但本节为便于对探索性因子分析和确定性因子分析的结果进行解释、理解和比较，采用同一数据作为探索性因子分析和确定性因子分析的实例。

本节中的计算分析在SAS9.1.3中实现。

一、探索性因子分析应用实例

例11-1　采用因子分析法对SF-12量表的结构进行探索，资料来源于彭州地震幸存者生命质量调查研究。

通常探索性因子分析的分析步骤为：①收集观测变量；②获得协方差阵(或相似系数矩阵)；③确定因子个数；④提取因子；⑤因子旋转；⑥解释因

子结构；⑦因子得分。

采用主成分法提取公因子，采用 Kaiser 准则和 Scree 法共同确定公因子数，选择的因子旋转方法为最大方差正交旋转法，同时计算因子得分，分析过程采用 proc factor 过程完成，结果见表 11－1～表 11－3，图 11－2。

表 11－1　相关矩阵的特征根

编号	特征根	特征根差	方差贡献	累计方差贡献
1	5.369 063 43	3.999 810 61	0.447 4	0.447 4
2	1.369 252 82	0.416 040 44	0.114 1	0.561 5
3	0.953 212 38	0.173 197 52	0.079 4	0.641 0
4	0.780 014 85	0.087 929 19	0.065 0	0.706 0
5	0.692 085 66	0.043 981 66	0.057 7	0.763 6
6	0.648 104 00	0.082 182 40	0.054 0	0.817 6
7	0.565 921 60	0.040 761 17	0.047 2	0.864 8
8	0.525 160 43	0.059 211 71	0.043 8	0.908 6
9	0.465 948 72	0.205 968 24	0.038 8	0.947 4
10	0.259 980 47	0.021 850 37	0.021 7	0.969 1
11	0.238 130 10	0.105 004 58	0.019 8	0.988 9
12	0.133 125 52	—	0.011 1	1.000 0

表 11－2　正交旋转后因子载荷阵

条目	维度	因子结构	
		因子 1	因子 2
个人健康自评	健康总体自评 GH	**−0.498 95**	**−0.391 17**
中等强度活动	躯体活动功能 PF	0.085 90	**0.877 24**
爬楼受限	躯体活动功能 PF	0.118 81	**0.851 26**
因身体原因实际做完较少	躯体功能对角色功能的影响 RP	0.391 62	**0.712 70**
因身体原因工作受限	躯体功能对角色功能的影响 RP	0.381 10	**0.735 65**
因情绪原因实际做完较少	情绪对角色功能的影响 RE	**0.777 40**	0.278 68
不细心	情绪对角色功能的影响 RE	**0.694 92**	0.273 73
疼痛	疼痛 BP	−0.402 00	**−0.585 43**
心平气和	心理功能 MH	**−0.503 17**	−0.091 58
心情不好	心理功能 MH	**0.598 50**	0.291 14
精力充沛	活力 VT	**−0.718 43**	−0.190 28
社交范围	社会功能 SF	**0.679 32**	0.101 82

表 11-3 主成分因子分析后的共同度

1	2a	2b	3a	3b	4a	4b	5	6a	6c	6b	7
0.402 0	0.776 9	0.738 8	0.661 3	0.686 4	0.682 0	0.557 8	0.504 3	0.261 6	0.443 0	0.552 4	0.471 8

注：表中上行为量表[IQOLA SF-12v2 Standard, China (Chinese)]条目编号

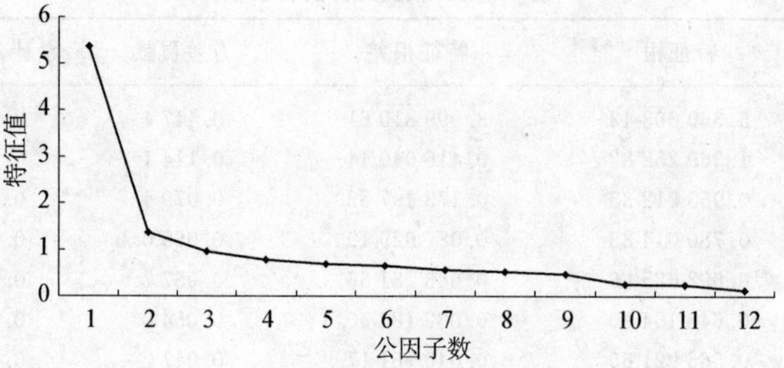

图 11-2 因子分析 Scree 图

表 11-1 结果提示，前 2 个特征根大于 1，虽然其累计贡献率为 56.15%，但结合 Scree 图可知，提取 2 个公因子较为合理。

表 11-2 结果显示，因子 1 在因情绪原因实际做完较少、不细心、心平气和、心情不好、精力充沛、社交范围等条目上有较大的因子载荷，提示该因子可为心理健康因子；因子 2 在中等强度活动、爬楼受限、因身体原因实际做完较少、因身体原因工作受限、疼痛等条目（指标）上有较大的因子载荷，提示因子 2 为躯体健康因子；个人健康自评在因子 1 和因子 2 上的载荷均不太小，提示该居民群体对个人健康概念的理解比较全面、科学，认识到健康不仅包括躯体健康，还包括心理健康。

表 11-3 中多数条目的共同度超过 50%，提示 2 个公因子至少可以解释各指标所包含的过半的信息。

二、确认性因子分析应用实例

例 11-2 采用确认性因子分析法评价 SF-12 量表在地震灾区女性生命质量评价中的结构效度。

文献提示 SF-12 量表中个人健康自评、中等强度活动、爬楼受限、因身体原因实际做完较少、因身体原因工作受限、疼痛等条目归为躯体健康因子；情绪原因实际做完较少、不细心、心平气和、心情不好、精力充沛、社交范围归为心理健康因子；此外，从专业上来讲，个人健康不仅包括躯体健康，也包括

心理健康。因此，本例构造2个一阶两因子模型。模型A每个指示变量对应1个因子；模型B允许个人健康自评条目在两个因子上均有载荷。

分析过程采用SAS中的proc calis过程完成，SF－12量表条目得分可视为有序多分类资料，参数拟合方法选择加权最小二乘法（WLS）。模型拟合结果如下：

模型A拟合25个参数，包括10个指示变量对应的10个因子载荷、因子1、因子2的方差和协方差以及12个残差方差。非标准化因子载荷均有统计学意义。因子1和因子2的方差未出现小于零的情况。

模型B拟合26个参数，包括10个指示变量对应的11个因子载荷、因子1、因子2的方差和协方差以及12个残差方差。非标准化因子载荷均有统计学意义。因子1和因子2的方差未出现小于零的情况。

两模型拟合优度部分指标比较见表11－4。

表11－4　模型A和模型B拟合优度指数比较

拟合优度指数名称	拟合优度指数值	
	模型A	模型B
Fit Function	1.273 2	1.215 1
Goodness of Fit Index (GFI)	0.999 0	0.999 0
GFI Adjusted for Degrees of Freedom (AGFI)	0.998 5	0.998 6
Root Mean Square Residual (RMR)	0.270 1	0.260 0
Parsimonious GFI (Mulaik, 1989)	0.802 2	0.787 1
Chi-Square	168.066 1	160.393 1
Chi-Square DF	53	52
Pr>Chi-Square	<.000 1	<.000 1
RMSEA Estimate	0.128 2	0.125 7
Bentler's Comparative Fit Index	0.984 7	0.985 6
Akaike's Information Criterion	62.066 1	56.393 1
Bentler & Bonett's (1980) NFI	0.977 8	0.978 8
James, Mulaik & Brett (1982) Parsimonious NFI	0.785 2	0.771 2
Bollen (1986) Normed Index Rho1	0.972 4	0.973 1

表11－4结果提示，虽然两模型χ^2值均较大，且$P<0.001$，RMSEA略大于0.1，但两模型的GFI、AGF、NFI、NNFI、CFI均高于0.9，提示数据基本可以证实SF－12量表的先验结构；就本例而言，模型B增加了一个参数，自由度比模型A减少了一个，但χ^2值减少了约7.6，且模型B的其他拟合优度指数均优于模型A，提示，虽然模型B较模型A略为复杂，但却为更合适的模型。

小 结

因子分析的主要目的是高维数据的降维和变量相关结构(亦称为数据结构)分析。应用因子分析进行降维本质上是主成分分析;变量相关结构分析通常分为探索性因子分析和确认性因子分析。

探索性因子分析是针对研究者并不知道潜在的因子结构、存在几个因子以及各个因子之间的关系的情况,一切有待于探索;确认性因子分析是根据研究者设置的两种因子结构,通过确认性因子分析,比较两个模型的各个拟合优度,确认何种模型更为合适。

习 题

1. 某研究者收集 40 名高中二年级学生的数学成绩、物理成绩、计算机成绩和智商评估得分,并且均标化为最高分为 100 分,数据如下。请探索他们的因子结构。

编号	数学	物理	计算机	智商	编号	数学	物理	计算机	智商
1	81	88	85	90	21	85	86	90	93
2	81	81	84	87	22	82	84	87	93
3	90	94	89	94	23	70	76	71	79
4	90	93	98	99	24	86	85	83	90
5	81	79	81	89	25	80	83	88	90
6	80	77	81	90	26	77	81	79	87
7	75	78	80	82	27	83	86	84	89
8	77	80	81	85	28	72	79	75	83
9	75	77	75	83	29	82	84	85	88
10	83	85	84	92	30	90	91	94	93
11	79	85	81	87	31	83	88	86	88
12	68	76	69	79	32	79	84	84	90
13	81	83	84	89	33	81	85	83	92
14	83	88	89	93	34	76	77	78	85
15	81	85	82	90	35	89	93	90	95
16	72	78	78	83	36	77	87	81	86
17	74	76	74	83	37	82	82	83	86
18	75	80	82	84	38	86	93	90	93
19	82	88	83	91	39	84	86	86	91
20	78	83	85	89	40	78	85	85	87

2. 请问:主成分分析和因子分析的主要差别是什么?

第十二章　诊断试验

临床医生常根据病人的病史、体格检查、各种实验室检查，如生化、血液学指标对病人所患的疾病、病情的严重程度以及预后情况综合做出判断。从广义上讲，这些检查的内容都可以称为诊断试验。如何对现有的诊断试验进行评价和应用，怎样发展简便、易行、价廉、对受检者损伤小的新的诊断试验就显得尤其重要。

第一节　试验设计中的基本概念

一、金标准

临床诊断试验的研究对象在接受某种新诊断试验检测时，必须以金标准(golden standard)(或相对金标准)作为新诊断是否正确的标准，以此作为新的诊断试验效果的评价标准。所谓金标准，是指被同行学术界公认的确诊某一疾病的最佳的诊断方法，如病理学检查、外科手术所见、计算机断层造影(CT)、磁共振成像(MRI)、血管造影等。

二、研究对象的选取

应尽可能地将不同疾病严重程度、不同病程、不同临床表现亚型的患者纳入研究范畴，且它们的构成比应该尽可能与理论上所有该病的患者总体构成相近，以使所研究的样本对研究总体具有良好的代表性。此外，还应将需进行鉴别诊断的非本病患者也纳入研究范畴，以对所测试的诊断试验区分能力进行评价。不能图省事只对典型病例和健康志愿者进行分析，这样将难以对所测试的诊断试验做出正确评价。如在评价甲胎蛋白诊断肝癌时，慢性活动性肝炎、生殖系统肿瘤等需要进行鉴别诊断的患者均可被视作“正常人”(即“非肝癌患者”)。

三、试验结果的判定

采用盲法的原则，判断者应在不知道受试者的患病与否的情况下对受试者进行检测、并独立对不同的检测结果做出判断，以避免观察者偏倚。

第二节　常用诊断试验的评价指标

受试者根据诊断试验的疾病和该疾病的诊断金标准可分为两组，患者组和非患者组。对同一组受试者按诊断试验结果也可以区分成阳性组和阴性组。两次判断结果可整理成如下的四格表形式（表 12-1），据此可计算多种评价新的诊断试验的正确性指标。

表 12-1　诊断试验结果与金标准诊断结果的关系

诊断试验	金标准诊断结果		合计
	患者(D)	非患者(ND)	
阳性	a(真阳性)	b(假阳性)	$a+b$
阴性	c(假阴性)	d(真阴性)	$c+d$
合计	$a+c$	$b+d$	$N=a+b+c+d$

一、敏感度与特异度

1. 敏感度(sensitivity, Se)

式(12-1)表示该病患者中被诊断试验正确判断为阳性的比例，也叫真阳性率(true positive rate, TPR)，反映了诊断试验正确识别患者的能力。

$$Se=\frac{a}{a+c} \tag{12-1}$$

2. 特异度(specificity, Sp)

式(12-2)表示非本病患者中被诊断试验正确判断为阴性的比例，也叫真阴性率(true negative rate, TNR)，反映了诊断试验正确鉴别非本病的能力。

$$Sp=\frac{d}{b+d} \tag{12-2}$$

3. 假阴性率(false negative rate, FNR)

式(12-3)表示患者被诊断试验错误地判断为阴性的比例，即漏诊率。

$$\text{假阴性率}=\frac{c}{a+c}=1-Se \tag{12-3}$$

4. **假阳性率**(false positive rate, FPR)

式(12-4)表示非本病患者被诊断试验错误地判断为阳性的比例,即误诊率。

$$\text{假阳性率} = \frac{b}{b+d} = 1 - Sp \qquad (12-4)$$

上述4个指标都可以称作率,实际上它们都是比例(proportion),对它们进行区间估计和假设检验均可参照二项分布的有关理论进行。

二、预测值

1. **阳性预测值**(positive predictive value, PV_+)

如果受检对象的患病率为 $P = \frac{a+c}{N}$,则式(12-5)表示在诊断试验判断为阳性者中,真正患有本病的比例为阳性预测值。

$$PV_+ = \frac{a}{a+b} \qquad (12-5)$$

2. **阴性预测值**(negative predictive value, PV_-)

如果受检对象的患病率为 $P = \frac{a+c}{N}$,则式(12-6)表示在试验诊断为阴性者中,确实不存在本病的比例为阴性预测值。

$$PV_- = \frac{d}{c+d} \qquad (12-6)$$

诊断试验的预测值与其敏感度、特异度及受检人群中该病的患病率均有关。式(12-7)和式(12-8)是由Bayes条件概率公式可得到人群的阳性预测值和阴性预测值估计表达式:

$$PV_+ = \frac{\text{敏感度} \times \text{患病率}}{\text{敏感度} \times \text{患病率} + (1 - \text{特异度}) \times (1 - \text{患病率})} \qquad (12-7)$$

$$PV_- = \frac{\text{特异度} \times (1 - \text{患病率})}{(1 - \text{敏感度}) \times \text{患病率} + \text{特异度} \times (1 - \text{患病率})} \qquad (12-8)$$

由图12-1可以看出,特异度高的诊断试验,其阳性预测值也高。同样,还可以绘制阴性预测值与敏感度、特异度及人群患病率的关系图,敏感度越高的诊断试验,其阴性预测值越高。由式(12-7)和式(12-8)可知,预测值与人群患病率也相关。但是,当人群患病率很低时,即使灵敏度、特异度都很高的诊断试验其预测值也可能很低。

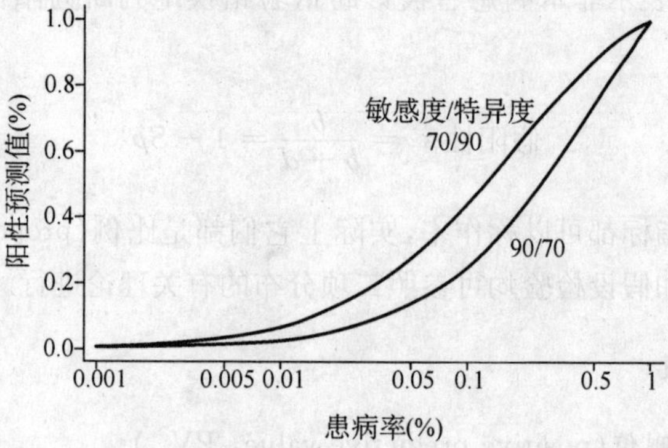

图 12-1　阳性预测值、敏感度、特异度与人群患病率的关系

例 12-1　表 12-2 为 118 例受试者应用金标准及一项新的诊断试验检测结果。

表 12-2　118 例受试者诊断试验、金标准检测结果

诊断试验	金标准		合计
	阳性	阴性	
阳性	86	7	93
阴性	6	19	25
合计	92	26	118

数据格式如下：

	diag	test	num
1	2	2	86
2	2	1	6
3	1	2	7
4	1	1	19

变量名称：test 为标准化皮试结果，1 为阴性、2 为阳性；diag 为受试者是否患病，即金标准检验结果，1 为阴性、2 为阳性；num 为频数。

Stata 网站提供 diagtest 命令用于诊断试验统计量的计算。读者可以通过命令“net install sbe36.pkg”进行升级。注意，该命令将编码低的定义为阴性结果，且不可通过选择项加以更改。

Stata 命令：

```
. use e:\sg\roc\se.dta
. diagtest test diag [fw=num]          计算诊断试验的统计量，num 为权重
```

输出结果：

```
         |       diag
    test |       1          2  |   Total
---------+---------------------+---------
       1 |      19          6  |     25
       2 |       7         86  |     93
---------+---------------------+---------
   Total |      26         92  |    118

True D defined as diag ~=1                                  [95% Conf. Inter.]
-------------------------------------------------------------------------------
Sensitivity                      Pr(+| D)      93.48%       89.02%      97.93%
Specificity                      Pr(-|~D)      73.08%       65.07%      81.08%
Positive predictive value        Pr(D| +)      92.47%       87.71%      97.23%
Negative predictive value        Pr(~D| -)     76.00%       68.29%      83.71%
-------------------------------------------------------------------------------
Prevalence                       Pr(D)         77.97%       70.49%      85.44%
-------------------------------------------------------------------------------
```

Stata 输出了敏感度、特异度、阳性预测值、阴性预测值，还输出了当前样本由金标准确定的当前受检人群的患病率 77.97%(92/118)，并以此患病率来计算阳性预测值和阴性预测值。事实上，社区人群中该病的患病率可能远低于当前受检人群的患病率(77.97%)，所以上面输出的阳性预测值并不等于将该项诊断试验应用到社区人群中时，检查结果为阳性者真正是该病患者的概率，而需要将社区人群的该病患病率代入公式(12-7)，重新计算该项诊断实验在社区人群中应用时的阳性预测值，对于阴性预测值亦然。对于一给定诊断试验而言，其特异度和敏感度是稳定的，若将其分别应用于健康体检、高危人群、不同级别医院的就诊者检查，由于这几个人群的患病率各不相同，因而相应预测值也不同。

三、似然比

似然比是该病患者与非患者中出现某种检验结果的比例之比，反映了

根据检验结果进行诊断的正确性高低。似然比等于1,说明在该病患者和非患者中出现阳性(或阴性)结果的比例相同,即说明该诊断试验无区分能力,对该病无诊断价值。似然比愈远离1,表明该项诊断试验的区分能力愈强。

阳性似然比(positive likelihood rate, LR^+)等于该病患者中被诊断试验判断为阳性的比例与非患者被判断为阳性的比例之比,即敏感度与误诊率之比。此值愈大,表明诊断试验判断患该病的正确性越高。

阴性似然比(negative likelihood rate, LR^-)等于该病患者中被诊断试验判断为阴性的比例与非患者被判断为阴性的比例之比,即漏诊率与特异度之比。此值愈小,表明诊断试验排除患该病的正确性越高。

与预测值相比,似然比不受患病率的影响,因而比预测值更能反映诊断试验的真实性。

例 12-2 计算例 12-1 中诊断试验的阳性、阴性似然比。

$$LR^+ = \frac{\text{敏感度}}{\text{误诊率}} = \frac{\text{敏感度}}{1-\text{特异度}} = \frac{0.934\,8}{1-0.730\,8} = 3.472\,5$$

$$LR^- = \frac{\text{漏诊率}}{\text{特异度}} = \frac{1-\text{敏感度}}{\text{特异度}} = \frac{1-0.937\,8}{0.730\,8} = 0.089\,2$$

以上指标都是用来评价诊断试验正确性的指标,对于评价诊断试验可靠性指标可用标准差、变异系数、Kappa 系数等,具体详见其他章节。

第三节 ROC 曲线的应用

ROC 是接受者工作特征曲线(receiver operating characteristic)的缩写,也有译作接受者操作特征曲线。最初用于雷达信号检测的分析,用于区别“噪声”与“信号”,后来用于对医学诊断试验的评价。目前,ROC 曲线及曲线下面积(area under curve, AUC)已作为对某一诊断试验进行准确性评价的标准评估方法。ROC 曲线主要有以下 3 种用途:①通过计算 ROC 曲线下面积,评估某诊断试验的分辨能力;②通过比较多个试验的 ROC 曲线下面积,筛选出最佳诊断方案;③找出诊断试验的最佳诊断界值。

很多情况下,患者与非患者的医学检查结果资料(连续型资料)分布之间存在一定程度的重叠(图 12-2)。研究者可根据不同的诊断界值将受试者判断为患者或非患者,敏感度和特异度也随着界值的变化而变化。若将图 12-2 诊断标准左移,则患者被判断为阳性的比例增加,即真阳性率增大,也就是敏感度增大，而特异度减小。反之，将诊断标准右移，则敏感度减小，特异度增大，"正常人"（非患病者）被判断为阴性的比例增加，即真阴性率增大。

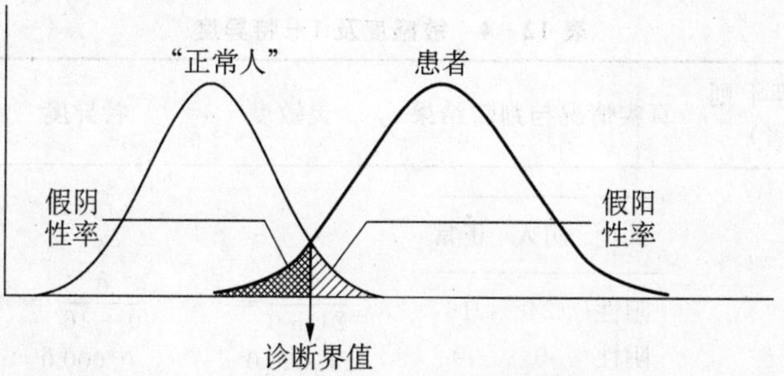

图 12－2　"正常人"与患者某项指标的分布

一、ROC 曲线的绘制和曲线下面积的计算

根据检验指标的测定值范围从小到大选取不同的值作为诊断界值，并计算所对应的 1－特异度、敏感度。将对应不同诊断界值的（1－特异度）与敏感度确定的点描绘在以（1－特异度）为横坐标，敏感度为纵坐标的直角坐标系中，并将各点相连，所绘制的曲线就是 ROC 曲线。

AUC 及其标准误的计算目前最常用的是非参数法，Stata 软件默认使用的是 Delong. Clarke-Pearson 非参数的方法，公式比较复杂，本章不予介绍，有兴趣的读者可参阅相关文献。这里主要介绍使用 Stata 软件实现 AUC 的计算。

例 12－3　某医院为评价某血清酶对心肌梗死患者的诊断价值，以 40 例可疑为心肌梗死患者进行检测（表 12－3）。同时应用预先确定的金标准确诊心肌梗死患者 24 例，非心肌梗死者 16 例。试绘制 ROC 曲线并计算其曲线下面积。

表 12－3　40 名受试者某血清酶检测结果

心梗患者	某血清酶检测结果								
是	104	108	110	110	112	119	120	120	121
	121	123	124	126	128	129	130	130	131
	131	134	137	138	139	140			
否	77	83	86	93	94	94	97	97	98
	99	99	101	102	104	108	108		

以不同的某血清酶检测值为界值，求其相应的敏感度及1－特异度如表12－4。

表 12－4　敏感度及 1－特异度

界值(大于等于则判断为患者)	真实情况与判断结果	灵敏度	特异度	1－特异度
77	试验　病人　正常 阳性　24　16 阴性　0　0 合计　24　16	$\frac{24}{24+0}=$ 1.000 0	$\frac{0}{0+16}=$ 0.000 0	1.000 0
83	试验　病人　正常 阳性　24　15 阴性　0　1 合计　24　16	$\frac{24}{24+0}=$ 1.000 0	$\frac{1}{1+15}=$ 0.062 5	0.937 5
⋮	⋮	⋮	⋮	⋮
108	试验　病人　正常 阳性　23　2 阴性　1　14 合计　24　16	$\frac{23}{23+1}=$ 0.958 3	$\frac{14}{14+2}=$ 0.875 0	0.125 0
⋮	⋮	⋮	⋮	⋮
140	试验　病人　正常 阳性　0　16 阴性　24　0 合计　24　16	$\frac{0}{0+24}=$ 0.000 0	$\frac{16}{16+0}=$ 1.000 0	0.000 0

将表12－4中的各数据点描绘于以“1－特异度”为横坐标，敏感度为纵坐标的直角坐标系中，绘制ROC曲线如图12－3。

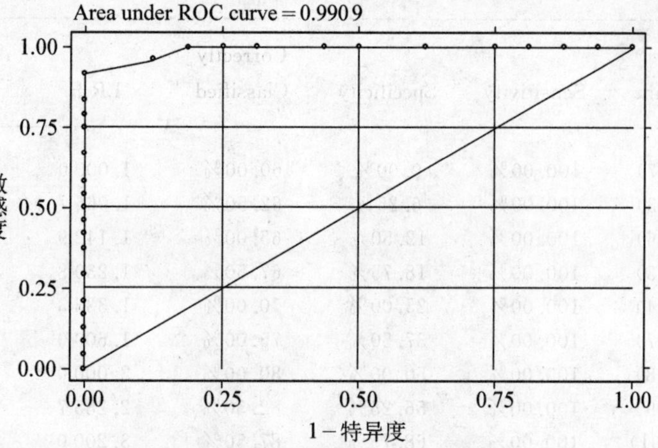

图 12－3　某血清酶试验诊断心肌梗死患者 ROC 曲线

数据格式：

	caseid	diagnosis	test
1	1	1	112
2	2	1	104
3	3	1	126
4	4	1	123
⋮	⋮	⋮	⋮

变量名称：caseid 为病例记录号，diagnosis 为诊断的组别（0＝非患者，1＝患者），test 为某血清酶的测定值。

Stata 命令如下。

. use e:\sg\roc\test1. dta . roctab diagnosis test, graph detail	计算不同诊断界值的敏感度、特异度、1－特异度，ROC 曲线下面积 AUC 及其标准误和 95％的可信区间、绘制 ROC 曲线

输出结果如下。

Detailed report of Sensitivity and Specificity

Cut point	Sensitivity	Specificity	Correctly Classified	LR+	LR−
(>=77)	100.00%	0.00%	60.00%	1.000 0	
(>=83)	100.00%	6.25%	62.50%	1.066 7	0.000 0
(>=86)	100.00%	12.50%	65.00%	1.142 9	0.000 0
(>=93)	100.00%	18.75%	67.50%	1.230 8	0.000 0
(>=94)	100.00%	25.00%	70.00%	1.333 3	0.000 0
(>=97)	100.00%	37.50%	75.00%	1.600 0	0.000 0
(>=98)	100.00%	50.00%	80.00%	2.000 0	0.000 0
(>=99)	100.00%	56.25%	82.50%	2.285 7	0.000 0
(>=101)	100.00%	68.75%	87.50%	3.200 0	0.000 0
(>=102)	100.00%	75.00%	90.00%	4.000 0	0.000 0
(>=104)	100.00%	81.25%	92.50%	5.333 3	0.000 0
(>=108)	95.83%	87.50%	92.50%	7.666 7	0.047 6
(>=110)	91.67%	100.00%	95.00%		0.083 3
(>=112)	83.33%	100.00%	90.00%		0.166 7
(>=119)	79.17%	100.00%	87.50%		0.208 3
(>=120)	75.00%	100.00%	85.00%		0.250 0
(>=121)	66.67%	100.00%	80.00%		0.333 3
(>=123)	58.33%	100.00%	75.00%		0.416 7
(>=124)	54.17%	100.00%	72.50%		0.458 3
(>=126)	50.00%	100.00%	70.00%		0.500 0
(>=128)	45.83%	100.00%	67.50%		0.541 7
(>=129)	41.67%	100.00%	65.00%		0.583 3
(>=130)	37.50%	100.00%	62.50%		0.625 0
(>=131)	29.17%	100.00%	57.50%		0.708 3
(>=134)	20.83%	100.00%	52.50%		0.791 7
(>=137)	16.67%	100.00%	50.00%		0.833 3
(>=138)	12.50%	100.00%	47.50%		0.875 0
(>=139)	8.33%	100.00%	45.00%		0.916 7
(>=140)	4.17%	100.00%	42.50%		0.958 3
(>140)	0.00%	100.00%	40.00%		1.000 0

Obs	ROC Area	Std. Err.	−Asymptotic Normal−− [95% Conf.	Interval]
40	0.990 9	0.008 7	0.973 74	1.000 00

ROC曲线下面积AUC＝0.990 9，标准误为0.008 7，95％可信区间为［0.973 74，1］。

ROC曲线通过(0，0)和(1，1)两点，此两点对应于敏感度为0、特异度为1，敏感度为1、特异度为0。由图12－3所绘制的ROC曲线可以看出，AUC实际上是对敏感度进行积分计算的结果，而图中的横坐标轴(1－特异度)最大有效刻度为1，所以AUC的大小反映了一个诊断试验的平均敏感度。AUC越大，则平均敏感度也越大，反之亦然。若将图12－3逆时针旋转90°，此时图中ROC曲线之外的面积可被视作平均的(1－特异度)，反过来可推论AUC也是平均特异度。AUC越大，则平均特异度也越大；反之亦然。所以说，AUC综合评价了一个诊断实验的敏感度和特异度。如果一个诊断试验能够把患者与非患者完全区别开，即其特异度和敏感度均为1，此时ROC曲线由(1－特异度)＝0和敏感度＝1的两条直线组成，AUC等于1。如果一个诊断试验完全不能区分患者与非患者，只能将受试者随机地判断为患者与非患者，将所得资料整理成表12－1格式，则4个单元格中数据$a/c=b/d$。此时敏感度等于1－特异度(即假阳性率)，也就是阳性似然比等于1，所绘制的ROC曲线为左下角至右上角的对角线，这条线称为机会线(chance line)，AUC等于0.5。

综上所述，可通过检验总体ROC曲线下面积是否等于0.5来评价某诊断试验有无价值。前面介绍过的区间估计与相应的假设检验等价，此时可通过考察ROC曲线下面积的95％可信区间是否包括0.5判断该诊断检验是否有价值。

建立如下检验假设：

H_0：总体ROC曲线下面积等于0.5；

H_1：总体ROC曲线下面积不等于0.5。

$\alpha=0.05$

本例，ROC曲线下面积的95％可信区间为［0.973 74，1］。

按$\alpha=0.05$水准，拒绝H_0，接受H_1。这可认为该诊断试验有判断能力。

AUC的大小反映了一个诊断试验的价值大小，一般认为：0.50～0.70之间，诊断价值较低；0.70～0.90之间，诊断价值中等；大于0.90，诊断价值较高。本例诊断试验的诊断价值较高。

二、两条(多条)ROC曲线下面积的比较

与计量资料分析中比较两总体均数是否相同类似，实际工作中也常需对两条或多条ROC曲线下面积差别是否有统计学意义进行统计学检验。

H_0:两总体的 AUC 相等;

H_1:两总体的 AUC 不等。

$\alpha = 0.05$

Stata 软件默认使用的是 Delong · Clarke-Pearson 的方法,由于公式比较复杂,本节不再介绍,有兴趣的读者可参阅相关文献。

例 12-4 应用甲、乙两种检查方法对 55 名某病患者,45 名正常人进行检查,数据格式如下:

	caseid	diagnosis	test1	test2
1	15	0	116.6	224.7
2	13	0	121.7	209.2
3	19	1	140.2	261.4
4	35	1	141.8	257.4
5	54	1	157.4	273.1

变量名称:caseid 为病例记录号,diagnosis 为诊断的组别(0=非患者,1=患者),test1 为甲检查方法的测定值,test2 为乙检查方法的测定值。

Stata 命令如下。

```
. use e:\sg\roc\test2_com.dta
. roccomp diagnosis test1 test2, graph summary symbol (oT) (对两条 ROC 曲线进行
  比较,在同一个坐标内输出两条 ROC 曲线,两条曲线的截断点分别使用圆圈和三角
  形表示)
```

输出结果如下。

```
                      ROC                    -Asymptotic Normal--
           Obs        Area      Std. Err.     [95% Conf. Interval]
-----------------------------------------------------------------
test1      100      0.678 8     0.053 9       0.573 18    0.784 40
test2      100      0.915 4     0.027 5       0.861 43    0.969 28
-----------------------------------------------------------------
Ho: area (test1)=area (test2)
    chi2(1) =      30.02         Prob>chi2 =   0.000 0
```

结论:两总体的 AUC 不等,乙检查方法的 AUC 大于甲检查方法的(图 12-4)。对于多个 ROC 曲线下面积的比较,Stata 命令同上,请读者自行练习。

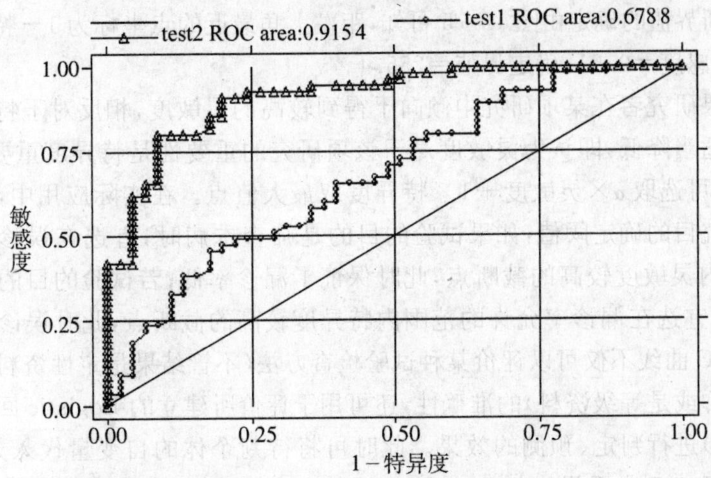

图 12－4　两种检查项目的 ROC 曲线

三、诊断界值的确定

人们总希望敏感度与特异度均为“1”，但实际工作中往往难以达到。退而求其次，人们希望找到一个点，以这一点作为诊断界值时，敏感度与特异度均接近“1”。由于横轴为 1－特异度，所以横轴的原点就是特异度为 1 的点，我们要找的点就是距 ROC 曲线图中左上角最近的点，也就是灵敏度＋特异度取得最大值时的点。

以例 12－4 乙方法为例，单独绘制 ROC 曲线如图 12－5。

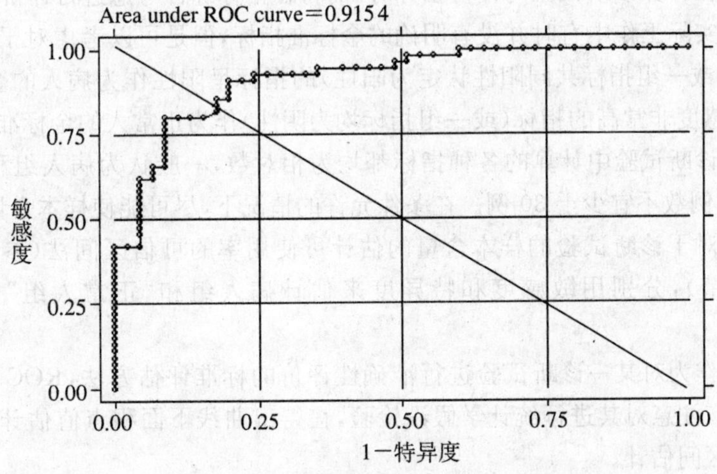

图 12－5　诊断试验诊断界值的确定

诊断界值的确定由图 12－5 可知，距左上角最近的点坐标为 1－特异度＝0.20，敏感度＝0.91，确定界值＝255.4。

如果研究者在某项研究中倾向于得到较高的灵敏度，相反对于特异度的要求可适当降低，即认为灵敏度对于该项研究的重要性是特异度重要性的 α 倍，此时可选取 $\alpha\times$灵敏度＋1×特异度取最大值点。在实际应用中，可根据不同研究目的确定阈值，如果试验的目的是筛查本病时，宜选在误诊率允许的范围内灵敏度较高的截断点，此时保证了漏诊率低；若试验的目的为确诊本病，则宜选在漏诊率允许的范围内特异度较高的截断点，此时误诊率低。

ROC 曲线不仅可以评价某种试验检查方法(不管结果是定性资料还是定量资料抑或是等级资料)的准确性，还可用于评价所建立的 Logistic 回归方程(二分类)进行判定、预测的效果。此时可将待判个体的自变量代入方程，当求出的概率 P 大于界值(如$\geqslant 0.6$)时，则判定该个体为某病患者，从而计算出相应的灵敏度、特异度。变换界值，可以计算出以不同的概率为界值的灵敏度、特异度。以此灵敏度、特异度绘制 ROC 曲线，可以给出 Logistic 回归方程判定效果的图形化结果，更直观。

小 结

1. 本章介绍了有关临床诊断试验的基本概念及其研究设计，在评价临床诊断试验时，还需注意对试验检测结果中异常值的识别与处理，同时还需考察诊断试验的可靠性，即可重复性。

2. 在计算诊断试验的评价指标时，需将各指标综合考虑进行评价。

3. 实际工作中有时并没有明确的金标准指标，但是可以考虑对于特异性非常好(或一组指标共同阳性认定为阳性)的指标呈阳性作为病人的金标准，而用敏感度非常高的指标(或一组指标均为阴性)作为正常人的金标准。

4. 诊断试验中计算的各种指标都均为相对数，一般认为病人组和“正常人”组的例数不宜少于 30 例。在条件允许的情况下，尽可能使样本含量增大。

5. 对于诊断试验的样本含量的估计可使用率的可信区间法(参见本书有关章节)，分别用敏感度和特异度来估计病人组和“正常人组”的样本含量。

6. 作为对某一诊断试验进行准确性评价的标准评估方法，ROC 曲线在应用时应注意对其进行统计学假设检验，在得出曲线下面积点值估计时还要考察其区间估计。

习　题

一、是非题

1. 敏感度越高的诊断方法越好。(　　)

2. 特异度越高的诊断方法越好。(　　)

3. ROC 曲线下的面积 AUC 表示不同的特异度情况下的平均敏感度。(　　)

4. ROC 曲线下的面积 AUC 表示不同的敏感度情况下的平均特异度。(　　)

5. ROC 曲线下的面积 AUC 越大说明该诊断方法越好。(　　)

二、简述题

1. 诊断试验中应对敏感度和特异度做什么统计分析？

2. 通常的 ROC 曲线下的面积 AUC 的无效假设是什么？如果检验的 $P < 0.001$，能说明该诊断方法非常好吗？

三、统计分析题

1. 分别测量 57 名确诊甲状腺功能低下患者与 92 名正常人血清中甲状腺素(T_4)的浓度，将血清 T_4 浓度在 65 nmol/L 以下的作为“检验结果阳性”，超过此限的作为“检查结果阴性”，结果见表 12－5，试求 T_4 检查试验的敏感度和特异度。

表 12－5　149 例受检查者 T_4 检测结果

T_4 检查结果	甲状腺功能低下		合计
	有	无	
阳性	39	3	42
阴性	18	89	107
合计	57	92	149

2. 分别考察血清肌酸磷酸激酶(CPK，u/L)与乳酸脱氢酶[LDH，μmol/(L·s)]对急性心肌梗死的诊断价值，共收集了 79 名急性心肌梗死患者(group＝1)与 70 名正常人(group＝0)的血清中肌酸磷酸激酶与乳酸脱氢酶的资料(表 12－6)，试对以上两种血清酶检查对急性心肌梗死诊断价值进行评价。

表 12－6　CPK 和 LDH 检测结果

正常人										心肌梗死患者									
LDH	CPK	LDH	CPK	LDH	CPK	LDH	CPK	LDH	CPK	LDH	CPK	LDH	CPK	LDH	CPK	LDH	CPK	LDH	CPK
1.5	79	1.6	93	1.5	79	2.2	86	1.7	75	2.1	91	2.5	138	1.7	76	1.8	108	1.9	99
1.1	63	1.1	55	1.5	84	1.1	50	1.3	71	1.4	79	2.4	112	1.9	78	1.9	123	1.8	92
1.7	72	1	59	1.1	60	1	56	1	65	1.9	109	2.2	81	1.4	84	1.6	94	2.2	79
1.3	60	1.7	87	0.9	57	1	67	1.6	73	2.4	119	2.1	92	2.4	109	1.5	86	1.4	103
1.3	74	1.3	63	1.1	70	1	65	1.2	73	2.2	110	1.7	108	1.7	78	1.8	93	1.3	76
1.3	67	1.4	68	1.7	93	1.2	78	1.1	63	2.2	106	2.1	91	2.2	93	1.9	90	1.9	116
1.5	74	1.2	76	1.3	67	1.5	84	1.5	72	2.3	105	1.8	91	2.1	98	1.9	102	1.7	105
1.2	68	1.5	70	1.2	76	1.5	79	1	65	2.3	97	1.9	95	2.2	123	1.5	63	2.1	122
1.6	79	0.9	52	1.1	60	1.7	85	1.3	71	2	90	1.6	89	1.8	82	1.5	75	1.8	90
1.8	77	1.3	85	0.9	59	1.8	85	1.4	76	1.5	103	2.2	102	1.4	79	1.7	105	2.4	121
1.8	74	0.9	54	1.3	71	1.3	77	1.3	80	2	78	2.1	89	1.7	93	2.5	87	1.9	87
1.3	72	1.2	75	1.1	58	1.3	79	1.8	75	2	137	1.5	101	1.3	74	2.1	86	1.7	104
1.2	62	1.2	71	1.7	90	1.3	73	1.4	67	2.1	93	1.8	94	1.9	108	1.8	99	2	101
1.1	59	1.7	82	0.9	57	0.9	57	1.5	70	1.7	86	2.4	123	1.5	106	1.9	82	1.6	77
										2.2	82	2	91	2.3	86	2	95	2.1	84
										1.8	84	1.8	111	2.3	149	2.3	97		

第十三章 综合评价和综合分析方法

随着科技进步、科研成果的日益积累，人们认识各类问题的方法已从分析拓展到了综合，综合评价和综合分析的技术越来越受到人们的关注。在医学科研、卫生管理工作中，也常会遇到综合分析和评价的问题。例如，如何综合研究某新药疗效的多个RCT试验的结果，对该药的临床疗效做出合理的判断？如何评价多家综合医院的工作质量？如何评价同一医院不同医疗科室的服务质量？这些问题在很大程度上都可以通过综合评价和综合分析的方法加以解决。

第一节 综合评价与综合分析的基本概念与步骤

一、综合评价

（一）基本概念

所谓评价(evaluation)是指通过对照某些标准来判断观测结果，并赋予这种结果以一定的意义和价值的过程。例如，体重指数是 $34.2\ kg/m^2$，仅看这一个数字很难反映出实际价值，而参考了体重指数的范围后，即可初步评价该个体属于轻度肥胖。

综合评价(synthetical evaluation)是指对于同时受多种因素影响的复杂状况，综合考察多个有关因素，并依据多个有关指标对评价对象进行评价。简单地说，综合评价就是对客观事物按照不同侧面所得的数据做出总的评价。综合评价不同于多个评价指标的简单相加或平均，而是要借助统计分析的方法，基于历史资料，结合医疗卫生工作实践，将多方面的相关信息集中、加工、提炼，形成对评价对象总的认识和客观的评判。在这一过程中，一般要根据指标的重要性进行加权处理；评价结果不再是具有具体含义的统计指标，而是以指数或分值表示的评价对象“综合状况”优劣的排序。例如，根据WHO对“健康”概念的定义，评价一个人的健康状况需要从身体健康、心理健康、社会适应性、道德健康等几个方面进行综合评价。

近年来，国内外出现了不少用现代方法研究多指标综合评价问题的案例，常采用的较为简单、快速、实用的方法，包括综合评分法(synthetical scored method)、综合指数法(synthetical index method)、TOPSIS法、层次分析法(analytic hierarchy process, AHP)、秩和比法(rank sum ratio, RSR)等；随着计算机技术的发展，一些多元统计分析方法和数据挖掘方法也逐渐在该领域得到应用，如多元回归分析、判别分析、因子分析、主成分分析、聚类分析、决策树方法等。本章第二节将介绍较为常用的层次分析法。

(二) 评价指标的筛选

评价指标(evaluation indicator)是进行综合评价的基本依据。在对某事物进行评价时，要明确研究目的，对所有可能使用的指标进行分析，力图分清主次，抓住主要指标，剔除次要指标。评价指标要代表性好、确定性好，有一定区别能力，各个指标之间要相互独立、较少关联。代表性好是指评价指标确能反映要评价的内容，最佳表达出事物某一侧面的特征；确定性好是指评价指标的取值确定，且其高低在评价中有明确的含义；区别能力是指评价指标的值确实能够反映对象之间的差别；相互独立、较少关联是指评价指标要各有所用，相互不能替代。

筛选评价指标主要依据有关的专业理论和实践，常用方法包括系统分析法(systematic analysis method)和文献资料分析优选法。系统分析法是一种常用的凭经验挑选指标的方法，适用于缺乏有关历史资料，或指标难以数量化等情况下的指标选取。该方法从整体出发，将与评价结果有关的各个指标按系统(或属性、类别)划分，在对各系统的指标进行分析的基础上，通过座谈的方法或填写调查表的方法获得对各个指标的专家评分，确定其主次，再从各系统内挑选主要的指标作为评价指标。文献资料分析优选法是在全面查阅有关设置评价指标的文献资料的基础上，分析各指标的优缺点，加以取舍。

有时，对于可量化的指标，为保证其筛选的客观性，还可以在预调查或已有历史资料的基础上采用统计方法帮助选取。常用的统计方法如下。

(1) 变异系数法：分别计算各指标的变异系数，挑选变异系数较大的指标。

(2) 相关系数法：根据各指标相互独立、较少关联的原则，依次计算某指标与其余各指标的复相关系数，剔除复相关系数最大的指标(即最可能被其余指标替代的指标)；对剩下的指标重复上述过程，直至最后的指标集中保留的指标复相关系数均较小，即相关性最小。

(3) 假设检验法：根据历史资料或专家意见将评价对象分成优劣两组或好中差三组，逐个指标进行组间比较，挑选那些在某一概率水平上有统计学意义的指标。

(4) 回归方法:在掌握有关历史资料的基础上,以全部候选指标作为自变量,以专家的评分或分组为因变量,进行多重线性回归或 Logistic 回归。常采用逐步回归法保留的变量作为评价指标。

(5) 聚类方法:如果开始考虑的指标过多,可以将这些指标先进行聚类,然后在每一类中选取一个典型指标作为该类指标的代表,用这些典型指标组成评价指标集。

(三) 综合评价的一般步骤

对某个事物进行综合评价的过程实质上就是一个科学研究与决策的过程,原则上应当包括设计、收集资料、整理资料和分析资料几个基本阶段,在实施中应注意以下几个基本环节。

(1) 确定评价指标体系,这是综合评价的基础和依据。考察各指标间的内在联系,选择那些主要的能反映事物本质的评价指标,这些指标应当明确、具体、可行、可靠;常用筛选方法如本节第二部分所述。

(2) 根据目的,确定各个指标的测定方法或评价等级(evaluation grade),并对不同计量单位的指标数据进行同度量处理。

(3) 确定指标体系中各指标的相对重要性,用权重系数(weighting coefficient),简称权重或权(weight)加以表示,以保证评价的科学性。

(4) 根据评价目的与数据特征选择适当的综合评价方法,建立评价模型(evaluation model),计算出综合评价指数或综合评价分值。根据评价指数或分值对评价对象进行排序。

(5) 在对同类事物综合评价的应用实践中,对选用的评价模型进行考察,并不断修改补充,使之具有一定的科学性、实用性与先进性,用以进一步推广应用。

(四) 评价指标权重的估计

在选定评价指标后,权重用于反映依据不同的研究目的,各个评价指标在评价中的相对重要性。常用的有 Delphi 法、相邻指标比较法、客观赋权法等。其中,Delphi 法最常被采用。

1. Delphi 法

Delphi 法又称为专家评分法,其特点在于集中专家的经验与意见,确定各个指标的权重,并在不断地反馈和修改中得到比较满意的结果。基本步骤如下。

(1) 选择专家,专家评分。一般情况下,选相关专业领域中既有实际工作经验又有较深理论修养的专家 10～30 人,采用专家个人判断、专家会议等方式,请专家为各指标的相对重要性评分。

(2) 确定权重。各参评专家按 10 分制或 100 分制对评价指标的相对重要性打分。有时也可采用等差或等比级数评分。如按“极重要、重要、一般和不重要”4 个等级评价指标的重要性时,各级权重评分之比可用等差(4∶3∶2∶1)给分,或等比(16∶8∶4∶2)给分。然后,计算每一评价指标的平均分数,并以此作为各因子的权重。

例 13-1 选定 10 个专家对 4 个评价指标进行权重评估,按照“极重要、重要、一般和不重要”进行打分,其中极重要记 4 分,重要记 3 分,一般记 2 分,不重要记 1 分,得分见表 13-1。

表 13-1　10 个专家对 4 个评价指标的评价结果得分

评价指标	专家										平均分
	1	2	3	4	5	6	7	8	9	10	
A	4	3	3	4	4	4	4	4	3	4	3.7
B	3	2	4	3	3	4	3	3	3	3	3.1
C	3	2	2	2	2	2	2	3	2	2	2.2
D	2	1	2	1	1	2	1	2	1	1	1.4

各评价指标的权重比例为:$W_A : W_B : W_C : W_D = 3.7 : 3.1 : 2.2 : 1.4$,为了便于计算,将上述权重比较进行归一化处理,确定 A、B、C、D 4 个指标的权重分配为:$W_A : W_B : W_C : W_D = 0.36 : 0.30 : 0.21 : 0.13$。

(3) 权重合理性的评价。实际工作中,常用专家的擅长系数和专家意见一致性系数等指标来估计专家评分法所确定的权重的相对合理性。其中,专家的擅长系数较难得到;而专家意见一致性系数评估了所有专家对所有评价指标权重评估的一致性程度,以例 13-1 说明其计算方法。

首先,按专家对各指标评分编秩,遇分数相同取平均秩,并按指标计算秩和,以及所有指标的平均秩和(表 13-2)。

表 13-2　10 个专家对 4 个评价指标评价结果的一致性系数计算表

评价指标	专家评分及秩次										秩和(Ti)
	1	2	3	4	5	6	7	8	9	10	
A	4	3	3	4	4	4	4	4	3	4	
秩(R_1)	1	1	2	1	1	1.5	1	1	1.5	1	12
B	3	2	4	3	3	4	3	3	3	3	
秩(R_2)	2.5	2.5	1	2	2	1.5	2	2.5	1.5	2	19.5

续　表

评价指标	专家评分及秩次										秩和(Ti)
	1	2	3	4	5	6	7	8	9	10	
C	3	2	2	2	2	2	2	3	2	2	
秩(R_3)	2.5	2.5	3.5	3	3	3.5	3	2.5	3	3	29.5
D	2	1	2	1	1	2	1	2	1	1	
秩(R_4)	4	4	3.5	4	4	3.5	4	4	4	4	39

其中，$T_1 = \sum_{j=1}^{10} R_{1j} = 1+1+2+1+1+1.5+1+1+1.5+1 = 12$，同理可得指标 B、C、D 的秩和，分别为 19.5、29.5 和 39。

所有指标的平均秩和为：$\overline{T} = \sum_{i=1}^{4} T_i/n = (12+19.5+29.5+39)/4 = 25$

其次，按式(13-1)计算专家一致性系数：

$$\omega_c = \frac{12}{m^2(n^3-n) - m\sum(t_k^3 - t_k)} \sum d_i^2 \qquad (13-1)$$

其中，m 为专家数，n 为指标数，$d_i = T_i - \overline{T}$，t_k 为第 k 个具有相同秩的指标个数。本例，出现了 7 次相同秩的情况，每次涉及的指标个数均为 2 个。据此，计算一致性系数为：

$$\omega_c = \frac{12}{10^2 \times (4^3-4) - 10 \times \sum_{k=1}^{7}(2^3-2)} \times [(12-25)^2 + (19.5-25)^2 + (29.5-25)^2 + (39-25)^2] = 0.894$$

一致性系数在 0～1 之间取值，越接近于 1，表示所有专家对全部指标评分的协调程度越好；反之，则差，说明专家间对各评价指标相对重要性的认识存在较大的不一致性。本例，一致性系数为 0.894，说明专家评分的一致性较好，各评价因子的权重估计较为可靠。

(4) 对于一致性较低的专家评分结果，可以进一步补充资料返还给专家，要求所有专家在新的基础上重新确定权重。

(5) 重复步骤 3、4，直至专家一致性系数较高，即各专家对所有指标的重要性评价基本一致，得到可靠的权重。

2. 相邻指标比较法

这一方法常与 Delphi 法结合使用，在发给专家征询意见表时，为了便于专家考虑，先将所选的指标按照一定考虑排好顺序。然后，让专家对比相邻2个指标的重要性，在此基础上求各指标的权重。现结合例13-2说明。

例13-2 在某项计划免疫工作质量的评价项目中，选择了4项评价指标：接种工作(x1)、接种效果(x2)、基础工作(x3)、疫苗利用率(x4)。现聘请10位专家，采用相邻指标比较法，对各项指标赋权重。见表13-3。

表13-3 10名专家对计划免疫工作质量评价因素的对比排序

评价指标(1)	参考指标(2)	专家对相对重要性(1) *vs* (2)的评分(g_i)									
		1	2	3	4	5	6	7	8	9	10
接种工作	接种工作	1	1	1	1	1	1	1	1	1	1
接种效率	接种工作	1.3	0.5	0.4	1.3	0.8	1.3	0.6	1.3	1.2	1.3
基础工作	接种效率	0.4	0.5	2.0	0.5	2.5	0.8	0.6	1.3	0.4	0.6
疫苗利用率	基础工作	0.5	3.0	0.3	2.5	0.6	0.7	0.7	0.5	1.5	0.3

表中数值为各专家认为评价指标相对于参考指标重要性的评分。根据表中值，按照公式(13-2)可得各评价指标相对于比较基准——接种工作(x1)的重要性(权重)：

$$W'_i = \prod_{j=2}^{i} g_i,\ i = 2,\ 3,\ \cdots,\ n \tag{13-2}$$

本例，专家1对接种效果(x2)、基础工作(x3)、疫苗利用率(x4)的重要性评分分别为：

接种效果(x2)权重：$W'_2 = 1.3$

基础工作(x3)权重：$W'_3 = \prod_{j=2}^{3} g_i = 1.3 \times 0.4 = 0.52$

疫苗利用率(x4)权重：$W'_4 = \prod_{j=2}^{4} g_i = 1.3 \times 0.4 \times 0.5 = 0.26$

同理，可分别算出其他专家对各指标的权重评分。

参照Delphi法，可综合所有专家的意见得到各指标的权重。

要注意的是对指标顺序的安排并不要求后一个比前一个重要，其目的只是为了便于比较。可以让专家自己安排比较顺序，逐步比较。当然，为了便于汇总专家意见，可以指定某一个指标，如x1，作为比较的基准。

3. 客观赋权法

用诸如多元回归、Logistic回归等统计方法进行指标筛选时，可将各自变量的标准化偏回归系数以及由此推算的贡献率作为权重分配的依据。为了评价方便，某些情况下需对各指标的权重值进行归一化处理。

二、综合分析

（一）基本概念

综合分析的概念较为广泛，对某个实际问题从多个方面进行的分析过程，以及运用多种统计综合指标来反映和研究某个问题一般特征的研究方法均可纳入其中。而对医学文献的综合分析研究目前已成为医学研究的重要组成部分，有其特定的研究步骤和方法，本章将特别对医学文献资料的综合分析方法进行介绍，即“文献综合分析”，以下简称“综合分析”。

随着网络的发展、学术交流的频繁，研究者所能获得的关于相同研究问题的文献日益丰富，这些文献往往反映针对专业领域内某个有争议的问题进行的多项独立研究的不同研究结果，有时甚至是相反的研究结果，如何从这些同类研究中综合出一个较为可靠的结论是医学研究中经常面临的问题。综合分析就是在严格设计的基础上，运用适当的统计学方法将多个具有相同研究目的的已有文献结果进行系统、客观、定量的分析，从而得到更为可靠的量化“证据”的方法，是循证医学的重要组成部分。

综合分析的优点主要有：①通过综合不同条件下多个研究者对同一研究问题的研究结果，有效地增大了样本含量，增加了结论的可信度。②能对同一目的的多项研究结果的一致性进行评价，解决单个研究之间的矛盾。③能对同一目的的多项研究结果作系统性评价和总结，得到可供选择的明确的结论。④能发现某些单个研究未阐明的问题，提出一些新的问题，为进一步研究指明方向。

最为常用的综合分析方法是 meta 分析（meta analysis），将在本章第三节进行详细介绍。

（二）综合分析的一般步骤

对文献资料的综合分析，符合医学研究的一般步骤，其研究对象由人、动物、生物材料等换成了文献资料，在分析过程中提出问题、收集整理资料、分析数据、报告结果这 4 个步骤是必不可少的。但对文献资料的研究具有其特殊性，因此，文献综合分析一般步骤通常包括以下 7 个方面。

（1）通过系统回顾大量的已有文献，明确简洁地提出需要解决的问题，即本研究的目的。按 PICO 原则，将临床问题转化为可回答的问题的形式，如 PICO 原则是指患者或问题（patient or problem）、干预措施（intervention）、对照（control）及结局（outcome）。有时还需陈述为什么选用综合分析方法，如：①为了回答某个问题而实施一个大型的独立的试验是不切实际的；②将多个结论不一致的同类小型试验进行合并得出一个更加明确的结论是可能的。

(2) 制定检索策略，确定检索范围，全面广泛地收集相关文献。尝试多个相关检索词的检索，尽量全面地收集发表和未发表的文献(即已出版或未出版的原始资料)。对于文献的选择应以最为可靠的随机对照试验(randomized control trials，RCTs)的结果为首选。其他文献的可靠性由好到差依次为：多个RCTs研究结果的系统综述、样本量足够的单个RCT研究结果、设有对照组但没有随机分组的单个研究结果、无对照的病例观察、专家意见。

(3) 确定文献的纳入和排除标准，剔除不符合要求的文献。在制定筛选标准时，应考虑研究对象、设计类型、处理因素、结局效应、样本大小、发表时间和语种等问题。

(4) 选择和提取文献的数据信息。对所纳入的文献资料进行综合分析时，一般要提取研究的基本信息、特征、结果测量以及需要分析和评价的效应变量等。通常以表格的形式对每个试验进行详细叙述，可以包括干预的类型、观测的指标、药物、治疗及其持续的时间、试验者、实验对象的特征、随机化目的，以及试验组和对照组的结果等。

(5) 各试验的质量评估。文献试验的质量可以通过量表或评分系统来评价，通过权重反映质量高低。依据研究的方法至少要有2名专家独立地为每项研究进行评分，评分过程中专家不应受文献作者的影响，而应进行客观的评价。并且对于专家之间质量评分的差异应当予以讨论。

(6) 数据的统计学处理

1) 同质性检验(齐性检验)：检验所纳入的各独立研究是否来自同一总体，不同研究间的差异是否仅由随机误差引起。

2) 根据同质性检验的结果，选择不同方法合并效应量(计算效应尺度及95%的置信区间)并进行统计推断。只有每个试验结果的测量指标一致时，试验才能被合并。

3) 图示单个试验的结果和合并后的结果。

4) 敏感性分析：了解综合分析结论的稳定性，主要包括：合并的结果是否对统计分析方法的改变敏感；控制分层因素(如年龄、性别等)是否对结论有影响，当分层因素对结果有影响时，应将其从合并的资料中排除。

5) 通过计算失安全系数(fail-safe number)或采用漏斗图(funnel plot)了解文献潜在的发表偏倚。发表偏倚(publication bias)是指阳性的、有效的、具有统计学意义的研究结果较阴性的、无效的、无统计学意义的研究结果被报道和发表的可能性更大，是综合分析中最为常见的偏倚。

(7) 结果解释、做出结论及实际意义的评价。

第二节　层次分析法

例 13-3　管理者欲对某地区 4 所综合医院的医疗质量进行评估，如何采用综合评价的方法加以实现。对于这样总体评价目标较为宽泛的综合评价问题，如:医院工作质量的评价、医疗质量的评价等，可以采用层次分析法进行分析。

层次分析法(analytic hierarchy process, AHP)由美国运筹学家 Thomas L. Saaty 于 20 世纪 70 年代提出，是一种将定性与定量分析相结合的决策分析方法。它采用系统分析的方法，对评价对象按照评价目的所确定的总评价目标进行连续性分解，得到各级(各层)评价目标，并以最下层评价目标作为衡量总评价目标达到程度的评价指标。然后，依据这些指标计算出一个综合评分指数对评价对象的总体评价目标进行评价，依其大小来确定评价对象的优劣等级。对总目标(因素)结构复杂而且缺乏必要数据的情况下，采用此方法较为实用。目前该法多用于卫生事业管理方面，如医院医疗质量的评价。

利用层次分析法对医院医疗质量进行综合评价的过程如下。

一、建立目标树图

对总评价目标进行连续性分解以得到不同层次的评价目标，将各层评价目标用目标树图有机地标示出来。目标树图中，同一层的各因素从属于上一层因素，或对上层因素有影响，同时又支配下一层的因素或受到下层因素的影响。最上层为总评价目标，一般只有一个;最下层为评价指标层;中间层为子目标层，可以有 1 个或多个层次，每层元素不应过多，若多于 9 个，应进一步分解到下一层次。

如例 13-3 中欲对综合医院(评价对象)的医疗质量(总评价目标)进行评估，可以通过医疗管理、工作效率、医疗效果等 3 个次级目标来反映;而这 3 个次级目标又可通过各自的次级目标反映，如医疗效果可通过治疗质量、抢救质量、诊断质量等 3 个次级目标反映。如此分解下去便可建立一个医院医疗质量的目标树图(图 13-1)。

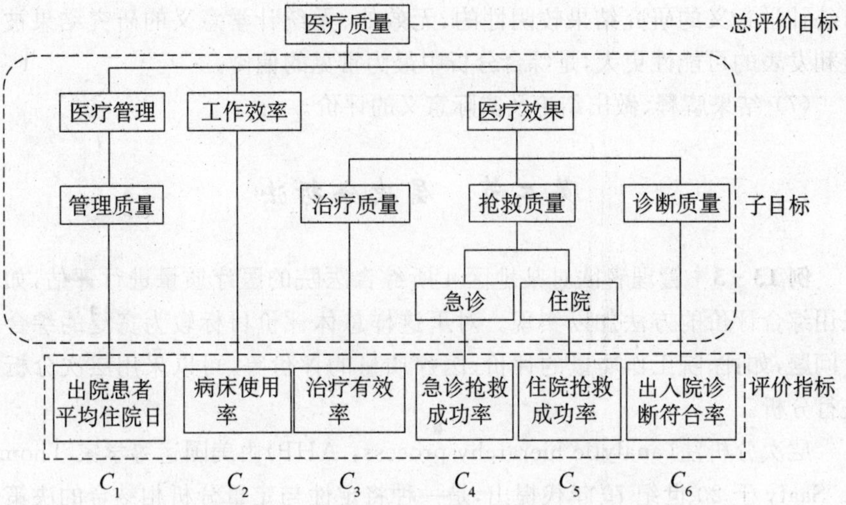

图 13-1　医院医疗质量评价目标树图

二、计算权重系数

根据同一层内各个评价目标对上一层评价目标作用价值的大小分别赋予一定的权重。如对于医疗质量而言，经过专家评估，医疗效果最重要，工作效率次之，医疗管理更次；则其相对应的权重依次减小。Saaty 提出的权重计算的具体步骤如下。

（一）建立判断优选矩阵

从目标树的第一层子目标对总目标的影响开始，自上而下分层次一一对比打分，建立不同目标成对比较的判断优选矩阵。Saaty 经过对不同评分等级的验证，提出评分取值为 1～9 或其倒数 1～1/9 最好，评分标准见表 13-4。

表 13-4　目标树图各层不同目标相对重要性的评分标准

对比评分 a_{ij}	相对重要性
1	目标 i 与目标 j 同等重要
3	目标 i 较目标 j 稍重要
5	目标 i 较目标 j 更重要
7	目标 i 较目标 j 更重要，且在实践中证明
9	目标 i 较目标 j 明显重要
2, 4, 6, 8	目标 i 较目标 j 的重要性介于上述两个相邻等级之间
$1, \frac{1}{2}, \frac{1}{3}, \cdots, \frac{1}{9}$	目标 j 较目标 i 的重要性，与上述评分互为倒数

本例中，专家确定的目标树的第一层子目标对比评分的结果，见表 13－5。

表 13－5　第一层子目标成对比较判断优选矩阵

	医疗效果	工作效率	医疗管理
医疗效果	1(a_{11})	4(a_{12})	5(a_{13})
工作效率	1/4($a_{21}=1/a_{12}$)	1(a_{22})	3(a_{23})
医疗管理	1/5($a_{31}=1/a_{13}$)	1/3($a_{32}=1/a_{23}$)	1(a_{33})

（二）计算初始权重系数

不同子目标的初始权重系数按式(13－3)计算：

$$W'_i=\sqrt[m]{a_{i1}\cdot a_{i2}\cdots a_{im}} \tag{13-3}$$

本例，医疗效果初始权重系数：$W'_1=\sqrt[3]{a_{11}\cdot a_{12}\cdot a_{13}}=\sqrt[3]{1\times4\times5}=2.714\,4$

工作效率初始权重系数：$W'_2=\sqrt[3]{a_{21}\cdot a_{22}\cdot a_{23}}=\sqrt[3]{1/4\times1\times3}=0.908\,6$

医疗管理初始权重系数：$W'_3=0.405\,5$

（三）计算并检查归一化权重系数

1. 归一化权重系数的计算

为了便于比较计算，按公式(13－4)计算其归一化权重系数：

$$W_i=W'_i/\sum_{i=1}^{m}W'_i \tag{13-4}$$

本例中，医疗效果归一化权重系数：$W_1=2.714\,4/(2.714\,4+0.908\,6+0.405\,5)=0.673\,8$

工作效率归一化权重系数：$W_2=0.225\,5$

医疗管理归一化权重系数：$W_3=0.100\,7$

同理，可得其他各层中子目标的权重系数，如医疗效果第二、三层子目标权重见表 13－6。

表 13－6　医疗效果第二、三层子目标权重系数

层　次	目标及权重			
第二层	治疗质量 0.614 4	抢救质量 0.268 4		诊断质量 0.117 2
第三层		急诊 0.666 7	住院 0.333 3	

2. 归一化权重系数的逻辑检查

各层次子目标的归一化权重系数的准确性直接决定了后续评价的正确性，因此，在得到归一化权重系数后，要检验所得权重是否符合逻辑，即每层中各子目标的相对优选顺序有无逻辑混乱。可采用一致性指标 CI 和随机一致性比率 CR 进行检查，通常 CR 应小于 0.10，方可认为成对比较判断优选矩阵（以下简称判断矩阵）具有满意的一致性，即该层各项子目标权重系数的赋值无逻辑错误。

一致性指标 CI 按式(13-5)计算：

$$CI = \frac{\lambda_{\max} - m}{m - 1} \tag{13-5}$$

其中，m 为受检验层次的子目标数；$\lambda_{\max}$ 为判断矩阵的最大特征根，可按 $\lambda_{\max} = \sum_{i=1}^{m} \lambda_i / m$ 计算；λ_i 为判断矩阵的特征根，$\lambda_i = \sum_{j=1}^{m} a_{ij} W_j / W_i$，$a_{ij}$ 为判断矩阵中的元素，即对比评分，W_i 为各子目标的归一化权重系数。

本例第一层中共有 3 个子目标：医疗效果、工作效率和医疗管理，其归一化权重系数分别为 0.673 8、0.225 5、0.100 7。根据表 13-5 第一层子目标成对比较判断优选矩阵，可得：

$$\lambda_1 = (1 \times 0.6738 + 4 \times 0.2255 + 5 \times 0.1007)/0.6738 = 3.0859$$
$$\lambda_2 = (1/4 \times 0.6738 + 1 \times 0.2255 + 3 \times 0.1007)/0.2255 = 3.0867$$
$$\lambda_3 = (1/5 \times 0.6738 + 1/3 \times 0.2255 + 1 \times 0.1007)/0.1007 = 3.0847$$
$$\lambda_{\max} = (3.0859 + 3.0867 + 3.0847)/3 = 3.0858$$

进而，可得一致性指标：$CI = \frac{\lambda_{\max} - m}{m - 1} = \frac{3.0858 - 3}{3 - 1} = 0.0429$

一般，当 $CI < 0.10$ 时，认为权重赋值可能无逻辑混乱，计算得到的各项权重基本可以接受。进一步计算随机一致性比率 CR，进行确认。CR 按式(13-6)计算：

$$CR = \frac{CI}{RI} \tag{13-6}$$

其中，CI 为上面算得的一致性指标，RI 为判断矩阵的平均随机一致性指标。对于 3～9 阶（即受检验层次的子目标数）判断矩阵，RI 值见表 13-7。

表 13-7　3～9 阶判断矩阵的平均随机一致性指标 *RI* 的取值

阶数	3	4	5	6	7	8	9
RI	0.58	0.90	1.12	1.24	1.32	1.41	1.45

注意，由于 1、2 阶判断矩阵总是具有完全一致性，无需通过计算 *CR* 进行逻辑一致性检验，因此表中未给出其 *RI* 的取值。

本例中，$CI = 0.0429$，判断矩阵为 3 阶，$RI = 0.58$，可得：

$$CR = \frac{CI}{RI} = \frac{0.0429}{0.58} = 0.0739$$

由于 $CR < 0.10$，可认为第一层子目标的判断矩阵具有满意的一致性，即该层各项子目标权重系数的赋值无逻辑错误。

同理，可得医疗效果的第二层 3 个子目标：治疗质量、抢救质量、诊断质量的一致性指标 *CI*、随机一致性比率 *CR* 分别为：$CI = 0.0368$、$CR = 0.0634$，可见该层各项子目标权重系数的赋值亦无逻辑错误。而医疗管理的第二层仅有 1 个子目标，抢救质量的第三层有 2 个子目标均可直接判断具有完全一致性。

若 $CR \geqslant 0.10$，则需要重新调整判断矩阵内的对比评分 a_{ij}，直至具有满意的一致性，方可进行后续各步骤的计算。

（四）计算各评价指标的组合权重

计算得到并验证了各层中不同子目标的权重系数后，可采用乘积法计算各评价指标的组合权重，其组合权重等于该指标隶属的各个层次子目标权重之积。例如：急诊抢救成功率的组合权重系数＝医疗效果权重×抢救质量权重×急诊权重。本例，各评价指标的组合权重系数计算如下：

出院患者平均住院日的组合权重系数：$C_1 = 0.1007 \times 1.0 \times 1.0 = 0.1007$

病床使用率的组合权重系数：$C_2 = 0.2255 \times 1.0 \times 1.0 = 0.2255$

治疗有效率的组合权重系数：$C_3 = 0.6738 \times 0.6144 \times 1.0 = 0.4140$

急诊抢救成功率的组合权重系数：$C_4 = 0.6738 \times 0.2684 \times 0.6667 = 0.1206$

住院抢救成功率的组合权重系数：$C_5 = 0.6738 \times 0.2684 \times 0.3333 = 0.0603$

出入院诊断符合率的组合权重系数：$C_6 = 0.6738 \times 0.1172 \times 1.0 = 0.0790$

三、计算总目标综合评分指数

按式(13－7)计算综合评分指数，对总评价目标进行综合评估。

$$GI = \sum_{j=1}^{m} C_i \cdot P_i \qquad (13-7)$$

其中，m 为评价指标的个数，C_i 为第 i 个评价指标的组合权重系数，P_i 为第 i 个评价指标的测量值。

例 13－3 中拟对某地区 4 所综合医院的医疗质量进行综合评价，可分别收集出院患者平均住院日(X_1)、病床使用率(X_2)、治疗有效率(X_3)、急诊抢救成功率(X_4)、住院抢救成功率(X_5)、出入院诊断符合率(X_6)等指标后，根据组合权重对各评价指标进行加权求和，得到各医院的医疗质量综合评分 GI。结果见表 13－8。

表 13－8 某地区 4 所综合医院医疗质量综合评分

评价指标	组合权重 C_i	医院			
		A	B	C	D
出院患者平均住院日	0.100 7	15.0	16.2	14.3	16.9
病床使用率	0.225 5	91.3	88.9	92.4	90.5
治疗有效率	0.414 0	93.6	92.2	91.2	94.0
急诊抢救成功率	0.120 6	91.6	89.8	94.5	94.2
住院抢救成功率	0.060 3	77.8	78.1	80.1	79.0
出入院诊断符合率	0.079 0	98.9	98.7	98.6	99.1
综合评分指数 GI		84.4	83.2	84.0	85.0

其中，医院 A 的综合评分指数 $GI = 0.1007 \times 15.0 + 0.2255 \times 91.3 + 0.4140 \times 93.6 + 0.1206 \times 91.6 + 0.0603 \times 77.8 + 0.0790 \times 98.9 = 84.4$。同理，可得其他各医院的综合评分指数。由综合评分指数可见，D 医院的医疗质量最好，B 医院的最差。

第三节 Meta 分析

例 13－4 生产性粉尘对人体免疫功能的影响是职业病防治关注的问题之一。收集到围绕该主题进行相关研究的文献 5 篇，以血清中免疫球蛋白 IgG 的含量(g/L)为主要观测指标。如何综合分析这些文献的研究结果，判断生产性粉尘对人免疫球蛋白 IgG 的含量是否有影响？若有，其影响到底有多大？

要解决例 13 - 4 的问题，可以采用文献的综合分析方法——Meta 分析。

Meta 分析(meta analysis)作为主要的文献综合分析技术已在循证医学和循证卫生管理方面得到了广泛应用。其前身源于著名统计学家 Fisher 1920 年“合并 P 值”的思想；1976 年英国心理学家 Glass 按照其思想进一步发展为“合并统计量”，并称之为 Meta 分析；1979 年英国临床流行病学家 Archie Cochrane 提出系统综述(systematic review, SR)的概念，并发表了《激素治疗早产孕妇降低新生儿死亡率随机对照试验的系统综述》，进行了实际应用。目前一些国家已将 SR 和 RCT 作为制定治疗指南的主要依据。并且，Cochrane 协作网向系统综述的作者免费提供 RevMan 软件，供其制作、保存系统综述的计划书或全文，对录入的数据进行 Meta 分析并用 meta view 将分析结果以图表形式展示等。该软件 2009 年的最新版本为 RevMan 5.0.20，可从 Cochrane 协作网的官方网站进行下载 http://www.cochrane.org。

Meta 分析是对具备特定条件的、同类课题的诸多独立研究结果进行综合分析的一类统计方法。其基本步骤已在本章第一节进行了介绍，本节将针对不同资料类型，介绍 Meta 分析中常用的统计方法。

一、数据的采集和整理

从筛选好的符合标准的文献中采集数据：计量指标至少要有各处理组的均数($\overline{X}$)、标准差(S)或方差(S^2)、样本例数；计数指标不仅要有优势比(OR)或相对危险度(RR)，还应有各处理组的率(p)和率的标准误(S_p)，或者总例数(N)和发病或死亡例数。除了上述数据外，Meta 分析在进行数据描述时，还要计算效应量这一指标，与上述数据同时列表整理给出。

效应量(effect size, ES)，也称效应尺度(effect magnitude)，是反映各个研究的处理和效应之间关联程度的无量纲统计量，即反映各研究处理效应大小的指标，记为 ES。效应量为 0，表示处理无效；大于 0 表示有正效应；小于 0 表示有负效应。Meta 分析常用的效应量有以下 3 种。

1. 两组标准化均数之差

$$ES = d = (\overline{X}_1 - \overline{X}_2)/S \tag{13-8}$$

其中，$\overline{X}_i$, $i = 1, 2$ 分别为试验组、对照组的均数，S 为两均数合并标准差，亦可用对照组标准差代替。

2. 两个率之差

$$ES = d = p_1 - p_2 \tag{13-9}$$

其中，p_i，$i = 1$，2 分别为试验组、对照组的样本率。

3. 优势比(OR)

$$ES = OR = ad/bc \tag{13-10}$$

其中，a、b 分别为试验组的阳性和阴性人数，c、d 分别为对照组的阳性和阴性人数。

如例 13-4 可整理 5 篇文献的数据并计算各研究的效应量，如表 13-9 所示。

表 13-9 生产性粉尘对人免疫球蛋白 IgG 影响的 5 项研究的结果

研究	暴露组			对照组			合并标准差	效应量 d_i
	n_{1i}	$\overline{X}_{1i}$	S_{1i}	n_{2i}	$\overline{X}_{2i}$	S_{2i}		
1	80	14.32	1.61	80	10.83	1.53	1.57	2.22
2	58	15.91	1.88	58	10.45	1.49	1.70	3.22
3	60	14.83	1.92	60	12.56	1.96	1.94	1.17
4	53	14.26	1.89	53	12.83	1.69	1.79	0.80
5	50	15.65	1.17	50	11.64	1.03	1.10	3.64

其中，合并标准差计算为：$S = \sqrt{\dfrac{(n_{1i}-1)S_{1i}^2 + (n_{2i}-1)S_{2i}^2}{n_{1i}+n_{2i}-2}}$，效应量按公式(13-8)计算。

二、效应量的合并

Meta 分析要综合文献并回答合并后处理效应有多大的问题，如例 13-4，需要进行各研究效应量 ES 的合并及其可信区间 CI 的估计。

根据不同研究实施过程的差异，效应量的合并需采用不同的模型：固定效应模型(fixed effect model)或者随机效应模型(random effect model)。模型的选取取决于不同研究齐性检验(tests for homogeneity)的结果，即检验 H_0：g 个研究结果来自相同的总体。如果不拒绝 H_0，可以认为各个研究具有同质性，其试验结果的数据是来自同一总体的随机样本，其结果的差异仅仅由随机误差造成，合并各研究的效应量 ES 时，不需要考虑各研究人群的差异，选用固定效应模型。如果拒绝 H_0，则认为各研究间存在异质性，需要分析各研究的设计、研究对象、处理措施和结果测量情况，根据研究质量，给不同的研究赋予不同权重，如可采用各研究的样本例数作为权重，并选用随机效应模型。

（一）两均数差值的分析

例 13－5 续例 13－4 对所筛选的研究生产性粉尘对人血清中免疫球蛋白 IgG 含量(g/L)影响的 5 篇文献结果进行综合分析，以每项研究的例数作为权重。Meta 分析步骤如下(表 13－10)。

表 13－10 生产性粉尘对人免疫球蛋白 IgG 影响的综合分析

研究	暴露组			对照组			合并标准差	效应量 d_i	效应量加权合并		
	n_{1i}	$\overline{X}_{1i}$	S_{1i}	n_{2i}	$\overline{X}_{2i}$	S_{2i}			w_i	w_id_i	$w_id_i^2$
1	80	14.32	1.61	80	10.83	1.53	1.57	2.22	160	355.55	790.11
2	58	15.91	1.88	58	10.45	1.49	1.70	3.22	116	373.39	1 201.89
3	60	14.83	1.92	60	12.56	1.96	1.94	1.17	120	140.40	164.28
4	53	14.26	1.89	53	12.83	1.69	1.79	0.80	106	84.55	67.44
5	50	15.65	1.17	50	11.64	1.03	1.10	3.64	100	363.81	1 323.57

1. 效应量加权合并，估计误差

均数差值效应量的加权均数按式(13－11)计算：

$$\overline{d}=\frac{\sum w_id_i}{\sum w_i} \tag{13-11}$$

其效应量的方差为：

$$s_d^2=\frac{\sum w_i(d_i-\overline{d})^2}{\sum w_i}=\frac{\sum w_id_i^2-\overline{d}^2\sum w_i}{\sum w_i} \tag{13-12}$$

其中，w_i 为权重，通常为各研究的样本大小 n_i，$w_i=n_{2i}+n_{1i}$，也可以是估计各研究可靠性的评分。

随机误差的方差为：

$$s_e^2=\frac{4k}{\sum w_i}\left(1+\frac{\overline{d}^2}{8}\right) \tag{13-13}$$

其中，k 为包括的研究的个数。

本例，效应量的加权均数为 $\overline{d}=2.19$，方差为 $s_d^2=1.011\,2$；随机误差的方差为 $s_e^2=0.053\,5$。

2. 不同研究的齐性检验

H_0:5 个研究结果效应量的总体均数相同；

H_1:5 个研究结果效应量的总体均数不全相同。

$\alpha = 0.05$

$$\chi^2 = ks_d^2/s_e^2 = 94.52,\ \upsilon = k - 1 = 4$$

在 $\alpha = 0.05$ 的检验水准上，拒绝 H_0，接受 H_1，可认为 5 个研究效应量具有异质性，需采用随机效应模型。

3. 采用随机效应模型估计总体平均效应量的 95%可信区间(CI)

随机效应模型估计两均数差值总体平均效应量 95%可信区间按式(13-14)进行估计。

$$\bar{d} \pm 1.96 s_\delta \quad (13-14)$$

其中，$s_\delta^2 = s_d^2 - s_e^2$。

本例中，$s_\delta = \sqrt{s_d^2 - s_e^2} = 0.9786$，平均效应量的 95%置信区间为：$2.19 \pm 1.96 \times 0.9786 = 0.27 \sim 4.11$，综合 5 项研究的结果，可认为生产性粉尘对人血清中(g/L)有影响，暴露于生产性粉尘环境中的作业工人其免疫球蛋白 IgG 的含量高于对照组。

若在步骤 2 的齐性检验中，不拒绝 H_0，则根据公式(13-15)，采用固定效应模型估计总体平均效应量的 95%置信区间：

$$\bar{d} \pm 1.96 s_{\bar{d}} \quad (13-15)$$

式中，$s_{\bar{d}}$ 为 $\bar{d}$ 的标准误，$s_{\bar{d}} = s_e/\sqrt{k}$。

(二) 两个率差值的分析

例 13-6 欲对 5%咪喹莫特乳膏治疗尖锐湿疣的疗效进行系统评价，纳入 7 项比较 5%咪喹莫特乳膏(治疗组)与安慰剂(对照组)的 RCT 试验，结果见表 13-11。

表 13-11 5%咪喹莫特乳膏治疗尖锐湿疣的 6 项研究的结果

研究	治疗组			对照组			效应量	合并率	效应量加权合并		
	有效(a_i)	无效(b_i)	p_{1i}	有效(c_i)	无效(d_i)	p_{2i}	(ES_i)	(p_{ci})	w_i	w_iES_i	u_i
1	51	58	0.47	11	89	0.11	0.36	0.30	52.15	18.67	5.66
2	49	53	0.48	13	89	0.13	0.35	0.30	51.00	18.00	5.48

续　表

研究	治疗组 有效 (a_i)	治疗组 无效 (b_i)	p_{1i}	对照组 有效 (c_i)	对照组 无效 (d_i)	p_{2i}	效应量 (ES_i)	合并率 (p_{ci})	效应量加权合并 w_i	效应量加权合并 w_iES_i	效应量加权合并 u_i
3	74	48	0.61	33	91	0.27	0.34	0.43	61.50	20.93	5.38
4	66	41	0.62	22	90	0.20	0.42	0.40	54.72	23.00	6.34
5	40	62	0.39	23	91	0.20	0.19	0.29	53.83	10.25	3.07
6	70	50	0.58	30	86	0.26	0.32	0.42	58.98	19.15	5.05
7	68	46	0.60	30	90	0.25	0.35	0.42	58.46	20.26	5.37

其中，p_{1i}、p_{2i} 分别为第 i 项研究中治疗组和对照组的有效率；效应量 $ES_i = p_{1i} - p_{2i}$；合并率 $p_{ci} = \dfrac{a_i + c_i}{n_{1i} + n_{2i}}$，$n_{1i}$、$n_{2i}$ 分别为第 i 项研究中治疗组和对照组的例数；权重系数 $w_i = n_{1i}n_{2i}/(n_{1i} + n_{2i})$；标准正态离差 $u_i = \dfrac{ES_i}{S_{ES_i}} = \dfrac{p_{1i} - p_{2i}}{\sqrt{p_{ci}(1 - p_{ci})\left(\dfrac{1}{n_{1i}} + \dfrac{1}{n_{2i}}\right)}}$，用于不同研究的齐性检验。

1. 不同研究的齐性检验

H_0：7 个研究结果来自相同的总体；

H_1：7 个研究结果来自不全相同的总体。

$\alpha = 0.05$

$$\chi^2 = \sum u_i^2 - \frac{(\sum u_i)^2}{k} = 6.20，\upsilon = k - 1 = 6$$

在 $\alpha = 0.05$ 的检验水准上，$\chi^2_{0.05,6} = 12.59$，$P > 0.05$，不拒绝 H_0，尚不能认为 7 个研究结果具有异质性，可采用固定效应模型进行加权合并。

2. 采用固定效应模型合并效应量，计算总体平均效应量的 95%CI

两个率差值效应量的加权均数 $\overline{ES}$ 为：

$$\overline{ES} = \frac{\sum w_iES_i}{\sum w_i} = 0.333\,4 = 33.34\%$$

$\overline{ES}$ 的方差为：

$$S^2_{\overline{ES}} = \frac{\sum w_ip_{ci}(1 - p_{ci})}{(\sum w_i)^2} = 0.000\,6$$

总体平均效应量的95%CI为：

$$\overline{ES} \pm 1.96S_{\overline{ES}} = 0.3334 \pm 1.96 \times 0.0242 = 28.59\% \sim 38.10\%$$

综合所纳入的7项RCT试验的结果，可认为5%咪喹莫特乳膏治疗尖锐湿疣有效，有效率至少为28.59%，最多为38.10%。

若在不同研究的齐性检验中，拒绝H_0，接受H_1，则需采用随机效应模型进行效应量的加权合并。合并时，步骤2中的权重w_i按公式(13-16)计算：

$$w_i^* = \frac{1}{\frac{1}{n_{1i}}p_{1i}(1-p_{1i}) + \frac{1}{n_{2i}}p_{2i}(1-p_{2i})} \qquad (13-16)$$

总体平均效应量的95%CI按公式(13-17)计算：

$$\overline{ES} \pm 1.96/\sqrt{\sum w_i^*} \qquad (13-17)$$

（三）优势比OR的分析

例13-7 为研究饮酒与食管癌的关系，收集了4项病例—对照研究的资料进行Meta分析，结果见表13-12。

表13-12 饮酒与食管癌关系的4项病例—对照研究的结果

研究	病例组 ≥80 g/d (a_i)	病例组 <80 g/d (b_i)	对照组 ≥80 g/d (c_i)	对照组 <80 g/d (d_i)	OR	加权合并 y_i	加权合并 w_i	加权合并 w_iy_i	加权合并 $w_iy_i^2$
1	62	146	14	131	3.9736	1.3797	9.8000	13.5208	18.6542
2	76	104	50	170	2.4846	0.9101	20.5526	18.7053	17.0240
3	31	169	12	188	2.8738	1.0556	7.8847	8.3233	8.7863
4	27	153	16	154	1.6985	0.5298	8.8836	4.7062	2.4932

其中，$OR = \frac{a_i d_i}{b_i c_i}$；$y_i = \ln(OR)$；权重系数$w_i = \left(\frac{1}{a_i} + \frac{1}{b_i} + \frac{1}{c_i} + \frac{1}{d_i}\right)^{-1}$，若观测值为"0"，每个元素都增加0.5进行计算。

1. 不同研究的齐性检验

H_0：4个研究结果来自相同的总体；

H_1：4个研究结果来自不全相同的总体。

$\alpha = 0.05$

$$Q=\Sigma w_i(y_i-\bar{y}_w)^2=\Sigma w_i y_i^2-\frac{(\sum w_i y_i)^2}{\Sigma w_i}=3.49$$

H_0:4 个研究结果来自相同的总体为真时,Q 服从 $\upsilon=k-1$ 的 χ^2 分布。

$\chi^2_{0.05,3}=7.81$,$P>0.05$,不拒绝 H_0,尚不能认为 4 个研究结果具有异质性,可采用固定效应模型进行加权合并。

2. 采用固定效应模型合并效应量,计算总体平均效应量的 95% CI

合并的 OR 值为:

$$OR=\exp(\bar{y})=\exp\left(\frac{\sum w_i y_i}{\sum w_i}\right)=\exp(0.9604)=2.61$$

合并 OR 值的 95% CI 为:

$$\exp(\bar{y}\pm 1.96S_{\bar{y}})=\exp(2.61\pm 1.96\times 0.1457)=1.96\sim 3.48$$

其中,$S_{\bar{y}}$ 是 $\bar{y}$ 的标准误,$S_{\bar{y}}=\frac{1}{\sqrt{\sum w_i}}=0.1457$。

综合所纳入的 4 项病例对照研究的结果,可认为饮酒≥80 g/d 是患食管癌的危险因素,饮酒≥80 g/d 的人患食管癌的危险性比饮酒<80 g/d 的人至少高 1.96 倍,最多高 3.48 倍。

若在不同研究的齐性检验中,拒绝 H_0,接受 H_1,则需采用随机效应模型进行效应量的加权合并。合并时,步骤 2 中的权重 w_i 按式(13-18)计算:

$$w_i^*=(w_i^{-1}+s_\mu^2)^{-1} \tag{13-18}$$

其中,s_μ^2 为各研究间差异的估计方差,$s_\mu^2=\frac{Q-k+1}{\Sigma w_i-\Sigma w_i^2/\Sigma w_i}$,合并 OR 值及其 95% 置信区间的计算同固定效应模型。

三、发表偏倚的估计

发表偏倚(publication bias)是 Meta 分析中最为常见的偏倚,是指阳性的、有效的、具有统计学意义($P<0.05$)的研究结果较阴性的、无效的、无统计学意义($P>0.05$)的研究结果被报道和发表的可能性更大。可以采用漏斗图或者计算失安全系数了解文献潜在的发表偏倚。

(一) 漏斗图

根据效应量估计值的精确度随着样本量的增大而增加,而其值分布的宽度随精确度的增加而逐渐变窄，最后趋近于点状的假设，采用样本量与效应量的散点图观察是否存在发表偏倚，横轴为各研究的效应量，纵轴为样本量，其形状类似一个对称倒置的漏斗，故称为漏斗图(funnel plot)。如果纳入的研究无发表偏倚，则样本量小的研究，数量多、精度低，研究结果分散在图形底部较宽的范围内，呈左右对称排列，而样本量大的研究，精度高，研究结果集中在图形上部一个较窄的范围内，散点应呈现倒漏斗形状；如果散点所呈现的倒漏斗形不对称、不完整，则提示可能存在发表偏倚。绘制漏斗图，需要纳入较多的研究个数，原则上要求大于或等于 5 个才能进行。漏斗图可以直观地反映各个独立研究的效应量估计值是否与其样本含量有关。

在例 13 - 5 中，纳入的 5 项研究的漏斗图如图 13 - 2 所示，图中散点呈现倒漏斗形状，提示无发表偏倚。

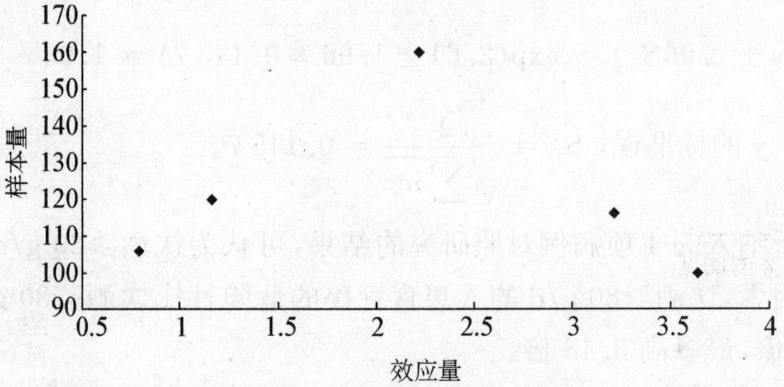

图 13 - 2　5 项研究效应量的漏斗图

(二) 失安全系数

漏斗图只能直观地反映是否存在发表偏倚，有时还需要量化的指标来反映发表偏倚的大小。当 Meta 分析得到“阳性”结果时，为了避免该“阳性”结果是由于未收集到足够的“阴性”结果的文献而产生，可以采用失安全系数(fail-safe number) $N_{fs,\alpha}$ 来估计可能遗漏的“阴性”结果的研究数量，即最少需要再增加多少“阴性”结果的研究才能改变综合分析的结果，使结果由有效变成无效，以估计发表偏倚的程度，也称为“抽屉文件”分析(file drawer analysis)。其计算公式为：

$$N_{fs,\alpha} = \left(\frac{\sum u_i}{u_\alpha} \right)^2 - k \qquad (13-19)$$

其中，u_i 是按各研究的 P 值反查得到的标准正态分布的 u 界值(单侧)，也可根据资料类型，用 $u = (\overline{X}_1 - \overline{X}_2)/S_{\overline{x}_1-\overline{x}_2}$，$u = (p_1 - p_2)/S_{p_1-p_2}$，或者 $u =$

$\ln OR/S_{\ln OR}$ 代替；u_α 是标准正态分布的单侧界值，k 为 Meta 分析中研究的个数。$N_{fs,\alpha}$ 越大，Meta 分析中合并的结果越可靠，被推翻的可能性越小。一般，若 $N_{fs,\alpha}$ 小于 10，则 Meta 分析下"阳性"结论应慎重。

如例 13-5 中，计算失安全系数：

$$N_{fs,0.05} = \left(\frac{\sum u_i}{u_{0.05}}\right)^2 - k = \left(\frac{11}{1.64}\right)^2 - 5 = 40.37 \approx 41$$

可认为需要再收集 41 项"阴性"结果的类似研究才能改变 Meta 分析的结果，是所纳入研究的 8 倍。$N_{fs,0.05}$ 比较大，说明例 13-5 中发表偏倚的影响程度较小，Meta 分析的结果较为可靠。

第四节　应用实例

例 13-8　某医院欲购置一台大型医疗设备，现有 4 家投标单位，该医院拟从商务要求和技术指标两个方面对投标进行综合评价，采用层次分析法进行选择。

解：1. 建立目标树图（图 13-3）

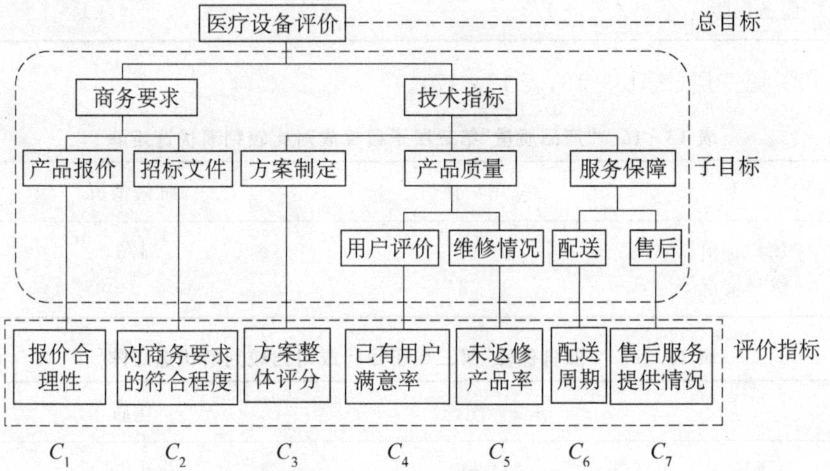

图 13-3　评标目标树图

2. 计算权重系数

(1) 建立判断优选矩阵

经相关专家调研，确定目标树各层子目标对比评分的结果如下。

1）第一层(表 13－13)。

表 13－13 第一层子目标成对比较判断优选矩阵

	商务要求	技术指标
商务要求	1	1/6
技术指标	6	1

2）第二层(表 13－14,表 13－15)。

表 13－14 "商务要求"第二层子目标成对比较判断优选矩阵

	产品报价	招标文件
产品报价	1	5
招标文件	1/5	1

表 13－15 "技术指标"第二层子目标成对比较判断优选矩阵

	方案制定	产品质量	服务保障
方案制定	1	1/7	3
产品质量	7	1	9
服务保障	1/3	1/9	1

3）第三层(表 13－16,表 13－17)。

表 13－16 "产品质量"第三层子目标成对比较判断优选矩阵

	用户评价	维修情况
用户评价	1	1/3
维修情况	3	1

表 13－17 "服务保障"第三层子目标成对比较判断优选矩阵

	配送	售后
配送	1	1/7
售后	7	1

(2) 计算初始权重系数

1）第一层

商务要求的初始权重系数为：$W'_{11} = \sqrt[2]{a_{11} \cdot a_{12}} = \sqrt[2]{1 \times 1/6} = 0.4082$

技术指标的初始权重系数为：$W'_{12}=2.4495$

2）第二层

产品报价的初始权重系数为：$W'_{21}=0.4472$

招标文件的初始权重系数为：$W'_{22}=2.2361$

方案制定的初始权重系数为：$W'_{23}=1.3264$

产品质量的初始权重系数为：$W'_{24}=0.2513$

服务保障的初始权重系数为：$W'_{25}=3$

3）第三层

用户评价的初始权重系数为：$W'_{31}=0.5774$

维修情况的初始权重系数为：$W'_{32}=1.7321$

配送的初始权重系数为：$W'_{33}=0.3780$

售后的初始权重系数为：$W'_{34}=2.6458$

(3) 计算并检查归一化权重系数

1）计算归一化权重系数，见表 13－18。

表 13－18　各层子目标归一化权重系数

层次	目标及权重						
第一层	商务要求 0.143		技术指标 0.857				
第二层	产品报价 0.167	招标文件 0.833	方案制定 0.290	产品质量 0.055		服务保障 0.655	
第三层				用户评价 0.250	维修情况 0.750	配送 0.125	售后 0.875

2）归一化权重系数的逻辑检查。由于 2 阶判断矩阵总是具有完全一致性，因此，仅对“技术指标”下的 3 个第二层子目标：方案制定、产品质量和服务保障，进行逻辑一致性检验。

一致性指标 CI 为：$CI=\dfrac{\lambda_{\max}-m}{m-1}=\dfrac{3.0803-3}{3-1}=0.0401$

随机一致性比率 CR 为：$CR=\dfrac{CI}{RI}=\dfrac{0.0401}{0.58}=0.0692$

由于 $CR<0.10$，可认为“技术指标”中 3 个第二层子目标的权重系数赋值无逻辑错误。

(4) 计算各评价指标的组合权重系数。各评价指标的组合权重系数计算如下：

报价合理性的组合权重系数：$C_1 = 0.143 \times 0.167 \times 1.0 = 0.024$

对商务要求的符合程度的组合权重系数：$C_2 = 0.143 \times 0.833 \times 1.0 = 0.119$

方案整体评分的组合权重系数：$C_3 = 0.857 \times 0.290 \times 1.0 = 0.249$

已有用户满意率的组合权重系数：$C_4 = 0.857 \times 0.055 \times 0.250 = 0.012$

未返修产品率的组合权重系数：$C_5 = 0.857 \times 0.055 \times 0.750 = 0.036$

配送周期的组合权重系数：$C_6 = 0.857 \times 0.655 \times 0.125 = 0.070$

售后服务提供情况的组合权重系数：$C_7 = 0.857 \times 0.655 \times 0.875 = 0.490$

3. **计算总目标综合评分指数**

按式(13-7)计算综合评分指数 GI，对投标进行综合评估，结果见表13-19。

表 13-19　医疗设备 4 家投标单位的综合评分

评价指标	组合权重 C_i	投标单位			
		A	B	C	D
报价合理性	0.024	100.0	80.0	100.0	100.0
对商务要求的符合程度	0.119	80.0	100.0	100.0	80.0
方案整体评分	0.249	96.0	95.0	98.0	95.0
已有用户满意率	0.012	88.6	90.2	91.7	89.2
未返修产品率	0.036	97.0	98.0	96.0	99.0
配送周期	0.070	100.0	100.0	100.0	100.0
售后服务提供情况	0.490	80.0	100.0	60.0	100.0
综合评分指数 GI		86.6	98.1	79.7	96.2

其中，报价合理性、对商务要求的符合程度、配送周期、售后服务提供情况等4个评价指标按照程度由好、较好、一般、差，分别赋予100、80、60、40分；未返修产品率＝1－产品返修率。

由综合评分指数可见，B投标单位出售的医疗设备综合评分最高。

例 13-9　为评价通心络胶囊治疗冠心病的疗效，以消心痛为阳性对照药，按统一的纳入排除标准筛选出4项相关的RCT研究，结果见表13-20。试对其进行综合分析。

表 13-20　通心络胶囊治疗冠心病的 4 项 RCT 研究的结果

研究	试验组		对照组	
	有效 (a_i)	无效 (b_i)	有效 (c_i)	无效 (d_i)
1	32	3	25	10
2	86	6	35	17
3	50	2	38	14
4	54	6	46	14

注：数据来自何穗智，等．通心络胶囊治疗冠心病随机对照试验的系统评价．中山大学学报（医学科学版），2007，28(5)：573～577.

解：本例为计数资料的 Meta 分析，可通过合并的 OR 值及其 95%可信区间综合评价通心络胶囊（试验组）治疗冠心病的有效率是消心痛（对照组）的多少倍。Meta 分析步骤如下。

1．计算各研究 OR 值、$\ln(OR)$、权重系数等（表 13-21）

表 13-21　通心络胶囊治疗冠心病的 4 项 RCT 研究的 Meta 分析结果

研究	试验组		对照组		OR	加权合并			
	有效 (a_i)	无效 (b_i)	有效 (c_i)	无效 (d_i)		y_i	w_i	w_iy_i	$w_iy_i^2$
1	32	3	25	10	4.266 7	1.450 8	1.981 8	2.875 3	4.171 6
2	86	6	35	17	6.961 9	1.940 5	3.763 8	7.303 5	14.172 0
3	50	2	38	14	9.210 5	2.220 3	1.618 8	3.594 3	7.980 6
4	54	6	46	14	2.739 1	1.007 6	3.592 6	3.620 0	3.647 7

2．不同研究的齐性检验

H_0：4 个研究结果来自相同的总体；

H_1：4 个研究结果来自不全相同的总体。

$\alpha = 0.05$

$$Q = \Sigma w_i y_i^2 - \frac{(\sum w_i y_i)^2}{\Sigma w_i} = 2.36$$

在 0.05 的检验水平上，不拒绝 H_0，尚不能认为 4 个研究结果具有异质性，采用固定效应模型进行加权合并。

3．合并效应量，计算总体平均效应量的 95% CI

合并的 OR 值为：$OR = \exp(\bar{y}) = 4.89$

合并 OR 值的 95% CI 为：$\exp(\bar{y} \pm 1.96 S_{\bar{y}}) = 2.71 \sim 8.84$

综合 4 项研究的结果，可认为通心络胶囊治疗冠心病的有效率至少是消心痛的 2.71 倍，最高可能达到 8.84 倍。

4. 计算失安全系数，估计发表偏倚

由于仅纳入了 4 项研究，不宜通过漏斗图反映发表偏倚的情况，因此计算失安全系数 $N_{fs,\alpha}$ 估计可能遗漏的“阴性”结果的研究数量。结果见表 13－22。

表 13－22　失安全系数的计算

研究	试验组		对照组		p_i	u_i
	有效	无效	有效	无效		
1	32	3	25	10	0.031 4	1.86
2	86	6	35	17	0.000 0	3.78
3	50	2	38	14	0.001 1	3.06
4	54	6	46	14	0.050 0	1.64
合计						10.35

$$N_{fs,\,0.05} = \left(\frac{\sum u_i}{u_{0.05}}\right)^2 - k = \left(\frac{10.35}{1.64}\right)^2 - 4 = 35.81 \approx 36$$

可见需要再收集 36 项“阴性”结果的研究才能改变 Meta 分析的结果，失安全系数 $N_{fs,\,0.05}$ 较大，受发表偏倚的影响较小，结果较为可靠。

小　结

综合评价就是对客观事物按照不同侧面所得的数据做出总的评价。综合评价是要借助统计分析的方法，基于历史资料，结合医疗卫生工作实践，将多方面的相关信息集中、加工、提炼，形成对评价对象总的认识和客观的评判。

层次分析法是一种常用的综合评价方法，它是一种将定性与定量分析相结合的决策分析方法。它是根据评价目的所确定的总评价目标进行连续性分解，得到各级(各层)评价目标，并以最下层评价目标作为衡量总评价目标达到程度的评价指标。然后依据这些指标计算出一个综合评分指数对评价对象的总体评价目标进行评价，依其大小来确定评价对象的优劣等级。

Meta 分析是综合分析，它是把同一研究目的的多个研究结果进行合理加权平均，把多个小样本的结果变为一个样本量较大的结果，达到代表性好和

power 大的目的。

习　题

1. 简述综合评价和综合分析的差别。

2. 简述多个研究的四格表资料的 Meta 分析资料用 Mantel-Haenszel 加权方法和倒方差加权的优缺点。

3. 简述发表偏倚的定义和评价方法。

第十四章　群体评价指标的统计推断方法

第一节　群体评价指标的统计推断问题

群体评价指标是指基于个体的一些指标构造了一个刻画样本所在人群某方面的评价指标，而这个评价指标是针对研究人群的。例如：成本效应(cost-effective)指标＝样本中对象的总费用/样本中的受益人数(或者有效人数)，它反映了平均花多少成本才能使一个对象受益。在社会医学研究中，往往许多公平性指标都属于这类指标。这类指标的特征是描述群体的指标，整个样本每个指标只能计算一个数值，因此无法直接计算相应的标准误。许多研究者因不知道如何进行统计推断，只能进行点估计，故其结果无法对总体下结论。

虽然群体评价指标无法直接估计标准误，无法直接进行统计推断，但可以采用 Bootstrap 方法进行参数估计。Boostrap 方法是一种通过重抽样技术进行统计学推断的方法。它可以分为参数的 Bootstrap 和非参数的 Bootstrap。参数的 Bootstrap 适用于已知资料服从某总体分布或已知资料符合某个模型，然后借助 Bootstrap 方法对总体参数或模型参数进行统计推断；非参数的 Bootstrap 对资料没有特殊要求，但要求采用 Bootstrap 进行参数估计的统计量近似正态分布。

由于参数的 Bootstrap 需要知道资料符合某个模型以及需要估计模型的参数等，在实际应用中的价值不太大，所以大多数情况下都是应用非参数的 Bootstrap 进行统计推断。以下将介绍非参数 Bootstrap 方法。

非参数的 Bootstrap 是借助经验分布理论，直接在样本中进行有放回的抽样，即：对于 n 个对象的观察资料，Bootstrap 抽样时，每抽取一个对象的资料都从这 n 个对象中独立地随机抽取并且机会均等，抽样的样本量一般与原样本的样本量相同(可以低于原样本的样本量，但一般不能高于原样本的样本量)，每次 Bootstrap 抽取的样本均成为 Bootstrap 样本。根据研究目的，对每个 Bootstrap 样本计算某个评价指标的样本值，对于 N 个 Bootstrap 样本就

有 N 个评价指标的样本值，然后对 N 个评价指标的样本值计算其95％的参考值范围作为这个总体评价指标的95％可信区间，Bootstrap 的样本个数 N 要足够大，使这些参数的95％范围的上下限的随机误差波动控制在容许的范围内。

为了帮助初学者能较快地掌握 Bootstrap 方法，将通过一个实例介绍具体如何实现 Bootstrap 方法。

第二节　Bootstrap 实现

例 14－1　在药物溶解研究的分析中，常常需要利用回归方程求解最大溶解能力的条件的参数估计值，但这些最大溶解能力的参数的统计推断需要计算95％可信区间，通常可以采用 Hansen 方法进行计算，但该方法计算非常复杂而常常无法实现，故本文介绍用 Bootstrap 方法对最大溶解能力参数进行统计推断。

某药理学在研究药物在26种溶剂的溶解能力中，通过实验得到下列实验数据，试作药物的溶解参数的点值估计和区间估计，实验原始数据如表14－1。

表 14－1　药物溶解参数的实验数据

序号	药物溶解能力 Y	药物在溶剂中的弥散程度 X_1	溶剂分子的极性 X_2	药物与溶剂中的氢键结合力 X_3
1	0.216	7.7	2.8	7.6
2	0.594	10.0	0.1	0.3
3	0.495	8.8	0.0	0.2
4	0.539	10.2	1.6	4.1
5	0.351	7.1	1.9	5.1
6	0.212	7.5	2.9	7.0
7	0.201	7.1	2.6	6.8
8	0.478	7.4	5.1	3.2
9	0.173	7.7	4.2	9.5
10	0.406	9.4	2.5	5.1
11	0.194	7.7	3.1	8.5
12	0.522	8.6	0.5	1.1
13	0.332	8.6	1.9	6.5
14	0.532	9.8	4.3	1.9

续 表

序号	药物溶解能力 Y	药物在溶剂中的弥散程度 X_1	溶剂分子的极性 X_2	药物与溶剂中的氢键结合力 X_3
15	0.537	8.1	3.9	0.1
16	0.100	7.6	7.7	10.4
17	0.322	7.2	0.0	0.0
18	0.544	8.2	2.0	1.0
19	0.556	8.3	3.6	4.1
20	0.141	7.4	6.0	10.9
21	0.528	9.0	0.3	0.9
22	0.552	9.3	3.5	1.9
23	0.217	7.2	3.9	6.7
24	0.567	8.7	1.4	2.7
25	0.192	7.3	2.8	7.8
26	0.176	7.7	2.8	7.9

由于资料明显呈非正态分布，因此对药物溶解能力 Y 值，根据分子溶解能力 Z 的背景理论可知：分子溶解能力 Y 近似满足下列回归模型：

$$Y=\beta_0+\beta_1 x_1+\beta_2 x_2+\beta_3 x_3+\beta_4 x_1^2+\beta_5 x_2^2+\beta x_3^2+\varepsilon \qquad (14-1)$$

其中随机变异 ε 服从均数为 0 方差为 σ^2 的正态分布 $N(0,\sigma^2)$。对应的总体回归方程为

$$\mu_Y=\beta_0+\beta_1 x_1+\beta_2 x_2+\beta_3 x_3+\beta_4 x_1^2+\beta_5 x_2^2+\beta_6 x_3^2 \qquad (14-2)$$

用最小二乘方法可以得到 β_0，β_1，β_2，β_3，β_4，β_5，β_6 的估计值。当药剂中的弥散程度 x_1 的取值，溶剂分子的极性 x_2 的取值和药物与溶剂中的氢键结合力 x_3 的取值使药物分子溶解的平均能力 μ_y 达到最大值时，称药剂中的弥散程度 x_1 的这个取值为最优药剂中弥散程度，称溶剂分子的极性 x_2 的这个取值为最优溶剂分子极性状况，称药物与溶剂中的氢键结合力 x_3 的取值为最优药物与溶剂中的氢键结合力点，使 μ_Y 达到最大值的 x_1，x_2，x_3 的取值点在数学上称为极大值点，并用 A、B、C 分别表示这 3 个最大溶解能力参数的极值点，根据高等数学的极值理论可知，通过对总体均数 μ_Y 的求 x_1，x_2 和 x_3 的偏导数并令偏导数等于 0，解出上述 3 个参数的表达式如下：

药剂中的弥散程度的极大值点 $A=-\beta_1/(2\beta_4)$ (14-3)

溶剂分子的极性的极大值点 $B=-\beta_2/(2\beta_5)$ (14-4)

药物与溶剂中的氢键结合力极大值点 $C=-\beta_3/(2\beta_6)$　(14-5)

并由上述表达式得到 A、B 和 C 3 个参数的点估计。但需要计算上述 3 个参数的 95%可信区间。本文将介绍用 Bootstrap 的方法实现这 3 个参数的 95%可信区间计算。

基本思想:对样本有放回地进行随机抽样(称为 Bootstrap 抽样),每次有放回地随机抽到的样本称为一个 Bootstrap 样本,对每个 Bootstrap 样本拟合回归方程式(14-2),得到回归系数后用式(14-3)、式(14-4)和式(14-5)求出参数 A、B 和 C,重复进行 Bootstrap 抽样 500 次,因此可以分别得到 500 个 A 点估计、B 点估计和 C 点估计,这些参数的点估计构成了一个样本量为 500 的参数估计值的样本。如果参数估计值的样本资料近似服从正态分布,则用其均数±1.96 标准差作为参数的 95%可信区间;反之,用 $P_{2.5} \sim P_{97.5}$ 作为参数的 95%可信区间。由于计算量较大,所以借助 Stata 软件实现 Bootstrap 的计算,具体步骤如下。

(1) 建立 Stata 软件的数据集,其数据格式如下。

	Y	X_1	X_2	X_3
1	0.216	7.7	2.8	7.6
2	0.594	10.0	0.1	0.3
3	0.495	8.8	0.0	0.2
4	0.539	10.2	1.6	4.1
5	0.351	7.1	1.9	5.1
6	0.212	7.5	2.9	7.0
7	0.201	7.1	2.6	6.8
8	0.478	7.4	5.1	3.2
9	0.173	7.7	4.2	9.5
10	0.406	9.4	2.5	5.1
11	0.194	7.7	3.1	8.5
12	0.522	8.6	0.5	1.1
13	0.332	8.6	1.9	6.5
14	0.532	9.8	4.3	1.9
15	0.537	8.1	3.9	0.1
16	0.100	7.6	7.7	10.4
17	0.322	7.2	0.0	0.0
18	0.544	8.2	2.0	1.0
19	0.556	8.3	3.6	4.1

	Y	X_1	X_2	X_3
20	0.141	7.4	6.0	10.9
21	0.528	9.0	0.3	0.9
22	0.552	9.3	3.5	1.9
23	0.217	7.2	3.9	6.7
24	0.567	8.7	1.4	2.7
25	0.192	7.3	2.8	7.8
26	0.176	7.7	2.8	7.9

(2) 产生变量 x_1^2，x_2^2，x_3^2 和 Y 的对数变换 $z=-\ln(Y)$，具体操作如下。

```
gen  xx1=x1 * x1
gen  xx2=x2 * x2
gen  xx3=x3 * x3
```

(3) 用 Bootstrap 命令实现 Bootstrap 计算方法。

```
bs "reg y x1 x2 x3 xx1 xx2 xx3" "(-_b[x1]/_b[xx1]/2) (-_b[x2]/_b[xx2]/2) (-_b[x3]/_b[xx3]/2) " ,reps(500)
```

得到下列结果：

```
command:  reg  y  x1  x2  x3  xx1  xx2  xx3
statistics: (-_b[x1]/_b[xx1]/2)  (-_b[x2]/_b[xx2]/2)  (-_b[x3]/_b[xx3]/2)
(obs=26)

Bootstrap statistics
 Variable |  Reps   Observed     Bias     Std. Err.    [95% Conf. Interval]
----------+---------------------------------------------------------------
      bs1 |   500   7.990963  -.0152519   .176588    7.644016   8.337911  (N)
          |                                          7.660394   8.239041  (P)
          |                                          7.517393   8.224055  (BC)
----------+---------------------------------------------------------------
      bs2 |   500   2.773563  -.0195646   .102941    2.571311   2.975814  (N)
          |                                          2.559932   2.925897  (P)
          |                                          2.602414   3.017926  (BC)
----------+---------------------------------------------------------------
      bs3 |   500   5.015401   .1331155  1.953161    1.177969   8.852833  (N)
          |                                          4.298468   6.239802  (P)
          |                                          4.308871   6.354657  (BC)
--------------------------------------------------------------------------
                          N = normal, P = percentile, BC = bias-corrected
```

故得到参数：

药剂中的弥散程度 x_1 的极值点 $A=7.99$，其 95%可信区间为(7.64，8.34)

溶剂分子的极性 x_2 的极值点 $B=2.77$，其 95%可信区间为(2.57，2.98)

药物与溶剂中的氢键结合力 x_3 的极值点 $C=5.02$，其 95%可信区间为(1.18，8.85)

即：药物在溶剂中的弥散程度取 7.99，溶剂分子的极性取 2.77 和药物与溶剂中的氢键结合力取 5.02，则药物溶解的能力接近最大。

例 14-2　美国乳腺癌发病率随年龄增长而增加且病死率高，其早期诊断与治疗对疾病预后十分关键。一般人们可以通过定期健康体检进行早期筛查，如物理检查(乳房扪诊)、乳腺 X 线照相，当有可疑肿块触及或 X 线片上出现肿块阴影时，均提示需做进一步临床检查，如 FNA 诊断试验(湿细针穿刺细胞学检查)等，已知乳腺 X 线检查异常但乳腺扪诊正常人群的乳腺癌的患病率为 21%，某医疗机构以目前公认的乳腺组织病理检查为金标准，对 FNA 诊断试验进行评价，结果见表 14-2，请给出阳性预测值和阴性预测值的 95%可信区间。

表 14-2　湿细针穿刺细胞学检查(FNA)诊断乳腺癌评价

FNA 试验	X 线检查异常	
	患病组	非患病组
阳性	93	8
阴性	7	92
合计	100	100

患病率：$P_D=0.21$

解：

$$PPV=\frac{SE\times P_D}{SE\times P_D+(1-SP)\times(1-P_D)}$$

$$NPV=\frac{SP\times(1-P_D)}{SP\times(1-P_D)+(1-SE)\times P_D}$$

用 Stata 软件实现 Bootstrap 方法如下。

	d	nd
1	0	1
2	0	1
3	0	1
4	0	1
5	0	1
6	0	1
7	0	1
8	1	1
9	1	1
10	1	1
11	1	1
12	1	1
13	1	1
14	1	1
15	1	1
16	1	1
17	1	1
18	1	1
19	1	1
20	1	1
21	1	1
22	1	1
23	1	1
24	1	1
25	1	1
26	1	1

	d	nd
27	1	1
28	1	1
29	1	1
30	1	1
31	1	1
32	1	1
33	1	1
34	1	1
35	1	1
36	1	1
37	1	1
38	1	1
39	1	1
40	1	1
41	1	1
42	1	1
43	1	1
44	1	1
45	1	1
46	1	1
47	1	1
48	1	1
49	1	1
50	1	1
51	1	1
52	1	1

	d	nd
53	1	1
54	1	1
55	1	1
56	1	1
57	1	1
58	1	1
59	1	1
60	1	1
61	1	1
62	1	1
63	1	1
64	1	1
65	1	1
66	1	1
67	1	1
68	1	1
69	1	1
70	1	1
71	1	1
72	1	1
73	1	1
74	1	1
75	1	1
76	1	1
77	1	1
78	1	1
79	1	1
80	1	1
81	1	1
82	1	1
83	1	1
84	1	1
85	1	1
86	1	1
87	1	1
88	1	1
89	1	1
90	1	1
91	1	1
92	1	1
93	1	0
94	1	0
95	1	0
96	1	0
97	1	0
98	1	0
99	1	0
100	1	0

1. 首先编制下列程序，用文件名 bb. do

```
program define bb, rclass
      version 6
      su `1'
      scalar se=r(mean)
      su `2'
scalar   sp=r(mean)
scalar   pd=`3'
return scalar   ppv=se * pd/(se * pd+(1-sp) * (1-pd))
return scalar   npv=sp * (1-pd)/(sp * (1-pd)+(1-se) * pd)

end
```

2. 调入程序 bb. do

do bb. do

3. bs " bb d nd 0.21" r(ppv) r(npv), reps(500)

得到下列结果：

```
command:        bb d nd 0.21
statistics:  _bs_1       = r(ppv)
             _bs_2       = r(npv)
Bootstrap statistics                            Number of obs     =      100
                                                Replications      =      500

-------------------------------------------------------------------------------
Variable |  Reps   Observed      Bias    Std. Err.    [95% Conf. Interval]
------+------------------------------------------------------------------------
  _bs_1  |   500   .7555126   .0089908  .0624471    .632821   .8782042  (N)
         |                                          .6481069  .8917808  (P)
         |                                          .622371   .8657033  (BC)
  _bs_2  |   500   .9801753  -.0002738  .0070119   .9663989  .9939517  (N)
         |                                          .9661336  .9916755  (P)
         |                                          .9661336  .9916755  (BC)
-------------------------------------------------------------------------------
Note:  N   = normal
       P   = percentile
BC    = bias-corrected
```

阳性预测值的95%可信区间为(0.632 821, 0.878 204)；阴性预测值的95%可信区间为(0.966 398 9, 0.993 951 7)。

其中，命令中 reps(500)是指重复次数，一般为 500，也可以为 1 000 等，主要是考察重复次数增多时，95%可信区间是否几乎没有变化了，也就是数学上称为收敛了，因此再增加重复次数就没有意义了。

小　结

许多群体评价指标不能直接得到这个指标的标准误或95%可信区间，Bootstrap是通过有放回的重复抽样，得到其抽样误差的估计和95%可信区间。

Bootstrap可以分为参数Bootstrap和非参数Bootstrap，绝大多数情况下，我们都是用非参数Bootstrap进行统计推断的，读者可以参照本章给出的程序和研究问题，方便地进行群体指标的评价指标的统计推断。

习　题

1. 样本资料为81，81，90，90，81，80，75，77，75，83，88，81，94，93，79，77，78，80，77，85，85，84，89，98，81，81，80。请计算中位数的及其95%可信区间。

2. 请通过随机模拟，以蒙特卡洛方法重复抽样得到中位数的95%可信区间为金标准，评价Bootstrap得到中位数的95%可信区间的误差程度，以及误差程度与样本量之间的关系。

参考文献

1. 颜虹.医学统计学.北京:人民卫生出版社,2005
2. 方积乾.医学统计和电脑实验.上海:上海科学技术出版社,2006
3. 赵耐青,陈峰.卫生统计学.北京:高等教育出版社,2008
4. 陈峰.医用多元统计分析方法.北京:中国统计出版社,2007
5. 赵耐青.临床医学研究设计和数据分析.上海:复旦大学出版社,2005
6. 侯杰泰,温忠麟,成子娟.结构方程模型及应用.北京:教育科学出版社,2004
7. 王济川等.多层统计分析模型——方法与应用.北京:高等教育出版社,2008
8. 王济川等.结构方程模型:方法与应用.北京:高等教育出版社,2011
9. 杨珉,李晓松.医学和公共卫生研究常用多水平统计模型.北京:北京大学医学出版社,2007

图书在版编目(CIP)数据

医学数据分析/赵耐青,尹平主编. 一上海:复旦大学出版社,2014.7(2014.11 重印)
公共卫生硕士(MPH)系列教材
ISBN 978-7-309-10182-9

Ⅰ. 医… Ⅱ. ①赵…②尹… Ⅲ. 医学-数据-统计分析-研究生-教材 Ⅳ. R195.1

中国版本图书馆 CIP 数据核字(2013)第 275072 号

医学数据分析
赵耐青 尹 平 主编
责任编辑/傅淑娟

复旦大学出版社有限公司出版发行
上海市国权路 579 号 邮编:200433
网址:fupnet@fudanpress.com http://www.fudanpress.com
门市零售:86-21-65642857 团体订购:86-21-65118853
外埠邮购:86-21-65109143
大丰市科星印刷有限责任公司

开本 787×960 1/16 印张 18.5 字数 297 千
2014 年 11 月第 1 版第 2 次印刷

ISBN 978-7-309-10182-9/R·1355
定价: 45.00 元
